JN201186

NURTURING RESILIENCE:
Helping Clients Move Forward from Developmental Trauma
An Integrative Somatic Approach

レジリエンスを育む

ポリヴェーガル理論による発達性トラウマの治癒

キャシー・L・ケイン／
ステファン・J・テレール……［著］
花丘ちぐさ・浅井咲子……［訳］

NURTURING RESILIENCE
:Helping Clients Move Forward
from Developmental Trauma
An Integrative Somatic Approach
by Kathy L. Kain and Stephen J. Terrell
Copyright©2018 by Kathy L. Kain and Stephen J. Terrell
Jaopanese translation rights arranged with North Atlantic Books
through Japan UNI Agency, Inc.

賛辞

〈本書は、信頼できる研究に基づいて書かれており、著者たちは、現代の心理セラピーの実践に共通する重要な哲学を検討し、その成果を凝縮させた。感情的、身体的、行動的調整不全を抱える人々は、社会のあらゆる階層に存在しており、昨今では増え続けている。『レジリエンスを育む』は、最新の人間関係、発達、ソマティックなアプローチに関する研究を統合し、不調を抱える人々の支援に役立つことが期待される〉

——トニー・リチャードソン（精神科医）

〈本書は、「安全と絆を求める」という人間の基本的かつ単純な願望と、複雑な生理学的構造を統合している。キャシーとスティーブは、ソマティック・アプローチの先駆けとして、現在世界中の何千人もの臨床家を養成し、二人が英知を結集して作り上げたこの贈り物を通して、レジリエンスのための戦略を多くの人々に届けようとしている〉

——クリストファー・ワリング（医師、アメリカ身体心理療法協会会長）

〈『レジリエンスを育む』は、幼い頃のトラウマが、心だけではなく、生理学的にも甚大な影響を与えることを解説している。ステファン・J・テレールとキャシー・L・ケインは、トラウマ心理学を牽引する専門家であり、私たちを現代の病の謎の解明へと導いてくれている〉

――シリー・インペリゼリ博士（SEP（ソマティック・エクスペリエンシング®・プラクティショナー））

著書『なぜ私は変われないのか？：自己破壊的なパターンを克服する方法』

共著『寡黙症に怯えて：恐れを克服し聴衆を魅了する9つの方法』

〈『レジリエンスを育む』は、昨今注目されている神経科学に基礎を置くソマティック・アプローチの力作である。本書は難問を解決するための最前線にある。過去には複雑な身体症状に関しての医学的視点と、心理学的な視点の間には断絶があった。しかし、何がレジリエンスを作り出すのかを理解することで、この両者の間の溝を埋めることができる。『レジリエンスを育む』は、お互いが歩み寄れる方法で、医学とソマティック心理学の間に橋を渡す可能性を含んでいる〉

――ケシャ・フュークス（医師、RSMT、人類学者、ソマティック・セラピスト、パシフィカ**大学院・ソマティック研究学部教授**）

〈待ち焦がれていた！　トラウマとソマティック・タッチの分野の有名な教師である二人によって書かれた本が出版された！　『レジリエンスを育む』は、理論、実話、症例を、美しく巧みに織り交ぜ、読者にとって読みやすい量にまとめている。本書は、いつまでも、私の本棚の価値あるリソースになるだろう。そして、発達性トラウマに働きかけるすべての人の「必読書」である〉

——エレン・キーチング（医師）

〈これは、トラウマを専門としてクライアントに働きかけるすべての臨床家に役立つ本だ。テレールとケインは、発達性トラウマの起源とそれが後の人生の疾病とどのように関連しているか、さらにはそうした複雑な症状にどのように介入し、サポートして健康へと導くかを見事に解説している。発達性トラウマを理解することは、私たちにとって最も介入が難しいクライアントを理解することにつながる。もし一冊だけ読むのなら、本書こそ、それだ〉

——バーンズ・ガロウェイ（医学博士、ソマティック・エクスペリエンシング®・トラウマ・インスティテュート研究所のソマティック・エクスペリエンシング® インストラクター）

〈キャシー・ケインとスティーブ・テレールは、発達性トラウマの複雑な地形を探索し、学術的、包括的で首尾一貫した作品を生み出した。『レジリエンスを育む』は、健全な愛着と内的調整の身体的基盤を再構築するための、新しいソマティックな手法を臨床家が手に入れるために大いに役立つだろう〉

——アレンD・ダンカン（MAc、LAc、Dipl.Ac）

〈これは、待ち望まれていた本だ。優れた臨床家であり、トラウマ療法トレーナーである二人、キャシー・ケインとスティーブ・テレールは、早期トラウマと発達性トラウマを癒していく専門的技術をまとめ、私たちと分かち合ってくれた。彼らは、洞察力と明晰さをもって、早期トラウマの複雑な土台に光を当てるために、愛着理論、神経発生学、自律神経系研究、ソマティック心理学を見事に統合し、骨組みとなる概念を展開している〉

——ジャカリン・ブレッチャー（ヘルス&ウェルネス主唱者）

〈テレールとケインは、人間の最も早期の身体的発達と愛着形成を結び付け、最も症状の重いクライアントでさえ調整力を増すことができるような手法を開発し、ストレスと愛着に関する生理学的側面を心理的、感情的要素と結び付けて深く理解することを可能にした。本書はクライアントにとって伝統的な会話療法よりずっと取り組みやすい癒しの道を開いている。本書は私の実践を完全に変容させ、クライアントの深く傷ついた根幹を観る、まったく新しいレンズを与えてくれた〉

——ブランディ・バンダーヘイデン（MA、MFT）

〈素晴らしい！　キャシーとスティーブは、発達性トラウマと心身の不調和の相関関係を深く理解し、何よりその癒しの方法を提供してくれる草分け的な作品を作り上げた〉

——ミカエル・オカナ（医学博士、ケロワナ青年期精神医学ユニット医長、ブリティッシュ・コ

ロンビア大学助教授）

〈キャシー・ケインは、身体を通してトラウマを解消し、レジリエンスを拡げる方法論において、世界を導く専門家の一人である。彼女は、幅広く、深いレベルの手法を持ちながら、実践的で明快な方法で教えている。彼女は、ソマティック・エクスペリエンシング®、愛着理論、ポリヴェーガル理論の原理と戦略を織り交ぜることに熟達し、自己を永続的に再統合するために、言語習得前の非言語的な早期トラウマに働きかける戦略を編み出した。彼女の作品を、私は強く推薦する〉

――マギー・フィリップス（博士）

共著『痛みからの解放：慢性痛を変容し、分断された自己を癒す』

〈スティーブは、学びと成長が起こる体験的な場を提供する。それは、「トップダウン」の手法と、「私たちは皆、同じ飛行機に乗り合わせていて、未知の可能性に対して開かれている」というファシリテーターの手法の違いだ。その時受け取る準備ができているものに応じて、私たちは様々に変化する〉

――サマンサ・プレソフ（LMFT、トラウマセラピスト）

〈キャシー・ケインとスティーブ・テレールは、発達性トラウマ、複雑性ＰＴＳＤ、愛着トラウマへの働きかけの中で、今まで見失われていたものを発見した。二人はトラウマの生理学と複雑な愛着に明確な説明をもたらし、臨床家にもクライアントにも充分に根拠のある希望をもたらしている。本書からは変化、成長、癒しを提供する手技を用いながら、慈愛をもってクライアントと接する方法を学ぶことができる。二人の作品は、臨床家としての私の理解と仕事を変容させた〉

——テリー・D・トロッター（MFT）

〈キャシー・ケインとスティーブ・テレールは、最先端の科学と心を結び付け、統合的な治療の方法論を発展させた。二人は、調整不全が始まる胎児期から成人後まで、人の一生を通しての問題を俯瞰している。二人の文章の下に流れるメロディーは、レジリエンスと楽観主義である〉

——キャサリン・アダムス（医師）

レジリエンスを育む　もくじ

賛辞　iii
『レジリエンスを育む』に寄せて（ピーター・A・ラヴィーン）　xiv
謝辞　xvi
序文　3

Part 1　発達性トラウマの理解
生まれたときは健全であるのに、やがて損なわれていくもの

第1章　関係性が発達するための基盤……15
安全と愛着　16
協働調整　32
つながり　36

第2章　「安全である」ことを知る……39
内受容感覚　44
外受容感覚　49
ニューロセプション　54
ナラティブの形成　61
第3章　健全な発達が阻まれる時……65
エピジェネティクス　69
周産期トラウマ　74
不健全な愛着　79
ニューロセプションが頼りにならない時　84
内受容の機能不全　91
他者理解や社会的交流の困難さ　97
第4章　調整とつながりのための神経基盤……101
ポリヴェーガル理論と発達性トラウマ　102
腹側迷走神経系　107
背側迷走神経系　110
生き残るための対価と生理学的バランス　114
第5章　発達性トラウマの副作用……121
基本構造の調整不全　123

生き残りをかけた生理学的反応が暴走する時　132
ローカス・オブ・コントロール（ＬＯＣ）への影響　136
防衛的適応　140
防衛的適応としての身体管理戦略　150

Ｐａｒｔ２　調整とレジリエンス
発達性トラウマの発見と修復

第６章　逆境的小児期体験（ＡＣＥ）の影響……155
逆境的小児期体験（ＡＣＥ）研究　158
大人になってからの発達性トラウマの身体的影響　173
一般的な身体症状と反応　178
子どもたちに見られる発達性トラウマの影響　181
トラウマスペクトラム障害　185

第７章　「耐性の窓」と「偽りの耐性の窓」……189
ＬＯＣのスペクトラム　197
「偽りの耐性の窓」　205
ストレスに対処する能力を築き、「耐性の窓」を拡張する　217
背側迷走神経系の生理学的機能に働きかける　219
さらに正確な内受容感覚を築く　224

第8章　トラウマ地図：発達性トラウマのナラティブ……231
言語的ナラティブ　232
身体的ナラティブ　239
言語的ナラティブと身体的ナラティブの関係を理解する　242
「トラウマ地図」：生理と行動　248
神経系の発達の視点からナラティブを見る　253
愛着：防衛的適応と行動システム　261
「ソマティックな恥」　264
「ソマティックな恥」に働きかける　270
第9章　新しい地図を創る：「調整！」「調整！」そして「調整！」……277
「調整」について：臨床家、臨床の環境、そして予測性　281
「調整」の生理学的反応　287
「調整」という文脈の中で、行動を考える　292
社会的交流という「調整」に向けて　295
「調整」とレジリエンス　297
ナラティブ：新しい「調整」の地図　300
第10章　タッチの役割……303
初期の発達におけるタッチの役割　303
発達性トラウマに働きかける際の身体的アプローチと治療的タッチの技法　313
「調整」をサポートする　325

第11章　戦略と道筋 …… **327**

治療戦略　328
治療的タッチと「調整」　333
アプガースコア　334
カプリング力学　339
完了への働きかけ　352
安定した愛着に向けて　355
ソマティックな転移とソマティックな逆転移　358
レジリエンスを育む　362

訳者あとがき　367

参考文献　(9)

索引　(1)

『レジリエンスを育む』に寄せて

ピーター・A・ラヴィーン

早期に慢性的なストレスやトラウマを体験したクライアントへの支援は、心理、あるいは身体面を扱う臨床家にとって、根深い問題に挑戦しなくてはならない、難しい介入となる。こうしたトラウマ体験は言語習得前に起きる。それは自伝的な記憶が形作られる前であり、クライアントがトラウマと再交渉するのを助け、トラウマを統合し、しっかりした自己感覚を取り戻すためには、多くの専門的なアプローチが必要になる。

二人の著者は、胎児期・乳児期・幼児期・児童期の発達に焦点を当て、成長過程のどこで彼らがつまずき、健全な発達が妨げられたのかを正確に判断する地図を作り上げた。これによって臨床家は、クライアントがつまずいた地点を見つけることができ、彼らを健全な発達過程へと穏やかに導くことを可能にする。本書は、神経科学・愛着理論・児童発達学・ソマティック・エクスペリエンシング®・ステファン・ポージェスのポリヴェーガル理論やタッチなど、多岐にわたる内容を扱っている。キャシー・L・ケインとステファン・J・テレールは、こうした科学的に信頼できる理論を用いて、クライアントが調整を進め、安全を感じ、言語習得前の手続き記憶に蓄えられた早期潜在記憶を解決していくのを助ける実践的な方法を臨床家に開示している。身体がどのようにトラウマを保持するかだけではなく、身体がどのように内受容を通してバランスと心地よさの感覚を取り戻すかを理解することができると、身体は、自我と全体性の成長を育みながらレジリエンスを取り戻すことを可能にする、力強い乗り物となる。

この包括的な本の中で、キャシーとスティーブは、今まさに生きて感じている身体に、どのように直接的に働きかけるかを説明している。これは非常に難しい挑戦であるが、二人はこの分野において偉大な貢献を成し遂げた。キャシーは、ソマティック・エクスペリエンシング®とその他のソマティックな手技療法における、優秀で国際的な教師の一人である。スティーブは、養子縁組の協会で広範囲にわたって活動している。彼は、小児期に逆境にあった子どもたちが、成長後にも抱えている傷について、実際的な理解を持つ。二人はソマティックなセラピーの分野に大きく貢献し、発達性トラウマを予防・治療する明快な方法を示してくれた。

本書は多岐にわたる重要な内容を網羅し、貴重な情報を提供しており、愛着と発達性トラウマに起因する深い根本的問題に迫っている。ソマティックな方法を用いる臨床家だけでなく、すべての臨床家に、また、教育者や親として子どもたちを導く仕事に従事するすべての人たちに、是非読んで欲しい本である。

※ピーター・A・ラヴィーン：医学生物物理学・心理学博士。著書に『心と体をつなぐトラウマ・セラピー』（雲母書房、二〇〇八年、藤原千枝子訳）『身体に閉じ込められたトラウマ』（星和書店、二〇一六年、池島良子他訳）『トラウマと記憶』（春秋社、二〇一七年、花丘ちぐさ訳）『子どものトラウマ・セラピー』（雲母書房、二〇一〇年、浅井咲子訳）などがある

謝辞

数年前の夕方、ニューヨークでの講座の後、私たちは短期貸しの小さなアパートの居間に座っていた。そこで私たちは、最初はトレーニングシリーズとして始まり、後に本書になる内容について話し合った。私たちは、早期の発達性トラウマが身体に与える影響について、お互いの知識を一つにまとめるというアイディアに夢中になった。私たちの専門分野や、臨床の内容はまったく異なるが、それでもお互いの知識とスキルが負けず劣らず深いことを互いに確認した。

私たちが教えていることを一冊の本にするというのは、どこから手をつけてよいかわからないほどの膨大な作業だった。しかし、多くの人からの援助をもらうことができた。二人は強い友情に結ばれ、お互いを尊重しあい、お互いの知識とノウハウをしっかりと統合し、今までも講座に反映してきた。そして今回は、私たちが学んだものの全てを文字に表すことができるかどうかが試されている。

この仕事を実現させるために手伝ってくれた全ての方たちに、感謝しようとするのは難しい。というのも、私たちの学びに貢献してくれた方たちはあまりに多く、途中で出会った人たちも、大いに私たちを援助してくれたからだ。

何年もの間、治療のために私たちを求めてくれた、全てのクライアントの方たちに、この場を借りて深く感謝申し上げる。彼らは私たちの最も偉大な師である。彼らは、時には圧倒されそうな苦難を体験しながらも、変化と成長を求め、喜んで耐え抜いてくれた。彼らが私たちにおいてくれた信頼と、一緒に成し遂げた学びに感謝するとともに、今度は多くの人たちを助けるために、その学びの分かち合いを許してくれたことに感謝している。

講座に参加した多くの受講生にも、感謝申し上げる。彼らは、私たちが新しく開発したトレーニングに加わり、何がうまくいき、何がうまくいかなかったかという貴重な情報とフィードバックをくれ、この冒険の一端を担ってくれた。受講生たちが、喜んでそれぞれの知識を分かち合い、内容が分かりにくいところを指摘して分かりやすくなるように手助けしてくれたおかげで、本書の内容はさらに良いものになっている。これら多くの、才能ある臨床家や教育者や専門家の仲間たちから学べたことは誇りである。私たちは、勉強熱心で活気に満ちた人々とともにいられることは、大変幸いだと思っている。ロサンゼルスでの講座の時に、本の題名のヒントをくれたロウエルに、特に感謝を送る。

「弟子の心が整うと、師が現れる」という古い格言を、私たちは信じる。幸運すぎるくらい、最高の先生たちが現れてくれた。トラウマを扱う基本的なアプローチであるソマティック・エクスペリエンシング®を開発したピーター・ラヴィーンに感謝する。ソマティック・エクスペリエンシング®は、世界中の専門家たちに高く評価されているトラウマ療法である。

キャシーから、学びをサポートしてくれたアーサー・ポールズ、ジュリー・ヘンダーソン、トニー・リチャードソンへ、惜しみない感謝を送る。そして、私の知識を身体心理療法協会と分け合うきっかけを提供してくれたダニエル・ウェーバーにも感謝する。

スティーブから、ダン・ヒュージェスへ感謝を送る。彼は、ＤＤＰ（二者間発達心理療法）の生みの親であり、愛着とそのほころびの問題について現場で実態を理解していると思われる、最初の人物である。彼の主張は私にとっては衝撃であった。

私たち二人から、アラン・ショア、ステファン・ポージェス、ブルース・ペリーへ、尊敬と感謝を表明したい。彼らは、調整作用に関して、ポリヴェーガル理論に関して、そして、早期のトラウマの影響に関して、それらがいかに重要かを世界に提示してくれた。

トラウマの影響について、私たちの理解を深めてくれたすべての人の名前を挙げるのは不可能だ。しかし、自分たちの学びを探求する勇気をもった研究者や臨床家や教育者の豊かで多彩な集まりによって、私たちは大いに啓発された。

本書の内容や構成を作り上げるために、素晴らしいチームが協力してくれた。レスリー・アリエル、セシリー・サイラー、カリー・アダムスは、組み立てと構成を洗練させ、予備編集をし、すべての引用文を見つけるのを手伝ってくれ、多大な支援を提供してくれた。ノースアトランティック・ブックスの編集者、エリン・ウィガンドとエドニー・レッドベターは、最初から最後まで私たちを支えてくれた。

そして最後に、親愛なる友人たちと家族に心からの温かい感謝を捧げる。私たちが必要とする時にそこにいてくれ、私たちが執筆できるように共にいる時間を諦めてくれ、私たちがくじけそうな時には励まし、私たちと一緒に健康と家庭を守ってくれた。私が講座のために出張したり、執筆で夜遅くまで机に向かっている間、そばにいて支えてくれたスティーブの二人の息子、ルークとジョンマイケル、君たちの愛とサポートがなかったら、私は今の私になっていなかっただろう。執筆というは、著者だけでなく著者の愛する者の協力なしには成しえないということを十分に理解してくれる、作家仲間であるキャシーの夫ゴードンは、私の努力を支えてくれた。そして執筆の最中にも、さらに次のステージへと導くためにインスピレーションを与えてくれた。義理の息子ベンジャミンは、毎日私を親としての誇りで満たしてくれる。

多くの人への感謝を表明するとともに、本書が、本書完成までに受け取った多くの支えに十分応えるものであることを心から望む。

レジリエンスを育む——ポリヴェーガル理論による発達性トラウマの治癒

序文

人生の早期にトラウマを体験した人たちをいかにサポートするかに関して、静かな革命が起きつつある。心理療法の協会やトラウマを扱う臨床家、神経科学者、そして長年にわたって苦しみ、専門家の介入を必要としているクライアントたちの中で、発達性トラウマに関する理論が徐々に注目されるようになってきた。本書を通して私たちは、発達性トラウマの核心に迫り、それを癒すために、身体の叡智に根差したソマティックな手法を探索する。

近年の研究では、早期トラウマが身体的、心理的、感情的、社会的な健康を驚くほどに損なうことが明らかにされつつある。発達性トラウマを抱える人たちの症状は大変複雑で、医学的処置が必要であるものと心理学的介入が必要なものが混在している。こうした学問の境界をまたぐ症状に対して、適切な治療を行ってくれる臨床家を求めて、彼らは苦戦を強いられている。

本書の目的は、発達性トラウマを抱える人たちが深いレベルで身体的変化を起こす原理を説明し、発達性トラウマを扱う専門家のために情報を提供することである。トラウマの表れ方は人それぞれであるが、その核心には、一様に圧倒的な無力感が横たわっている。発達性トラウマを理解することによって、その無力感が今体験している症状とどのような関係があるのかをクライアントに理解してもらえば、クライアントを教育することもできる。こうしたクライアント教育によって、クライアントがよりエンパワーされ、トラウマで失った力を再獲得し、レジリエンスを増して、より生き生きと生活できるようにサポートすることができる。

私たち著者は、講座を一緒に受け持ち、発達性トラウマを抱え医療サービスを十分に受けることができていないクライアントたちを扱う、献身的な臨床家たちの教育に当たっている。スティーブは、発達性トラウマを負って生きてきた子どもや成人への臨床を行う一方、キャシーは、早期トラウマの深刻な身体症状を持つ成人に働きかけている。発達性トラウマの身体的影響に働きかけるだけではなく、心理的、感情的側面にも働きかけるケアを提供することによって、クライアントの人生を改善させるのが私たちのライフワークとなっている。

私たちは長年、数万人のクライアントへの介入の成功と失敗を通して、本書のパズルの一片一片を集めてきた。本書は、発達性トラウマがクライアントにどのような影響を与えるかをより深く理解するため、いくつかの異なる専門分野の情報を提供している。それらがそれぞれパズルの一片となっている。こうした分野には下記のものが含まれる。

- **愛着理論**
- **ポージェスのポリヴェーガル理論とその他の神経科学研究**
- **トラウマ起因のストレス研究**
- **発達性トラウマへのソマティックな介入**
- **小児発達理論**

本書では、五〇年に及ぶ私たちの共同の臨床体験と教育体験を統合し、発達性トラウマと愛着障害によって心身ともに変化してしまった人たちに癒しをもたらすためのより効果的な手法を解説する。本書は、より効果的な手法を探しているセラピストや治療家の方たちに、レジリエンスを再構築するための基礎となる枠組みを提供する。

本書は、トラウマと愛着に関するソマティック分野の最新の研究成果を用いて、斬新で効果の高い方法を紹介している。こうした手法は、豊かで思いやりに満ちており、早期に深刻なトラウマを受けた人においても、レジリエンスを養うことを可能にするだろう。本書に紹介されているソマティックなアプローチは、様々な方法論、理論、そして治療方法を統合したもので、早期にトラウマを受け苦しんでいるクライアントが癒しの道をたどるすべての局面において、彼らが十分に成長できるようにデザインされている。

メンタルヘルスの分野では、発達性トラウマは養育者による慢性的な虐待の結果として生じる、と考えられていることが多い。トラウマによって健全な発達が妨げられると、親の養育態度が悪かったからだと言われる。しかし、医療行為や困難な出産、安全が脅かされる出来事、虐待とは関係ない養育上の失敗も、発達性トラウマの原因になる。

新たな研究成果が出てきたことにより、発達性トラウマについてより理解されるようになってきた。それに合わせて、私たちはレジリエンスを構成するものの枠組みを見直した。最新の研究によって、古くからあるレジリエンスの概念は拡大し、レジリエンスは個々人の特性だけではなく、その他にも多くの要素を含むことが明らかにされた。家庭、地域社会、より広範な文化的要素等が複雑に作用しながら、レジリエンスを獲得することに影響を与えている。レジリエンス研究の分野は急速に広がりつつあり、新しく有用な情報を提供してくれるが、一方では、レジリエンスをどう定義するのか、またそれぞれの要素がレジリエンスにどんな影響を与えているのか、といった新たな検討課題も出てきている。本書の基本的な姿勢として、私たちはレジリエンスを「逆境にもかかわらず、積極的に心理的、感情的、社会的、精神的な成果を挙げることができる能力」と定義する。

今現在もレジリエンスに関する研究は進められており、新たな事実が明らかにされているが、著しい逆境にあっても、子どもを守り、レジリエンスの発達を支える要素がある（Shonkoff et al., 2012; Walsh, 2015）。それらは以下のようなものである。

- **支持的な大人と子どもの関係**
- **自己効力感と事態をコントロールできるという感覚**
- **適応力と自己調整能力**
- **信頼や希望を与えてくれる文化的伝統などの存在**

もともと高いレジリエンスを持って生まれた幸運な人がいるように見えることもあるが、こうした生まれながらの素質は、レジリエンスの発達に関してはそれほど大きな影響を与えないことが明らかにされている。ハーバード大学の「子ども発達センター」では、子どもがレジリエンスを発達させるために最も重要な要素は、親、養育者、その他の大人等、誰か一人の人と深い安定した関係を持つことであると提唱している（Center on the Developing Child, 2017）。

子どもを守り、レジリエンスを支える要素は、大人との関係性という文脈の中で育まれると考えることが適切だろう。本書の最初の数章で論じているが、大人と子どもが健全な関係性を結ぶということは、子どもの中に自己調整能力、自己効力感、事態をコントロールできるという感覚が育っていくことを意味している。臨床家がクライアントを援助するにあたり、クライアントのレジリエンスを高めるためにはどのように具体的な介入を行えばよいのかという点について、本書では詳しく説明することにした。

さらに、発達性トラウマがどのような原理でレジリエンスに否定的な影響を与えるかを理解することも、臨床家にとっては非常に大切である。発達性トラウマがなぜ起きたのかを知ることよりも、クライアントが今を生きることに、発達性トラウマがどのような否定的な影響を与えているのかを知ることが大切なのである。発達性トラウマを抱えている人たちは、往々にして生き残りをかけた生理学的状態に閉じ込められている。彼らは、強い不安を抱き、周りの人から否定されていると感じることに脅かされつつ、それ以上に努力して適応しようとする。人とつながれない、グループに属していないという慢性的な感覚を持ちながらも、症状を隠し、そのためにむしろ人と切り離されていく。彼らがどのような適応スキルを自ら編み出したとしても、彼らの発達性トラウマによる症状は消えることがない。そして、臨床家に助けを求める人々は、今日一日、自分を生かしておくことにさえ苦労している。

夫婦のナタリーとグレッグは泣きながら私に事情を説明した。彼らはすっかり取り乱し、今後どうしたらいいのかも分からない様子だった。二人は養子を迎えていた。養子のマークは六歳になっていたが、隣町の精神病院に入院していた。病院では、マークが暴れないように、おびただしい量の薬物が処方されていた。

両親は絶望し、傷つき、自分たちを責めていた。怒り、悲しみ、悲嘆が同時に起こっていた。病院の精神科医からは、マークは将来も独り立ちすることができないだろうと言われていた。家族の支援を受けるか、面倒を見てくれるグループホームで過ごすかどちらかになるだろうと医師は告げた。病院のスタッフは、マークが大きくなった時には、精神科の治療を受けるのにさらにお金がかかると思われるので、できる限りお金を節約したほうが良いと言って、退院を勧めた。

マークは、生まれてすぐに捨てられ、東ヨーロッパの孤児院で生活していた。そしてこの夫婦がマークを養子にした。マークには発達性トラウマの兆候が見られた。マークは、生き残りをかけた生理学的状態に閉じ込められていた。そのためマークの身体は、生き延びることを最優先にしていた。そのような状態では認知機能が働かず、マークは強迫的に動き回っていた。マークは、生まれてこの方、必要な社会的つながりや協働調整を感じたことがなかった（この点は第1章で説明する）。これでは、健全な調整をすることは不可能である。

マークは、精神的、感情的、心理的、そして身体的な面において、早期の段階で健全な神経系の発達を妨げるような体験をしていた。この家族が一緒にいて幸せになるためには、マークの脳と神経系が活性化を調整する方法を学ぶことを助け、愛情を感じられるような環境を提供する必要があった。それとともに、ナタリーとグレッグは、マークをよりよく支えていくために、まず発達性トラウマについて学び、さらに自分たちが安定していられるような調整の方法を学ぶ必要があった。

不幸なことに発達性トラウマを抱えた人は、心理的問題と身体症状が複雑に絡み合っていることが多い。発達性トラウマがあっても、なんとか自立した生活を営んでいる人は多い。しかし、こうした人たちも陰では複雑な症状を抱え、適応するのに超人的な努力をしていたりする。

重篤な発達性トラウマを抱える人のセッションを行うときは、まず複雑な症状を一つ一つ分類していく必要がある。こうした人たちは、身体症状によって病名をつけられている。たとえば高血圧、自己免疫疾患、糖尿病などと分類され、病院ではそれぞれの科にかかっていたりする。しかし今では、発達性トラウマがこうした複雑な身体症状を引き起こす元凶である可能性があることが明らかになっている。事実発達性トラウマは、ある病気を引き起こすような遺伝子を賦活化させ、こうした遺伝的特性を「刺激」する。発達性トラウマは、脳の成長を妨げたり、免疫システムに慢性的な炎症を起こしたり、心理的だけではなく、広範囲の身体的な不調をも惹起する（Ellason, Ross,andFuchs 1996;

Felitti et al., 1998; Perry, 2004a, 2006)。私たちの経験からいって、発達性トラウマに取り組む時は、さまざまな症状の根本的な原因に対して働きかけることが最も効果的である。私たちは、発達性トラウマに効果的に取り組み、それを解消するためには、ソマティックなアプローチも含めるべきであると考える。私たちが何十年にもわたって臨床の現場で体験した理解不能とさえ思える事象は、下記の人々の先駆的な努力のおかげで、説明がつき、さらにその原理をより深く理解することができた。ジョン・ボウルビイ、メアリー（ソルター）・エインズワース、ブルース・ペリー、ピーター・ラヴィーン、ヴェッセル・ヴァン・デア・コーク他、とりわけ、第4章で論じるポリヴェーガル理論については、ステファン・ポージェスの大きな業績が役に立った。また、ＡＣＥ（逆境的小児期体験）研究による、広範な公衆衛生に関する調査は、私たちに重要な基礎的な知識を提供してくれた。詳細については、第6章で論じている。ＡＣＥ研究は、子ども時代の早期トラウマと、成長した後の疾病や不調との間に関係性があることを明らかにした。ＡＣＥ研究は今でも継続しており、早期トラウマがどのような心身の不調をもたらすかを明確に示している。ＡＣＥ研究はまた、身体的な症状と心理的な問題を別々に分けて取り組むのではなく、統合的アプローチをとることの大切さも力説している。

本書は様々な領域の研究を統合するものである。これは、何千人ものクライアントたちが、既存の知識だけでは効果がなく、一歩踏み込んだクリエイティブな方法を必要としていたことのおかげでもある。私たちは、こうしたクライアントのために試行錯誤を繰り返してきた。私たちは、なんとか効果を出したいと望み、クライアントは新たな試みを進んで受け入れてくれた。この臨床家とクライアントの二人三脚が、発達性トラウマに働きかける、より効果的な方法を探求する、豊かな旅へと私たちをいざなったのだ。

その結果、このパワフルで豊かな、ソマティックをベースとした方法論が生まれた。そしてこの方法論は、いまだに発展を続けている。愛着理論、生き残りをかけた生理学的状態に関する理論、トラウマ起因のストレスへのソマティックなアプローチに関する最先端の情報などをベースにした、ソマティックなアプローチにより、私たちのクライアントは、希望を持てるようになり、時には劇的な改善を見せている。知識と手技を織り交ぜたこのアプローチにより、クライアントが、一人、また一人と、神経系の健やかさを取り戻している。そしてそれは、その人を取り巻く家族もまた、健全な神経系を取り戻すことが可能になったことを意味している。

〈本書の構成〉

本書の各章は、発達性トラウマの療法でよく使われる基本的な理論を網羅している。本書は二つのパートからなり、発達性トラウマに効果的に働きかけるために必要なソマティックなアプローチに関する基礎知識が得られるように意図されている。

Ｐａｒｔ１では、発達性トラウマの基礎知識を扱う。健全な状況であれば、調整の基礎がどのように発達するか、そしてその健全な発達が、発達性トラウマによってどのように妨げられるかが説明されている。

Ｐａｒｔ２では、調整とレジリエンスについて扱う。臨床家が、クライアントの回復を妨げている発達性トラウマの兆候や症状を理解するための手掛かりが多数示されている。また、発達性トラウマへの働きかけが、一回性の衝撃トラウマへの働きかけとは異なることが説明されている。発達性トラウマを持つクライアントに働きかける時に、臨床家が理解しておく必要があることが網羅されている。

Part 1

発達性トラウマの理解

生まれたときは健全であるのに、やがて損なわれていくもの

安全と安心は、レジリエンスの土台であり、自己調整能力を支える鍵である。本章では、健全な発達とは何かを臨床家向けに分かりやすく解説する。健全な発達には健全な愛着の確立が不可欠である。健全に発達を遂げることで、安全とつながりを正確に知覚するために必要な身体的能力の基礎を築くこともできるし、自分自身と良好な関係を持つ能力を獲得することもできる。しかし発達性トラウマがあると、この初期発達が妨げられ否定的な影響を被る。その点についても解説していく。

第1章　関係性が発達するための基盤

世界では、四・三秒に一人子どもが誕生している。生まれてきた子が、どのように自主性の感覚を身に着け、自分らしさを発達させていくかについては多くの決定要因がある。人間は、誕生時は養育者に完全に依存している。かつて子どもが一人前とみなされるのは一八歳だったが、昨今はそれが二五歳へと引き上げられている。つまり、現代社会では、子どもたちが養育者の家を去り、独立して暮らすまでに二五年かかるということだ。本章では、人生の最初の数週間、数か月、そして数年の間に、人間関係を決定づける重要なポイントを解説し、**安全と愛着・協働調整・つながり**が、どのように健やかで安定した発達を形作るかについて考えていく。

まずは初期の愛着理論の先駆者である、ジョン・ボウルビィ、メアリー・エインズワースとメアリー・メインによる愛着理論と小児発達理論を見てみよう。

安全と愛着

ボウルビィ（1969）とエインズワース（1973）は、「**愛着とは時空を超えて、一人の人間を他者とつなげる、深く永続的な感情の絆である**」と述べている。さらに、愛着は必ずしも双方向に結ばれるわけではなく、一方向の場合もある。たとえば、子どもは親に愛着しているが、親は子どもに完全には愛着していないこともあるし、その逆も見られる。ジョン・ボウルビィ以前には、ジョン・ドラードとニール・ミラーが提唱した行動理論が、人間の成長と成熟を説明する定説とされていた（Dollard and Miller, 1950）。彼らは、子どもは食べ物を与えてくれる大人と強い絆を結ぶと論じた。特に母乳育児では、子どもはまず母親を最初の養育者として認識し、こうした養育関係が継続していくとやがて、母子は時を超えて最も親密で強い関係を結ぶとした。しかし、この理論を再検討してみると、行動理論の限界が見えてくる。なぜなら、子どもと心を通い合わせることがなく、子どもに応答しないままで子どもに食事を与える親もいるからだ。つまり、子どもの感情的なニーズを満たすことをせずとも、生物学的な欲求を満たすことは可能なのだ。この視点からすると、ボウルビィたちが構築した**愛着（アタッチメント）理論**は、養育者と子どもの絆についてのパラダイムシフトを起こしたと言えよう。

ボウルビィ自身、幼くして寄宿舎のある学校に送られた。彼はその経験を通して、愛着と絆を構築するには、親が子どものそばにいることが重要で、それが愛着の基盤となると論じた。このボウルビィの初期の洞察が、今日の愛着理論の発展へとつながった。今や彼は、メアリー・エインズワースと共に、人間関係と人間の発達を理解する心理的な枠組みの創始者とされている。

ジョン・ボウルビィは、一九〇七年に、六人の子どもを持つ夫婦の元、ロンドンに生まれた。ボウルビィの父は、英国王室の医師であった。その頃の上流階級の家族の常として、彼とその兄弟は乳母に育てられた。このためボウルビィは、子ども時代に母親との強い愛着関係を築くことができなかった。ボウルビィにとっては、この乳母が最初の養育者で、彼が初めて信頼を置いた大人であった。その後ボウルビィと彼の兄弟にとって不幸な事態が起きた。この乳母がボウルビィがまだ四歳の時に仕事を辞したのだ。幼いボウルビィは途方に暮れ、圧倒的な悲しみの感覚を体験した。

ボウルビィは乳母を失った後、わずか三年しか経っていない七歳の時に、この時代の多くの子どもたちと同様、学校に入るために寄宿舎に入れられた。彼は寄宿舎に入れられたことに憤慨し、後年、「寄宿舎に入れることは子どもの健やかな成長に有害な影響を与える」と論じた。彼の愛着の力動の研究基盤には、幼い頃の孤独で見捨てられた感情が横たわっていた。

その後ボウルビィは、名高いケンブリッジ大学に進学し、そこで心理学の中でも当時重視されていた行動科学を学んだ。ケンブリッジで優秀な成績を修めた後、ロンドンの大学病院（University College Hospital）で、児童心理を専門とする医学を学んだ。ボウルビィはジグムント・フロイトの

精神分析から強く影響を受け、卒業後は精神分析家になった。メラニー・クラインの監督下で働き、アンナ・フロイト、レネ・スピッツ、ドロシー・バーリンガムなどの研究に携わった。しかしボウルビィは、その時代に受け入れられていた理論を飛び越え、愛着の力学と児童の発達に関する独自の研究を開始した。専門的な仕事のかたわら、彼は問題行動を起こした少年たちのための養護施設でボランティアを始めた。これが彼の研究と発見に大きな影響を与えることとなった。

やがてボウルビィは、ロンドンの児童保護診療所（Child Guidance Clinic）で働き始めた。そこにいる子どもたちは、母親や養育者から切り離された苦しみを抱えていた。子どもたちの中には、窃盗で補導されて入所して来た者たちがいた。そこでボウルビィは、その子どもたちの初期発達が、後の行動にどのような影響を与えたかに注目した。

子どもたちの成育歴を知るにつれ、ボウルビィの興味は深まった。彼らは一様に、幼い時に母親から切り離されたという共通のテーマがあった。同時期、診療所にいる二人の少年がボウルビィに愛着を示し始めた。ボウルビィは、彼らの行動に秘められた**愛着への深い欲求**に着目し、これが後の彼の研究に決定的な影響を与えた（Bowlby, 1947）。診療所の少年たちは一様に絆の損失を体験しており、ボウルビィは絆の損失が重大な意味を持つことに気づいた。

一九五八年、ボウルビィは、子どもが生きていくためには、養育者と強い絆を持つことが必要不可欠であるという結論に至った。この、「生き延びるための積極的な努力としての絆」、という視点は当時斬新なものだった。子どもは一人で生きていくことは不可能であり、成長し、発達を遂げるためには、誰かに**安全と安心**を提供してもらう必要がある。生き残ることは我々にとって共通の欲求であり、発達の基礎となるものだ。しかしその頃は、生き残るために養育者との絆を獲得しようとして、子どもの側が積極的に努力をするとは考えられていなかった。子どもは依存する側であり、受け身であると見なされ、養育者によって子どもの生理的欲求が満たされることの副産物として絆がもたらされる、と考えられていた。

母親は、妊娠・出産・母乳を中心とした授乳など、一連の生物学的な役割を担う。ボウルビィは、母親や養育者には子どもの生理的欲求を満たすだけでなく、子どもが生き残りをかけて求めてくる**感情的欲求**も満たす責任があるとした。また彼は、母親がただ物理的に近くにいるだけではなく、子どもの感情的、精神的欲求を汲み取る必要があることを明らかにし、子どもが「安全である」という感覚を持つためには、子どもが苦しみを感じた時に、養育者が近くにいることが、特に重要であることを発見した。

ボウルビィは、四四人の少年たちを集め研究を実施した（Bowlby, 1944）。少年たちは、主に窃盗を中心とする問題行動を起こし、彼の児童保護施設に送られてきた。この研究により、初期の母親との関係が一〇代から成人後の性格に影響を与えることが明らかになり、これが愛着理論の発展の基礎となった。

この研究は、「四四人の窃盗を行った非行少年に関する研究――その性格と家庭生活――」と名付けられた。ボウルビィは、研究を開始してすぐに、少年たちが**他者にほとんど共感しない**ことに気づいた。彼らは自分たちの周りの世界や人々から明らかに切り離されており、人命や財産を尊重することがないように見えた。また、少年たちが母親や最初の養育者から切り離されたことと、後に窃盗事件を起こしたことは因果関係があると論じた。そして少年たちが母親から分離され、**愛情をはく奪されたこと**によって周りの世界のとらえ方が変化したと結論づけたのである（Bowlby, 1944）。この研究によりボウルビィ自身も、自らの母親からの分離体験とそれにまつわる感情についての洞察を深めたのであろう。

この保護施設での最初の研究をきっかけに、ボウルビィは愛着の力学に関する研究を進め、愛着理論確立へと至った。ボウルビィは、健やかな愛着形成のために必要な四つの要素を定義した（Bowlby, 1969）。

・**安全でいられる場所**（**安全基地**）：子どもたちには、子どもの愛着欲求が保護と養育と世話を与える養育者によって満たされ、安定した関係性を育むための安全な場所が必要であるとした。強いストレスを受けた時、子どもたちが戻ってきて、養育者によって慰めてもらうことができる場所があれば、子どもたちはこの場所を安全だと感じることができる。発達段階の早期では、子どもは自分で自分を落ち着かせることができない。彼らは自分の感情的な欲求を認め、応えてくれる大人に頼るしかない。この安全でいられる場所で、子どもは安全とつながりの感覚を学び始める。

・**安心の基盤**：母親か最初の養育者は、子どもが五歳になるまでは子どもと一緒にいて、何くれと必要を満たしてやるべきだと考え、子どもと養育者が安定的な愛着を作り上げるためには、少なくとも二年間は必要だとボウルビィは主張した。さらに残りの三年間で、子どもは養育者との関係を強め安心の基盤を作り上げることができるとした。こうした関係は、子ども時代だけに必要なわけではない。成人後もこのような関係性は再演される必要がある。圧倒されたりストレスにさらされたときには、繰り返し、何度でも、養育者だけではなく、同世代の人たちや仲間たちが織り成している安心の基盤に戻ることが必要である。

・**近接性の維持**：子どもは、養育者と一定の距離を維持し、次第に探索の範囲を拡げ始める。ただし、養育者のいる場所は常に把握していて、必要が生じた時は、養育者と安心してつながる感覚を再び味わう。そして、こうした距離感を維持しながら、さらに自主性を発達させ、自分の周りの世界を探索する。このように、一定の距離感が維持されることで、子どもが人生の新しい局面を安心して体験するために必要な支えが得られる。養育者から離れたり、またそこに戻ったりする過程を通して、子どもは、「養育者は、必要な時はいつでも安全の感覚を与えてくれる」という確信を持つようになる。

・**分離の苦しみ**：この段階では、子どもは、養育者から離れ、独立している感覚を発達させ始める。子どもは、養育者がいないのは一時のことですぐにまた会えると確信し、安心している。この安心であるという確信が確立していない場合は、子どもは切り離されてしまった感覚を持つようになる、とボウルビィは主張した。このような場合、子どもは他者との絆を形成できなかったり、他者と不健全な絆を形成したり、通常の共感反応を発達させることができなくなる。ボウルビィは、この要素を子どもの健全な発達にとって極めて重要と見なし、自分がカウンセリングした四四人の少年が、感情面において成熟を成しえなかったのは、この段階が欠落したためであると論じた（Bowlby, 1947）。

安全・安定・安心は、子どもが大人と関係を持ちながらレジリエンスを発達させていくための重要な要素である。ボウルビィは、すでにこの時点でそれを見抜いていた。彼はまた、愛着の発達を四つのはっきりした時期と段階に分類した。そこには、それぞれの段階が次の発達段階の基礎を形成しているという洞察がなされており、健全な発達が阻害されている時には、どこでそれが発生したのかを特定することが可能となった（Bowlby, 1969）。

・**前愛着期／誕生から六週間まで**：養育者と乳児の間で関係性が発達し始める段階である。乳児は、泣いたり「ククッ」と言ったりして、養育者が近くにいることを求める。養育者の声や匂いを認識し、養育者が自分を抱いて微笑んだり、優しくあやすのに反応し始める。

・**愛着創生期／六週間から八か月まで**：乳児は、見知らぬ人よりも、養育者を探し求め、好む。大好きな養育者に対する言語能力が増し始め、たまに訪ねてくる人と比べて、養育者には異なった反応を示す。

・**愛着確立期／八か月から一八か月まで**：歩き始めた幼児が、誰に慰めを求めるか、その子が誰に最も愛着を感じているかが明確になる。よちよち歩きの幼児は、最初の養育者の注意を惹くために行動する。常に養育者の関心の中心であろうとし、養育者によじ登り、飛びつく。この時期の幼児は、最初の養育者から離されるとストレスを示すが、それでも他の大人が面倒を見、要求を満たそうとしてくれればそれを受け入れ、愛着を形成する。

・**相互的愛着の形成期／一八か月から二歳まで**：子どもは、能力を拡げ、動きや交流や遊びの中で新しい技術を学ぶ。この段階の子どもにとっては、言語が重要になってくる。言語は、この段階の学習を促進する。「養育者は、今いなくても戻ってくる」と理解はしているが、もし置き去りにされれば嫌がる。養育者がいなくなるのを防ごうとして、意図的に話したり、行動したり、欲求不満を表現する。養育者がペースを落とし子どもに耳を傾けて関わると、子どもは、自分の要求は変わらず受け入れられていると信じることができる。

ボウルビィは、第二次大戦後も研究を続け、やがてロンドンのタビストック診療所の子ども病棟の責任者に就任した。後に彼は、この病棟の名称を「親子病棟」と改めた。この新しい名前には、ボウルビィの子どもたちへの思いと、幼い子どもたちの個性の発達に家族全体が果たす役割の、重要性への洞察が込められている。

一九四九年、まだ愛着理論の完成には至っていなかったが、ボウルビィは、ある記録を作成した。その記録では、家族セラピーでの自身の成功を詳しく述べている。これは、両親が自分の子どもたちに、自分自身が成長していくまでの体験を述べる、という手法であった（Bowlby, 1949）。この手法は、セラピーにおいて「**ナラティブ**（訳注：物語り）」を初めて使用したもので、彼の治療方法の重要な構成要素となった。そして、現代においてもなお我々は、発達性トラウマを扱う中でのナラティブの効果を目の当たりにしている。また、後にダニエル・ヒュージェスが開発したＤＤＰ（Dyadic Developmental Psychotherapy）理論（Beck-Weideman and Hughes, 2008）では、臨床家は、子どもの発達段階に沿ってナラティブに耳を傾ける。クライアントが大人の場合は、ある重要な感情を経験したその年代の子どもとして話を聞く。こうすることで、批判を交えずに純粋にナラティブを聞くことができるとされている。ヒュージェスの手法も、本書の中で紹介している手法の中に統合されている。

しかしもちろん、こうした成果は、ボウルビィ一人で成し遂げたわけではない。一九五〇年、メアリー・エインズワースは、結婚前の名前であるソルターという名前ですでに研究を始めていた(1940)。ソルターは、学位取得に向けて研究を続けていた夫のレオナルド・エインズワースと共にカナダからロンドンに移り住んだ。エインズワースはアメリカ生まれだが、幼い頃に家族と共にトロントに移り住み、一六歳の時にトロント大学の名誉ある心理課程（honors psychology program）で学び始めた。卒業研究の間、彼女は指導教師であるウィリアム・E・ブラッツと共に、「安全理論」の研究を進めていた。これは、健全であるか不健全であるかを問わず、子どもが両親に対して発達させていく依存の類型についての研究であり、ボウルビィの研究の一部と重複するものである。

エインズワースは夫と共にロンドンに移住したが、子どもの発達の研究を継続したいと望んでいた。ジョン・ボウルビィが研究助手を探しているという郵便物を見つけた時、彼女は今までの仕事を続けられる絶好の機会が到来したと思った。ボウルビィもエインズワースも、二人の偶然の出会いがやがて彼らの研究に重大な影響を及ぼすなど夢想だにしていなかった。二人が協力しなかったら、これほどまでに偉大な成果を上げることはなかっただろうとボウルビィの息子が後に述懐している。ジョン・ボウルビィが愛着理論の父だとすると、メアリー・エインズワースは愛着理論の母だと言えよう。

彼女は、一九五四年までジョン・ボウルビィの研究助手としてタビストック診療所に在籍していたが、この年、ウガンダでの研究を指揮するために診療所を去った。ウガンダでの研究は、「乳房を忘れさせる」ために子どもを母親から数日離すという、この地では慣習的に行われていた離乳儀式に関するものだった。エインズワースはウガンダの言語を学んだ。これが文化を超えて存在する子どものしつけと愛着についての普遍的かつ偉大な洞察を生んだ。彼女はその研究の成果を、『ウガンダの子どもたち』にまとめた（Ainsworth, 1967）。その中で彼女は、**愛着の形成過程が文化や言語、地理的**

境界を越え普遍的な特徴を持つことを概説した。

一九五八年、彼女は夫と共にボルチモアに移住し、ジョンズホプキンス大学の発達心理学の准教授に就任した。エインズワースの技術と知識は高められ、ボウルビィに並ぶようになり、二人は研究のパートナーとなった。この時、ボウルビィはロンドンに在住しており、距離に隔てられた二人は長年にわたって毎週手紙を交わした。同じ町にいて一緒に仕事ができるわけではなかったが、それでも二人の研究は融合し互いに高めあうこととなった。

一九六〇年初頭、エインズワースはウガンダでの研究の成果を初めて一般の聴衆に向けて発表した。この時、聴衆の中にいた発達心理学者から、「愛着とは何か」についてもっと明快に定義してほしいと求められた。これを受けて彼女は、愛着の形成過程に影響を与える要素を、もっと明快で正確に同定する必要があると痛感し、**健全な愛着と不健全な愛着の違い**を示唆する行動についても、より明確に定義づける必要を感じた。

そこで、エインズワースと助手のバーバラ・ウィティッグは、一九六五年までに「**ストレンジ・シチュエーション法**（Strange Situation procedure）」を完成させた。

この方法は、子どもたちが愛着にまつわるストレスを感じる状況を短時間、意図的に作り出し、愛着スタイルの違いを観察するものである。実験室には、子どもたちが快適に過ごせるように、おもちゃや子ども用の家具が用意された。そして、実験参加者である子どもたちは、八つの異なる状況を各三分間体験した。

まず、母親と生後一二か月から二四か月の子どもが実験室に入り、子どもは部屋を自由に探索した。一分後、見知らぬ人が入ってきて、母親と話し、その後その人は子どもと関わった。それから、母親が子どもと見知らぬ人を置いて「はっきり判るように」部屋を出ていった。この分離の瞬間に、その見知らぬ人は子どもと交流しようと試みた。母親は三分間経つと戻ってきた。子どもに応えあやした後、今度は母親と見知らぬ人の二人とも部屋を出ていった。二人は三分後に戻った。二回目の分離では、二人が戻るまで、子どもは短時間だが一人で過ごした。二回目の分離の後、見知らぬ人が一人で戻ってきて子どもをあやした。短い時間をおいて母親が部屋に戻り、子どもを歓迎して抱き上げ、見知らぬ人は「はっきり判るように」立ち去った。

こうしたやり取りの間、研究者は子どもの見知らぬ人への反応や、母親が戻ってきた時の反応を観察した。これらの行動に基づいて、研究者は子どもの母親との愛着スタイルを同定することができた。

この実験での二六人の子どもとその母親の交流の様子から、子どもが感情を調整する能力、子どもが脅威に対してどのように反応するかを吟味し、その結果、愛着スタイルが三つに分類された。これらは現在でも用いられている概念である。

Ⅰ　**安定型愛着**：この分類に入る子どもたちは、実験開始後には母親と共に安心して部屋を見まわし、新しい環境を探索した（Ainsworth and Wittig, 1969)。これは、ボウルビィが提唱した安心の基盤ができていることの証とも言える。母親は子どもにとって安心の基盤として機能し、子どもは母親がいるところで、見知らぬ人と一緒に探索を続けた。子どもは母親が部屋を去ると泣き始めたが、戻って来た時には大喜びをした。この愛着スタイルでは、レジリエンスを育てるために必要不可欠な、子どもを保護する機能が十分果たされていることを示している（Shonkoff, Boyce, Cameron, et al., 2004）。

Ⅱ　不安回避型愛着（不安定型）：この分類の子どもたちは、母親を避けようとするか、母親が実験室から出たり戻ったりするのを無視するかに見えた。子どもたちは部屋自体に興味がないようで、部屋の中の探索をしようとはしなかった。感情が制限され抑制されていて、部屋に誰がいるのかに関心がなく、子どもたちをあやそうとする試みにも無関心だった。研究が進むにしたがって、このグループは、二つの下位分類に分けられた。一つは母親が戻ってきた時にまったく無視したグループと、もう一つは母親に近づこうとし、その後母親から離れて無視したグループである。エインズワースと、共同研究者のシルビア・ベルは、一九七〇年代当時、母親を無視する行動は子どもの感情的な自己防衛の一つではないかと推測した。しかし、後に子どもたちに心拍計測装置を取り付けて実験を行った結果、このグループの子どもたちにも、他のグループの子どもたちと同じように感情が動いていることを発見した。不安回避型の子どもたちも、母親に対して内的には多くの感情的反応を起こしているが、何らかの理由で自分たちの感情を隠し、内に秘めることを学んだのではないか、と研究者たちは推測した。

Ⅲ　不安抵抗型愛着（不安定型）：この分類に入る子どもたちは、まだ母親が部屋を出る前から苦しみを表現していた。母親が戻ってくると依存し、機嫌を損ねた。この分類は、後に二つの下位分類に分けられた。一つ目の下位分類は母親が出ていく時に怒りの兆候を表した子どもたちで、二つ目の下位分類では無力感と共にじっと耐えている様子が見られた子どもたちである。研究開始当初から、この「不安抵抗型愛着」グループに属する子どもたちは、いずれもストレスレベルが高く、エインズワースは研究を完了することなく中止せざるを得なかった。この「不安抵抗型愛着」を示す子どもたちの中に、さらに高いストレスを抱えた子どもたちがいることがわかった。彼らを第四番目の愛着型として同定したのは、メアリー・メインとジュディス・ソロモン（Main and Solomon, 1986）であった。

Ⅳ　無秩序・無方向型愛着：この四つ目の分類は、成人愛着面接法（Adult Attachment Interview）を開発したメアリー・メインとジュディス・ソロモンによって同定された。二人は、先の三つの愛着行動の分類に当てはまらない子どもたちがいることに気づいた。この子どもたちは、ストレスに対処する能力を持っていないかに見えた。母親が部屋に戻ってきた時、ある子どもは母親の方へ行き、別の子どもは母親から離れようとした。彼らが母親と再会した時の反応は一貫性に欠け、無秩序に見えた。この分類は、レジリエンスを損なう危険な要素と最も強く結びついている（Shonkoff, Boyce, Cameron, et al., 2004; Shonkoff, Levitt, Boyce, et al., 2004）。

初期の愛着に関する研究では、安定型・回避型不安・抵抗型不安の三種類が同定された。この研究では、アメリカにおける幼児の七〇％程度が安定型に分類され、二〇％が回避型不安、一〇％が抵抗型不安に分類された（Ainsworth, et al., 1978）。

これらは、バン・ジェンドーンとクローネン・ベルグによってメタ分析が行われ、初期の理論が正しいことが支持された（Van IJzendoon and Kroonenberg, 1988）。また近年、安定型愛着が全人口の六〇％近くにまで下降しているという憂慮すべき指摘がされ（Andreassen, Fletcher, and Park, 2007）、無秩序型の愛着が全体に占める割合は、母集団の性質に依存することも明らかにされた（Greenberg, Cicchetti and Cummings, 1990; Andreassen, Fletcher, Park, 2007）。メアリー・メインによれば、白人で中流の生活程度であるアメリカの子どもたちの中に無秩序型愛着スタイルが占める割合は、一二〜一五％であった（Main and Solomon, 1990）。さらに、一〇代の母親から生まれた子どもの場合、無秩序型愛着スタイルを示す子どもは三〇％前後であり（Broussard, 1995）、母親に**虐待を受けた体験**があったり、精神障害や物質乱用が見られた場合には、その割合が七〇〜八〇％にのぼった（Carlson et al., 1989）。これらの特徴は、**レジリエンス**との関係でも同様であった。精神障害、あるいは物質乱用の問題を持つ母親から生まれた子どもたちは、レジリエンスの乏しさと結びつく危険要素をより多く示していた（Shonkoff, and Eisels, 2000; Shonkoff and Philipps, 2000）。

ボウルビィ、エインズワース、その他による愛着スタイルに関する初期の研究では、母親と子どもという二者の関係性に注目した。こうした初期研究に対し、母親の子どもに対する感受性にのみ注目をしているという批判が行われた。子ども自身の性格傾向など、子どもの愛着行動には様々な要素が影響を与えているという指摘も行われた。さらに最近の研究では、愛着を理解するにあたり、祖父母や兄弟間の絆、血縁のない養育者との間の絆など、新たな視点を盛り込む試みもなされている。血縁のないものが養育に当たっている場合は、彼らは「疑似親」と言われる。ボウルビィも、後に「疑似親」の役割を組み入れた。母親が養育者の役割を果たせない場合は、父親やその他の養育者でも、子どもの生存欲求に応えることができる。そしてボウルビィは、養育者は子どもの神経系の外部調整を担っていると論じた。これこそが、今私たちが**協働調整**と呼んでいるものである。

ボウルビィは、子どもの生理学的調整が愛着形成に極めて重要な役割を担っているという点を、初めて明らかにしたと言ってよいだろう。現在では、養育者が子どもとの間で協働調整を行うことがいかに重要かがよく知られるようになってきている。本書では、第4章で、この神経生理学的発達過程について、最新の発見も含め概説する。そこでは、愛着の形成過程がいかに多くの変数を持つ複雑で多次元的なものかを論じられている。その多岐にわたる変数の一つが、**発達性トラウマ**への暴露である。

子どもの愛着形成に影響を与える変数が多数あるのは明らかであるが、「安全でいられる場所」「安心の基盤」「近接性の維持」「分離の苦しみ」というボウルビィが論じた愛着形成に関する四つの要素は、愛着の形成基盤の重要な要素を理解することに役立つ。こうした構造が提供されたことにより、クライアントは早期の愛着と絆の形成過程の、いつの時点で問題を生じたのか、さらにその結果としてどのような愛着スタイルを身に着けたのかを推測することができるようになった。これにより、セラピーで最善の結果を導き出すには、臨床家がどのようにクライアントと関わっていくと良いかを判断するための有用な情報を得ることができるようになった。

本書には、さまざまな手法を紹介しているが、基本はボウルビィの四つの愛着スタイルの理解を、臨床家とクライアントの関係性に反映したものである。クライアントの発達性トラウマに働きかけるにあたっては、発達性トラウマによる愛着のほころびが、クライアントの人間関係を調整する能力にどんな影響を及ぼすかを理解しておくことが大変重要である。本書の後半では、発達性トラウマに暴露されたクライアントに対し、交感神経系の活性化を最小限にとどめ、安全であるという感覚を作り出していく方法を紹介する。

協働調整

「**調整**（Regulation）」とは、恐怖・悲しみ・怒り・欲求不満などの感情が高まっているときに、自分自身を落ち着かせ、感情をうまく収めていく能力のことである。調整は、学習によって獲得される。人は、成長過程で他者を観察するほか、主には、初期の養育者との愛着形成を通して調整の能力を獲得していく。無論、子どもは自分の感情を自分で調整することができない。子どもは感情が高まったら、それが社会的に適切なものかどうかなどはお構いなしに瞬時に感情を表現する。このように、子どもの感情反応は直感的で未調整なものである。

生理学的に言うと、強烈な感情が起きる瞬間は**爬虫類脳**が刺激されている。爬虫類脳は子宮の中で最初に発達する脳である。爬虫類脳は、**闘争／逃走反応**の源であり、血圧・心拍・呼吸数・体温・消化・代謝やその他の多くの身体機能に影響を与える**自律神経系の基盤**である。この神経系の反応は力強く、脅かされると即発動する。だからこそ、親たちは子どもたちが強い感情を味わっている間に良き関わりを持ち、「神経系をなだめる」必要がある。

たとえば、大きな音がしたり、ペットが遊んでほしいと言って突然飛びついてきたりすると、子どもはびっくりするだろう。こうした取るに足りないことであっても、小さな子どもにとっては命を脅かされたように感じる。ペットに飛びつかれても、子どもはどうして良いのか分からず泣き出してしまう。養育者が来てこの状況から救い出してくれるまでは何もできない。子どもに対して適正に同調を保っている親であれば、このような時は子どもを抱き上げ、しっかりと抱きしめ、話しかけてあやし、子どもの神経系的な闘争／逃走反応をなだめようとするだろう。

このように、親や養育者は子どもたちが強烈な感情を落ち着かせる際にきわめて重要な役割を果たしている。そしてこの親と子の相互作用が、子ども自身が後の人生で感情を調整する能力を獲得する助けとなる。相互作用がうまくいかなければ、こうした能力は獲得されない。この過程は**協働調整**と呼ばれる。子どもが苦しみを感じている時、親は良き指導者として外から子どもの神経系をなだめる。そのためこれは協働調整と呼ばれる。

この協働調整が継続的に行われていくことにより、子どもの神経系が順次発達していく基礎が形作られる（Schore, 1994）。言い換えれば、一旦この協働調整のパターンが形成されると、子どもは、感情的な成熟に向けて、生産的で、健康的で、予測可能なやり方で成長できる。感情的な成熟というのは、「良い」感情を感じることとは若干意味が異なる。自律神経系が活性化した時に、覚醒レベルを調整し他の仲間への影響を調整する、という意味で捉えるほうが適切である。

アラン・ショア博士は、外からの調整、つまり他者に調整を頼っていた子どもが、自己調整の能力を発達させ、**内なる調整**ができるようになっていくことが初期発達のもっとも重要な段階であると述べている（Schore, 2001）。この内なる調整へ移行していく能力は、周りの環境を評価し、本当の脅威と「脅威であるかもしれない」と知覚した状況とを区別して、衝動の制御や自己制御を発達させる能力でもある。これは人間にとって非常に重要なものである。序章でも述べたように、自己調整能力はレジリエンスの発達と結びつく保護的要素の一つである。自己調整によって、グループの社会的規範に沿いながら、他者との関係性を築くこともできるようになっていく。

両親や養育者が子どもに提供する重要な要素の一つが、協働調整である。愛着がほころびていなければ、親は子どもの欲求に答えて自然に反応しスムーズに協働調整が行われる。この協働調整はまた、子どもの神経系を発達させるための基盤である。つまり、協働調整が行われていれば、子どもの神経系は健全で予測可能な動線を描いて発達していく。「調整」とは、ただ自律神経系を調整することに留まらず、**覚醒のレベルや情動を調整する**ことも含む。

協働調整は、養育者と子どもの相互作用を必要とする。子どもから発された警報は、親に合図を送り、この時は親も驚く。しかし、親はすぐになだめる役割を開始する。そして、子どもが落ち着いた状態に移行すると、今度はそれが養育者の状態に影響を与える。つまり、協働調整の過程とは、養育者が子どもの欲求を理解し、子どもを慰めることに養育者が喜びを感じることであり、相互作用を伴う親と子の「**愛着のダンス**」だとも言えよう。この協働調整の過程は、**恒常性（ホメオスタシス）**の維持や生理学的均衡を含む重要な生理学的プロセスの基盤となる。

我々は常に協働調整と自己調整を行っている。そしてこの二つが高次の思考の発達を支えている。近しい人と協働調整ができると、自己調整もうまくいく。デビッド・スバラとシンディ・ハザンは、「親しい人のリソースを素早く使える能力は、感情調整の早道である」と述べている（Sburra and Hazan, 2008, 157）。協働調整では、考える必要がなく、一緒にいるだけで自然に緊張が解け、落ち着いていくので、一人で悩まなくてもよい。このように、自己調整と協働調整を使いこなす能力は、潜在的にトラウマを引き起こすような大きなストレッサーをはじめ、あらゆるストレッサーに反応するために大切である。この点については、第４章で詳述するが、ストレスにさらされている間においても調整を行う能力は、様々な難しい問題に健全に反応し、レジリエンスと安全の感覚を築き、それを持続させるための鍵となる要素の一つである。協働調整の中に身を置くことは、**ボトムアップのプロセス**[*1]である。ストレスが強くて明快な思考ができない時でさえ、思考する脳に頼ることなく、自然に調整が行われるようになる。

調整能力の喪失は、トラウマ性ストレスの結果の一つである。調整を失なうと、生理学的、行動的、社会的プロセスの多くが健全に機能しなくなる。次の三つの章で、こうした機能の崩壊について詳しく論じる。

つながり

協働調整、健全な絆、そしてその結果として起こる自己調整の発達は、**トラウマ性ストレスへの強力な予防手段**となりえる（Stroufe, 1995）。社会交流システムは、初期の神経的発達を支え、「根源的に自分は安全なのだ」という感覚を作り出す。健全な「絆」と愛着は、初期の自己調整能力を発達させ、協働調整や「**つながり**」によって体験を分かち合うことに安心感を持つことができるような基礎を築く。近年のレジリエンスに関する研究により、養育者と子どもの相互の遊びは、レジリエンスだけでなく、健全な脳の発達を促進することが明らかにされた（Showle, 2001; Schonkof, Voice, Camelon, et al., 2004）。安心と「つながり」の体験は我々に深い影響を与える。免疫系を強化し恒常性を促進することによって健康を保つ可能性を高め、重要な生理学的恩恵をもたらす。強い「つながり」の感覚は、発達性トラウマの悪影響を取り除く最良の方法の一つであり、発達性トラウマ治療の一つだと言っても過言ではない（Fellitti, et.al., 1998）。

「絆」こそがトラウマの悪影響を防ぐ鍵だ、というと奇異に感じるかもしれない。しかし強いストレスにさらされ、生存が脅かされた時、たとえ周りには助けがなくても、誰かとつながっている感覚があれば、健全な反応を示すことができる。「つながり」の感覚を通して私たちは成長し癒される。それこそがまさに、レジリエンスを助け育てることなのだ。

＊1　ボトムアップ：ソマティック心理学の概念で、大脳新皮質で処理したことによって情動が安定し、脳幹による生理学的反応が安定するトップダウンに対して、ニューロセプションにより、身体のレベルで「安全である」と感じ、生理学的状態が整い、情動が安定し、思考が明確にできるというのがボトムアップである。

第2章　「安全である」ことを知る

つながりの感覚は、養育者との関わりの中で育まれていくが、**安全であることを示す「合図」を認識する能力**もそれに伴って獲得される。安心と安全の感覚を感じるためには、まず生理学的、および身体的機能が健全である必要があるが、このことを我々臨床家は見落としがちである。本章では、こうした機能のいくつかを取り上げる。発達性トラウマによって健全な発達が損なわれると、甚大な影響を被ることがある。

まず「健全な発達とは何か」を理解すれば、それがトラウマによって損なわれたり変化した結果、どうなるのかも理解できる。トラウマによる発達の阻害や変化については、次章で詳しく論じる。

「**脅威と興奮の違いを見極める力**」は、養育者によって醸成されるものの中でも特に重要である。これは、「楽しくて興奮する」ことと、「真に脅威であるために興奮する」ものの違いを理解する力である。これからおもちゃを買いに行く、という時のワクワクする感じと、怪我をして気持ちが高ぶっている時では、同じ興奮であっても明らかに異なる。こうした体験をした時に、養育者がどのように行動するかによって子どもの判断力も大いに影響を受ける。

たとえば、子どもがこうした神経系の興奮を伴う体験をしているのを見て、養育者が怯えたり、心配したりしたら、子どもは、「神経系が高ぶるような体験は、安全ではないのだ」と感じるようになるかもしれない。心配性の両親に育てられた子どもは、やはり心配性になりがちである（Eley, 2015）。これとは逆に、養育者が子どもの気持ちを機敏に察し、安全を心がけながら遊び、本当に危ない時にしか警告を発せず、子どもが驚いた時には穏やかに慰めたとしたらどうだろう。このような状況であれば、子どもたちは徐々に神経系を調整する方法を学び、刺激へのより洗練された反応を発達させることができる。子どもたちは、安全が確保されている中でワクワクする遊びを楽しむことを学び、社会的な絆を強める。また、魅力的に感じるが危険であるものについても学ぶ。魅了されているうちに「ヤケド」をするようなものからは逃げるべきだ、ということも学ぶ。「この人とは本当に付き合って大丈夫なのか」ということを判断する社会的な「合図」についても学習するだろう。

チャーリーは、マーティンとラウルの最初の子どもだった。夫婦は仲が良く、チャーリーをかわいがったが、小さな子どもの扱いには慣れていなかった。一〇か月になった頃、チャーリーは遊び好きで元気に満ちていたものの、すぐ驚く傾向があり、その後激しく泣き出して長いこと泣き止まず、落ち着くまでに時間がかかった。そこで父親は、チャーリーが刺激的な遊びにもう少し柔軟に反応できるように手助けする方法を学んだ。

両親は、「いないいないばあ」のような優しい遊びを使って、チャーリーが過度に刺激を受けることなく遊びを楽しめる能力を高めていった。父親は手で顔を覆い、遊びを始めた。顔から手を離す時に、チャーリーが笑い出したので、父親は小さなうなり声を出してみた。すると、チャーリーは圧倒されて泣き出してしまった。父親はチャーリーを抱っこしてなだめ、大丈夫だよといいながら驚かせたことを詫びた。

「ごめんね、ピーナッツ。ちょっとふざけたんだよ。脅かすつもりはなかったんだ」

まだ頬っぺたには涙の跡が残っていたが、チャーリーは落ち着きを取り戻した。そして彼は手で顔を覆い、自分から父親を「いないいないばあ」の遊びへと初めて誘った。父親は、こうした小さな回復のサインを見逃さないようにと指導されていたので、優しく微笑み返し「いないいないばあ」を再開した。

遊びが再開された。今回はチャーリーが主導権を握り、父親はチャーリーが心地よいと感じられる範囲で反応するよう心がけた。最後の回で、チャーリーは笑いながら父親がやったようなうなり声を出した。父親はうなり返し、チャーリーをちょっとくすぐった。すると、チャーリーは笑ってそれに応じた。

相互作用的な遊びを通して、チャーリーの両親は、安全な状態での興奮と、本当の脅威の結果としての興奮の違いが判るよう導いた。このような親と子の相互作用を、養育者との「やってあげたりやってもらったりする相互作用（Serve and Return）」と呼ぶ（Shonkoff, Boyce, Cameron, et al., 2004）。この相互作用は、脳の健全な発達のために重要であることはもとより、レジリエンスの発達を支える基礎となる。この**相互交流的あそび**は、洗練された身体的言語の発達を促すとともに、社会交流システムの発達を助ける。それによって、チャーリーは社会的相互作用と興奮をもよおす事象に対し、より柔軟に反応できるようになっていった。

小さな子どもは、次々に多くの新しい経験をする。それらの経験を、どう分別し、どう反応するのかを習得するためには、親や周りの大人に丁寧に教えてもらう必要がある。子どもは遊びから、「興奮」「脅威」「驚き」の違いを体験し、分別する能力を養う。「いないいないばあ」のような遊びを通して、養育者は遊びの中に優しい刺激を混ぜ込む。次に養育者は、自分の反応を通して「今は脅威はなく、危険を感じる必要がなく、興奮する体験を楽しめるのだ」と子どもたちに伝える。恐れを伴わない興奮は、「他者と共に過ごし、遊びや快感や分かち合いを体験するのは楽しいことなのだ」ということを理解する助けとなる（Porges, 2004; 2011a）。

脅威と興奮を区別する健全な能力を築くためには、**基本的な神経基盤**が必要である。この神経基盤とは、物事を正確に知覚し、知覚している物事が何であるかを理解し、必要ならその意味を知り、洗練された方法でそれに反応する能力を発動させる基盤である。こうした基礎的な能力の発達は、社会的相互作用の有無、外的環境、自身の生理学的状態など、様々な要素から強く影響を受けながら進む。

発達性トラウマは、この神経的・心理的・社会的安全システムの発達の全ての側面に深刻な影響を与える。ボウルビィは、後年の研究で、子どものつながりと安全の体験は、子どもが養育者の共感能力を評価するだけではなく、子どもが内面において「安全であると感じられるか否か」を決定づけると述べている（Bowlby, 1998）。社会的な環境が混とんとしていて、「安全か脅威か」に関して一貫性のあるフィードバックが得られなかったら、この二つを区別する力は混乱したり、損なわれたりする。そして危険に敏感に反応するようになり、「安全である」と感じる能力は制限される。

臨床家の誰もが、クライアントが「安全であると感じることができない」と言うのを耳にしたことがあるだろう。クライアントが自らの内に「安全である」と感じられるような**安全監視システム**を発達させるのを援助するには、安全と安心の感覚を形造る様々な役割を持った身体感覚の仕組みを理解することが必要である。

前章では、健全な愛着形成の、人間関係に関わる側面について論じた。本章では、知覚システムと、安全システムに貢献している意味形成システムについて論じる。

内受容感覚

内受容感覚とは、我々が自らの内的状態に気づくプロセスである。我々は、身体的プロセスを知覚し、感じ、その二つの組み合わせによって、自分の内面で何が起きているのかを知る。これは、自分の気分だけでなく、自分とは何者であるかさえ語ってくれる。

内受容感覚は、心拍や消化、皮膚感覚や、その他我々の身体が内的に体験する感覚など、身体的プロセスの知覚を含む。身体的情報としての内受容感覚を評価することで、我々は行動したり、出来事に意味を持たせる。たとえば、風邪の兆候に関係する内受容感覚を持つことによって、自分の病気を予言する。このように、内受容感覚に基づいて予言をし、自分は誰で、どんな様子なのか、今はお腹が空いているのか、安全か、愛されているか、などを判断する。

ステファン・ポージェスは、内受容感覚を、「**赤ちゃんの第六感**」と呼ぶ（Porges, 1993）。もし赤ちゃんが、空腹なのか、喉が渇いているのか、眠たいのか、暑すぎるのか寒すぎるのかを正確に知覚できなかったら、自分の要求や苦しみを養育者に伝えることはできない。すると、養育者が赤ちゃんの要求に適切に反応できないので、赤ちゃんの苦しみは増し、安全とつながりが欠けているという感覚に留まる。

このように、小さな子どもが養育者に最も基本的な要求を伝えるための、正確な**内受容感覚的語彙**

を発達させることは、健全な愛着と絆を育む本質的な要素であり極めて重要である。

成長とともに、繊細な内受容感覚的語彙の必要性はさらに重要になる。我々には、様々な人間、様々な状況、様々なタイプの要求に対して、自分はどう感じているかを理解するための参照システムが必要である。この参照システムは自然に発達すると思うかもしれないが、実はその発達は社会システムからの規則正しいフィードバックに依存している。我々は、社会システムからのフィードバックを常に受け取り、それに合わせて「計測器」を常に調整し続けているのだ（Bermudez, Marcel, and Eilan, 1995）。

何らかのソマティックな方法を使っている臨床家であれば、クライアントの内受容感覚が、自分自身をどう感じ、環境をどう捉えているかを大きく左右しているということを知っておくのはとても大切である。

◇内受容感覚は、自分は誰か、そして他者との関係性において自分はどのような人間か、ということを決定づける非常に重要な情報を提供している。内受容感覚はまた、自分は安全か、安全ではないのか、外界の出来事やそこにいる人間は、楽しいか、興奮するか、怖いか、を判断するための内的な対話を司っている（Ceunen, Vlaeyen, and Van Diest 2016：Bermudez, Marcel, and Eilan, 1995：Cameron, 2001：Craig, 2015）。

◇内受容感覚は文脈の中で発達する。我々は、知覚と内側から感じられてくる情報をもとに日々の体験を評価していくが、それと同時に、日々の体験からも情報を受け取る。これには、社会的な文脈も含まれる。周囲にある社会的グループは、我々に膨大な量のフィードバックを提供する。今度はそのフィードバックを、我々は内受容感覚で感じ取り、解釈し、評価する。

◇内受容感覚は簡単に影響を受ける。たとえば、痛みについて尋ねられた時、気分といった単純なものにも影響を受ける。肯定的な感情が痛みの閾値を上げる一方、否定的な感情は痛みの閾値を引き下げることが知られている（Carter et al., 2002 : Zweyer, Velker, and Ruch, 2004）。身痛みのような身体的感覚には「客観的」な計測法があるように思われるが、内受容感覚は、身体的状態には関係ない多くの要素によって変化しうる。したがって、内受容感覚には安定した「基準点」が存在しないかに見える（Craig, 2015）。

◇内受容感覚システムは、我々の内的および外的環境を絶えず評価し、推測や予測を行い、それを我々に伝える。もし環境に一貫性がなく、正確なフィードバックを与えられることなく発達したら、このシステムが我々を間違った方向へと導く可能性がある。環境に一貫性が欠けていたら、知覚や意味の捉え方が過度に敏感になったり、信頼してはいけない情報を取り入れてしまうかもしれない。我々が様々な判断を行う際の参照システムには、当初確たる基盤が形成されていない。そのために、誤った結論へと我々を導く可能性がある（Bechara, Damasio, and Damasio, 2000）。

◇内受容感覚を通して集められた情報は、自らが下した判断であるにもかかわらず、あたかも真実であるかのように受け取られる。それは、「内なる英知」とか、「直観」と呼ばれる。臨床家の仕事は、クライアントが自分自身と会話する内容を変えていく過程を支えることであるといってもよいだろう。

◇内受容感覚は柔軟性を持っている。したがって臨床家は、クライアントが内受容感覚的語彙を変化させたり、自らの内面世界をより繊細に判断し、自身に役に立つものへと変化させていくことを支援することができる。

内受容感覚の研究は広範囲に及ぶ。内受容感覚に関する語彙でさえ、未だに統一されていない。さらに何を内受容感覚的と見なすのかを分類する方法さえ存在しない。内受容感覚の基本的な定義は、「**身体の状態を主観的に体験していくのに役立つ、内在性の感覚の知覚である**」とされる。しかし、その基本的定義さえ議論の余地がある。内受容感覚は、しばしば外受容感覚、あるいは外在性の環境の知覚と対比される。一見、これは正確な定義であるように見えるが、「状態」とは何か、「内在的」

および「外在的」構成要素とは何かを定義しようとすると、そう簡単にはいかない。

身体感覚には、内的とも外的ともなりうる多くの要素がある。たとえば、熱感覚について考えよう。部屋が暑ければ、我々は暑いと感じる。しかし、具合が悪くて発熱していたら、部屋の温度はどうであれ、暑く感じるだろう。くわえて、皮膚のような生理学的システムは、外界と接している。したがって、身体の外にある何か、たとえば「優しく撫でられた感覚」をはっきり感じることができる一方、痛みのような、ほとんどの人が内的感覚であると思うものも知覚する。

このように「内側」対「外側」の分類が明確ではないため、研究者によっては、内的臓器の知覚と、皮膚のような他の身体システムの知覚を分けて考えるなど、様々な分類を試みている。このように、内受容感覚についての定義や知覚の仕組みについては様々な議論があるが、研究者たちは、内受容感覚は柔軟で影響力のある**知覚システム**であり、臨床家がセラピーに用いることで、クライアントに肯定的な結果を導き出すことができるという点については、おおむね合意している。

内受容感覚システムが柔軟であると、それが生き延びる技に磨きをかけてくれるので、絶えず変化している外界に適応的に反応することができる。しかし、内受容感覚システムに順応性があることで、かえってそれがマイナスに働いてしまうことにもなりかねない。周囲の状況が正常であれ異常であれ、内受容感覚システムは、それに適応して変化する。このため**早期トラウマ**を引き起こすような異常な環境だったとすると、内受容感覚システムは、その異常な環境に適応して変化するため、後々複雑な問題が生じてくる可能性がある。

内受容感覚への理解を深めることの重要性は、この話題に関して行われている研究の多さからも明らかである。現在、多くの分野で、内受容感覚に関して多岐にわたる研究が行われている。痛み、感情、不安と情動障害、嗜癖、性的機能、食べ物と水の摂取など、多種多様な研究がある。安全やつながり、レジリエンスなどの多くの体験に対して内受容感覚が果たしている働きの重要性については、今後さらに明らかにされていくだろう。

内受容感覚の問題は、本書では扱いきれないほど繊細で複雑である。ここで覚えておきたい点は、内受容感覚は、クライアントが「安全である」と感じることについて、非常に多岐にわたる影響を与えるということだ。クライアントが「安全である」ということをどう捉えているかは、クライアントの人生と健康に多大な影響を与える。本章では、クライアントが、内受容感覚によってどのような行動をとるか、また自分自身や他者との関係をどのように意味づけるかに注目する。ここで、内受容感覚に関する最新の定義について触れる。**「それが内受容感覚であると決定づける唯一の視点は、それが身体の状態の主観的な知覚に貢献しているか否かである」**（Ceunen, Vlaeyen, and Van Diest, 2016）。

外受容感覚

内受容感覚が、我々の内的環境に関する情報を提供し、自身の内的体験へ注意を向けるよう助ける一方で、**外受容感覚システム**は、外的環境に注意を向けることを促す。内受容感覚と外受容感覚には多くの類似点がある。類似点としては下記のようなものが挙げられる。

- **環境的、社会的文脈の中で発達する**
- **安全か、安全ではないかの知覚に役立つ**
- **日々の体験に影響を受ける**
- **体験の予言的評価に役立つ**
- **体験の意味づけに役立つ**

内受容感覚と同様、外受容感覚は様々な情報源からの情報を集積する。しかし外受容感覚は、身体や心理の内なる世界というより、外界への知覚や意味づけを支持する。伝統的に認められてきた外受容感覚システムには、視覚・聴覚・味覚・嗅覚・触覚からなる「**五感**」と言われるものがある。

発達が健全に進んでいる時、感覚システムは統合された知覚システムの機能を促す。それは環境を正確に知覚することを助け、他の身体的・社会的・感情的システムと協力して、発達に即した形で共に働く。外受容感覚システムは、健全な発達のために適度な刺激とフィードバックを必要とする。つまり我々は、知覚したものを意味づけするために養育者の助けを必要とするのだ。ここでも我々は、個々の知覚の意味を理解するために、周囲の集団の手助けを必要とする。

しかし、内受容感覚と同様、外的環境に関する情報も全てを五感から得ているわけではない。内的および外的環境の全体を評価する情報源には様々なものがある。たとえば、バランスをつかさどる前庭系、身体の部位がどのような関係にあるかを伝え、それがどのくらいの速度で動いているかを教えるシステムである固有受容感覚・温度感覚・波動知覚・痛覚などである。

このように外在的情報と、内在的情報を峻別することは困難である。外界の状態であると知覚されても、実は体内で起きている事象であることもある。たとえば、偏頭痛や失神に伴う知覚の変化である。こうした状態では、外的環境がかすんで見えたり、消え去ったと感じるが、変化したのは自分自身の視覚である。ほかにも、視覚システムと満腹感が同時に働くことも知られている。クロス・モダル実験[*1]でも、感覚が影響することが明らかにされている。実験参加者においしそうな食べ物を見せると、満腹感と関連した脳領域が活性化する。つまり外的な刺激である視覚的合図により、「このごちそうを食べるとどのくらい満腹感を感じるか」を予想する反応が起こる（Cornier, et al., 2007）。我々は、感覚システムは環境について常に正確な知覚を生み出していると考えがちである。しかし、実のところこれらのシステムは、内受容感覚と同様、トラウマを含む環境要因に強い影響を受ける。

「安全」を評価する時、我々は認知のプロセスのみを使うことはできない。むしろ、我々は身体からの全体的反応によって「安全」か否かを判断している。確かに認知的に外的環境を評価することは可能であるが、先に述べたように、**本当に安全かどうかを決定する際には主に内的な反応に頼っている。**

たとえば、庭園を歩いている時のことを考えてみよう。このような単純な行為を行っている時でさえ、動きを協調させ、バランスを維持し、もし楽しいと感じたら景色を楽しみ、花の匂いを嗅ぎ、その環境の中に楽しさを感じ、過去の楽しかった体験と関連づけるといった複雑な反応が起きている。このように我々は複雑な**フィードバックシステム**を用いているのだ。一方、もし外にいるのは安全ではないと感じる環境で育てられたとしたら、庭園での体験はまったく様相が異なるだろう。そのような場合は、楽しい感覚を味わったり肯定的な思い出と関連づけたりするよりは、捕食者や危険の合図に耳を澄ませ、潜在的な脅威はないか周囲を視覚的に細かく調べ、その環境を評価し続けるだろう。このように、知覚的解釈や内受容感覚システムが伝えてくる様々な情報によって、我々の解釈は様々に変化する。内受容感覚システムと外受容感覚システムの相互作用と同様、過去の体験も外界に関する知覚処理に影響を与える。

内受容感覚と同様に、外界に注意を向ける方法やそのプロセスは、ストレスを受けている時に生じてくる生理学的状態によっても影響を受ける。健全な知覚システムを持っていてもストレスに晒されている時は、周囲の環境についての情報が歪められる。生理学的状態がストレス下にある時は、**交感神経系**が大きな影響を及ぼす。交感神経系は、脅威への反応を引き起こすなど活性化を促す。交感神経系は、心拍を上昇させ、呼吸を早め、筋肉に動く準備をするよう信号を送る。また、聴覚や視覚を変化させたり、外界を知覚する集中力を全体的に高めたりするなど、気づかないうちに非常に微妙な調整をも行う。ポージェスによると、交感神経系の**覚醒システム**が生理学的に優位になると、聴覚が変化する可能性があるようだ。ストレスを受けた時の生理学的状態では、同じ音がまったく異なった音に聞こえる。「捕食者が出す音」ともいわれる低周波数帯の音をいち早く聞きつけるために，中耳の筋肉が変化するためだ。すると，周囲の騒音と人間の声を聞き分けることが難しくなる。ストレス下では，実際の聴覚の変化だけではなく，内容を知覚する能力も弱くなる。絶えず警戒している状態の時は，何を聞いているかの判断がつきにくくなる（Porges, 2004; 2011a; 2011b）。

したがって，クライアントを落ち着かせたいと思っても，クライアントには我々の声より，エアコンの室外機の音の方がよく聞こえるのだ。トラウマが発達のごく初期に起きた場合は，特にトラウマによるストレス下の生理学的状態が，知覚システム，反応システム，そして社会的につながる能力を大きく変化させる。この点についての詳細は後に論じる。我々が臨床的介入においてどのような方法を採用するかを判断する際に，この事実を踏まえておくことは重要である。

我々の感覚システムは，発達過程と同様に様々な要因からの影響を受けるということを，よく理解する必要がある。本章では，この点について理解がなされれば十分であると考える。理想的な条件が整っていれば，こうした感覚システムは，健全で統合された形で発達する。しかし，臨床家のもとに助けを求めてくるクライアントたちが，環境からの情報を正確に把握することができるような，健全で堅牢な知覚システムを構築してきたと考えることは難しい。クライアントの知覚システムが起こしうる，**「測定ミス」**の合図や手掛かりに注意深く気を配り，クライアントの知覚体験を，繊細かつ安全にアセスメントする方法を見つける必要がある。発達性トラウマによって生じたと思われる，健常者とは異なる反応に対して，臨床的介入方法を適応的に変化させていく必要がある。それについても後に詳しく論じる。

ニューロセプション

「**ニューロセプション**」は、ステファン・ポージェスによる造語である。彼はこのことばの定義を次のように説明している。「ニューロセプションは、状況や人が安全か、危険か、命を脅かすものかを、神経回路が区別するやり方である」(Porges, 2004, 19)。彼はニューロセプションを、安全と脅威の「合図」に反応する「**動的で相互的なプロセス**」であるとも言っている。この「合図」は、同時に我々の社会交流システムにも送られてくる。内受容感覚も外受容感覚もニューロセプションに情報を送る。円満に発達した健全な「安全システム」を持っていれば、内受容感覚システム、外受容感覚システムともに、情報を峻別し、安全か否かを決定するために、協調しながら働くだろう。そして、その人は人間関係の中で安心と安全の感覚を体験することができ、その結果、さらに安全の知覚能力が強められ、それによって集団への帰属と安心の感覚を体験するだろう。

ニューロセプションは、安全と脅威を知覚する**神経生理学的なプロセス**であり、ポージェスはこれを、行動を支える神経系の基盤であると述べている(Porges, 2007)。ポージェスは、行動と生理学的プロセスを区別して論じている。本物ではない脅威に対して、不正確な警報を発する知覚システムを持ったクライアントに働きかける時、この考え方が重要になる。クライアントの知覚システムが、安全が感じ取れない状態だとしたら、本当に脅威ではないことに対しても本物の脅威に反応する時の行動をとる。そしてこれが悪循環を作り出す。つまり、社会的なつながりを持った他の人たちに対し、脅威に対するように接すれば、今度はその人たちが自分たちの脅威の感知システムをもって対応してくる。クライアントは「安全ではない」という、本来であれば誤った認識を持っているが、皮肉なことにこれが正しかったと証明され、やはり自分の知覚は正しかったのだと正当化される。

たとえば、クライアントがある事象について脅威であると誤って知覚し、社会的なつながりを持つ他人に向かって、攻撃的に振る舞ったとする。すると相手は、これに攻撃的に反応する。クライアントが脅威を感じていることを双方が感じ取り、双方とも攻撃されていると感じる。もし、臨床家までがそれと同様に反応してしまうなら、クライアントの援助のための大切な機会が失われてしまう。クライアントが、より正確なニューロセプションを発達させることを援助し、環境や社会的関係についてより現実的な解釈ができるように導く、という臨床家の大切な仕事ができなくなってしまうのだ。

愛着と絆の形成過程で、我々は、社会的・行動的・生理学的に様々な学習をする。ポージェスは、我々の行動の大半は神経生理学的なプロセスに基づいていると述べている。もともとは心理的局面から行動を起こすとしても、行動を起こす生理学的神経基盤をより深く理解すべきだと、ポージェスは長い間主張してきた。

このニューロセプションの発達は、トラウマによって影響を受け、発達性トラウマによって劇的に変化する。「**安全の地図**」を持たないクライアントは、まず危険に焦点を合わせる。彼らの人生にとって、危険は避けられない事実だった。そこで彼らは、危険が何であり、どんな意味を持つかについて、よく発達したフィルターと身体的ナラティブを持つようになった。

いっぽうで、内受容感覚による自分の内面とのやり取りにおいても、外的環境の知覚においても、安全を認知する能力がいくらか欠けている。いったん目盛りが振れると、彼らの参照の枠組みは急激に変化する。危険を探そうと思ったら、どこにでも危険を見つけ出す。「安全であること」を示している情報を意図的に捨て去ったり、無視したりする。さらに、もともと安全を知覚する方法を知らないとしたら、安全を見出すのは難しい。この種のニューロセプションの誤りについては、次章でより詳しく論じる。

健全なニューロセプションを体験するには、まず、安全と脅威を区別する必要がある。ニューロセプションは、この二つを検知する。その区別を適切に行うためには、以下の三つの要素が必要である。

(1)安全感覚をしっかり手に入れること
(2)我々が反応を調整し、環境的な手掛かりを文脈の中で理解できるよう、養育者が助けること
(3)体験をどう分類すべきかについて、我々の周囲から持続的なフィードバックを受けること

この三つの要素が揃って初めて、神経生理学的に安全と脅威を区別するための、健全な神経的基盤の発達が起こる。

ケイトは休暇を取り、ハワイの海辺に近い大きなホテルに滞在していた。その晩は、ずっと強い風がホテルの窓をガタガタ鳴らしていた。ケイトはカリフォルニアの生まれだった。そのため彼女のニューロセプションは、「地震の時には建物が揺れ動く」という〈知識〉を持っていた。子どもの頃から、学校でも家庭でも、少しでも振動が起きたら素早く反応し、行動し、最も安全な場所を探して逃げるということを学んでいたので、突風が窓をガタガタ鳴らすたびに、ケイトは驚愕して目覚めた。そのたびに、「窓がガタガタ揺れているのは風が吹いているせいで、危険や命を脅かすものは何もない」と自分に言い聞かせた。それでも落ち着くまでには数分かかった。そんなことが四、五回あった後でさえ、彼女の生理学的状態は、子どもの頃から慣れ親しんでいる状態にとどまった。つまり、地震のために建物が揺れている時と同じように反応し続けたのだ。

ケイトのニューロセプションは、発達の段階において特徴的な**「文脈からの学習」**を経ていた。幼い頃からの刷り込みが深く染み込んでいたため、彼女が認知的に反応しようとしてもなかなかうまくいかなかった。彼女のニューロセプションは、彼女を驚かせ続けたが、なんとか落ち着くために論理的な思考を発動させることもできた。もし彼女が一度も地震を経験したことがなかったら、同じような「合図」が外界に存在していたとしても、暴風への反応は異なるものとなっていたであろう。この場合、潜在的脅威に関する過去の体験が、無意識下での反応を引き起こしたため、状況を読み間違え、不必要な反応が起きたと言える。

文脈からの学習に関わる脳構造のひとつに、**扁桃体**がある。脳の左右どちらの半球にも扁桃体がある。左右の扁桃体は若干違う機能を持つが、扁桃体は二つ合わせて一つの役割をしていると考えられている。扁桃体は多くの異なる役割を持つが、特にその中でも二つの重要な働きがある。情動によって学習しそれを記憶する役割と、恐れを調整する役割である。このように扁桃体は、脅威への行動的反応と生理学的反応の両方に関与する（LeDoux 2015; Levine, 2015）。

我々は、扁桃体の働きに助けられながら、感情を伴う体験について学び、その情報を蓄える。この種の学習と記憶は、何を学んだかに意識的に気づくものではなく、潜在的なものである。一方、顕在的な学習と記憶とは、文字通り、学習のプロセスと記憶を意識的に「覚えて」いるもので、これは**海馬**に蓄えられる。恐れや脅威を感じた時の扁桃体の役割についてはよく知られているが、さらに扁桃体は、報酬を伴う学習と動機づけと、注意と知覚の調整にも関与している。外部刺激の感情的な重要性を扁桃体が評価した結果、このような反応が起きるのではないかと考えられている（LeDoux, 2015）。

面白いことに、ある体験をした時、それに強い感情が伴っていた場合には、扁桃体が反応して海馬に合図を送り、その体験により大きな「価値」を持たせ、記憶をより強固に焼き付ける（LeDoux 2015）。強い感情を伴った体験は、その後類似した体験をした時にどのように反応すべきかを知らせる記憶として蓄積されていく。「**オペラント条件づけ**」と呼ばれるものを通して、我々は地震の恐怖のような不快な出来事の結果を予知することを学ぶのである。どのような刺激が、恐怖や不快感につながるかを予知することを学習するのだ。こうして、扁桃体による文脈に沿った学習が行われ、自分たちの周囲からの合図をはじめ、様々な情報を加味して、ある出来事が持つ妥当性やその価値を評価する。こうして我々は、馴染みのある環境に存在する情報をもとに、「安全か安全ではないか」「食べ物か食べ物ではないか」「敵か味方か」などを素早く識別し評価する。

もし環境からの情報が馴染みのないものであったり、その意味を誤解してしまったりすると、適切な反応をとるために異なる評価システムを採用する必要が生じる。この古典的な例が、「蛇か小枝か」というたとえ話である。たとえば、目の前のものが危険な蛇か、それとも無害な小枝なのか、一瞬判らないものに出くわしたとする。目の前にあるものが脅威かどうかを判断するには、もっと多くの感覚システムからの情報が必要である。それは動くか？ 頭を持っているか？ 今いる場所は蛇が出没しそうなところか？

このように我々は、ニューロセプションを使うとともに、過去の体験を参照し情報を付け加えつつも、とりあえずどのように反応すればよいかを瞬時に決定する。過去に危険な蛇に出会ったことがあったら、一瞬にして生理学的に変化が起き覚醒度が高まり、意識的に逃げようなどと思う前に、さっと飛び退るだろう。生き延びるための本能として、万が一蛇だった時にとるべき反応をしないではいられないのだ。ニューロセプションが、脅威である可能性があると合図しているのだから、おのずとその通りに反応せざるを得ない。

もし生理学的仕組みが健全に発達していて、なおかつ、状況を改めて評価した結果、それは蛇ではなく小枝だと確信したら、生き延びるための反応をとることはなく、環境を中立的に評価する状態へと自然に戻るだろう。あなたが市街地で育ち、生きた蛇を見たことがないなら、ショッピングモールを歩いている時に、そのような脅威への反応は起こさないだろう。むしろショッピングモールに小枝が落ちていることに、興味を持つかもしれない。この場合、ニューロセプションは「これが脅威である可能性は低い」と判断する。したがって、その刺激に反応し、生き延びるための努力をすることはないだろう。このように、合図の解釈とその反応としての行動は、似たような物に出会った記憶があるか否かに強く影響される。

健全なニューロセプションは、**健全な社会的関わり**という文脈の中で発達する。我々の社会的グループは、安全か否かについて、膨大な量の情報を提供する。我々の家族、友人、同僚などからなる社会的グループの構成員たちは、様々な状況で様々な反応を見せ、受け取った情報を識別するお手本を見せてくれる。我々はそれを見て学習する。こうした社会的な支えや教えがなかったら、あるいは、我々の社会的システムが逆に危険の源だったり、我々を脅威から守ってくれなかったら、我々のニューロセプションは健全に発達することができない。後に詳しく述べるが、多くのクライアントのニューロセプションは、常に脅威を知覚している。つまり、彼らはいつも蛇が近くにいる状態にあるのだ。臨床家としての我々の役割のひとつは、クライアントが、より円満にニューロセプションを発達させ、安心感をも感じられるように支援することだ。

ナラティブの形成

「安全である」「安全ではない」「つながりがある」「自分とはだれか」「この体験の意味は何か」といったソマティックなナラティブは、初期の成育歴の影響を受ける。子どもの脳は十分に発達しておらず、大人ならできるようなナラティブの様式を記憶したり理解することはできない。子どもは身体志向の幼い生き物で、出来事に対し認知を介さずに反応する。後に、早期体験をもっと成熟したナラティブで上書きするかもしれないし、早期体験に合致する物語を形成したり再構築して自分たちの体験を説明しようとするかもしれない。しかし、基本的に早期体験は、目に見えない形のナラティブを形成している。数年間の早期発達の間に、我々は「**身体的ナラティブ**」を形成する。我々は、自身の内外の環境からもたらされる単純な情報に反応する。「お腹が空いているか？」「寒いか？」「私を慰めてくれる人がいるか？」といった具合だ。そして成長し成熟するにしたがって、我々は感覚と知覚から意味を引き出せるようになり、もっと予測的な評価ができるようになる。「お腹が空いた」「ママが来る」「ママは瓶を抱えて笑っている」「何か食べさせてもらえる」「心配はいらない」というようなものだ。

我々は、愛着と人の絆を通して「意味づけ」や「ナラティブの形成」を始める。そしてこれが内受容感覚、外受容感覚、ニューロセプションなどの各システムの発達の始まりとなる。それらは生涯を通じて様々な情報を我々にもたらすことになる。我々は、養育者という他者との関係の中で、自らの体験を理解するための身体的な語彙を発達させる。これがナラティブの最初の基盤を作り出す。発達が健全に進んでいけば、かなり現実に即したナラティブが形成できる。「安全か安全でないか」「楽しいか楽しくないか」「怖いか興奮しているか」などに関して、ニューロセプションを通した様々な情報に基づいてナラティブを形成していく。

このプロセスを通して、我々は「安全」「楽しみ」「脅威」「分かち合う高揚感」などの感覚を参照する枠組みを発達させる。そしてそれぞれの感情の本質とニュアンスを理解し、自分自身や自分の社会的グループの合図を習い覚え、さらに複雑な体験を理解する方法を教えてくれる環境的な合図を読み解くことができるようになる。安全とは、「暖かくてお腹が満ち足りている」「心地よく触れられている」「怖くない優しい遊びをしている」「静かでほのかに明るい場所にいる」ということとほぼ同義だということが分かるようになる。

同じような体験であっても、その体験をどう理解したかによって、我々はまったく異なるナラティブを形成する。環境が整っていれば、早期体験は、洗練された広範囲に及ぶ身体的な言語を発達させる土台となる。その上に、ナラティブの基本が構築される。成長するにつれて、身体的ナラティブはより複雑で成熟した体験を解釈しうる、**認知的ナラティブ**へと発展していく。

それとは対照的に、不健全な体験は、円満な身体的言語の発達の障害となる。こうした不健全な体験は、事態を理解するのに必要な語彙や解釈を歪め、ほとんどの状況を、疑わしく、かつ潜在的な脅威と見なすように条件づける。これによって、人との絆を創造して人生を成就する機会が大幅に制限される。さらに、この悪循環は断ち切るのが非常に難しい。このような場合、社会的、感情的、行動的な側面を修復する必要があるのは言うまでもないが、深層に横たわる身体的・生理学的側面を修復することが最も重要である。こうした理解は、臨床的介入において欠かすことができない。クライアントが発達性トラウマから回復することを援助するにあたり、ナラティブは決定的な役割を持つ。この点については第8章において詳述する。

＊1 クロス・モダル：異なる知覚刺激がある時、双方が影響しあうこと。

第3章　健全な発達が阻まれる時

本章では、それぞれの発達過程で、健全な発達の基礎を築くことができなかった時、どのような問題が生じるかを説明する。程度の差はあっても、ほとんどの人はそれなりに幸福な子ども時代を過ごし、成人後に健全に生きていくのに必要な基礎を身に着ける。大半の人たちは、子ども時代に養育者から、そこそこ必要十分な世話を受け、安全であると感じ、安定した愛着を形成し、発達を妨げるようなトラウマを体験することはない。

そうはいっても、この人たちがおしなべて自然にレジリエンスを身に着けることができるというわけではない。この点については本章以降で詳しく論じていく。いずれにせよほとんどの場合、脳は健全な発達を遂げ、ストレスともうまく付き合い、他人ともうまくやれて、愛着の基礎的な要素は身に着いている。したがってレジリエンスの基礎はできていると言ってよい（Shonkoff et al., 2015）。

いくつかの研究で、七〜一二％の人が発達性トラウマを体験し、六〇％以上の人が子ども時代になんらかの虐待を体験していると報告されている（Fellitti, et al., 1998）。この数字から見ると、虐待を受けたと言えるような明らかな兆候はないにしても、グレーゾーンと言える体験を持つ人が非常に多いことが分かる。発達性トラウマを体験したと言えるほどではなくても、**レジリエンスが損なわれ、成人した後も様々な悪影響に悩まされている可能性**がある。

彼らの多くは心理的、感情的、身体的な困難を抱え、助けを必要としているにもかかわらず、その症状が非常に複雑であるため、十分なサービスを受けていない。発達性トラウマは、子どもが最も急速に発達する時期に起こる。そのため、その影響は広範囲にわたり、時に独特な症状となって現れる。特に深刻な発達性トラウマを持つ人は、嗜癖、強迫性障害、不安といった一つの分野にすっきりと収まらない症状を持つ。また、その原因があまりに深いところにあるので、本人もそれが当たり前になり、問題があることにさえ気づいていない場合もある。このように発達性トラウマを抱える人は、これが「自分の本性」であり、「自分の生き方」なのだと考えていたりする。

トラウマとは、交通事故、犯罪あるいは暴行事件のように、一度だけ尋常ではない苦痛を伴う事態に遭遇することであると考えられている。しかし、離婚、家族の死、あるいは外科的処置といった、日常でも起こりうる体験も、トラウマ的なストレス反応を生み出す。医学用語の「**ショック・トラウ**

マ」とは、「ある物理的な出来事によってトラウマ的な外傷が引き起こされること」と定義されている。心理学的にトラウマを論じるとき、一つのある出来事によって生じたショック・トラウマと、虐待のように継続的に起こり、慢性化した状況によって生じるトラウマとは区別して考えられている。「**心理的トラウマ**」が、より上位の概念で、その下位概念として「ショック・トラウマ」があると言ってよい。近年では、さらにその解釈は拡大され、そこに**発達性トラウマ**も含まれるようになった（D. Andrea et al., 2012）。

発達性トラウマは生後三年間に起こると定義されており、それがショック・トラウマを含む心理的トラウマと、発達性トラウマを区別する基準になっている。しかし研究者や臨床家によっては、生後三年ではなく、人生の最初の四、五年であるとする者もいる（Perry, 2006）。およそトラウマ的であるとされる体験は、健全な発達を阻害する。たとえば、家庭内で深刻な虐待を体験した子どもは、健全な家庭環境に恵まれた子どもと比べて、脳が小さく、運動能力の発達が遅く、ＩＱが低いと報告されている（Perry, 2004a）。五歳で重大なトラウマを体験した子どもは、発達に遅れをきたし、もっと幼い子どものように振る舞うだろう。では、発達性トラウマを引き起こすのはどういう状況なのか。簡単に説明すると、「幼い頃悪いことが起こり、本来ならそこにいて助け舟を出し世話をしてくれるはずの人がおらず、その状況を切り抜けるために手を貸してくれる人もいなかった」ということである。

第６章で詳説するが、**ＡＣＥ研究（逆境的小児期体験研究）**は、発達性トラウマの深刻な影響を明らかにしている。この研究によると、ある特定の状況や体験に暴露された子どもは、成長するにつれて様々な疾病を発症するリスクが高まるという。特に、子どもの頃にネグレクトや虐待を経験すると、成人後に糖尿病、心疾患、喘息などの疾病に罹患しやすくなるのだ。発達性トラウマの理解に画期的な視点を提供したACE研究の、今後のさらなる研究の成果が待たれるところである。

本章では、発達性トラウマの問題の一つとしての「エピジェネティクス」について述べる。これは、前の世代のトラウマ体験が、次の世代の子どもたちの健康や幸福に影響を与えるという考え方である。ただし、問題を引き起こしているトラウマが、クライアント自身のナラティブやトラウマの履歴の中に現れない可能性がある。クライアントが気づいていない、世代を超えたトラウマの影響があるかもしれないし、クライアント自身は、当たり前だと見なしているものが、実はトラウマの影響によるものである可能性もある。

健全な発達が進むにつれて、身体的・心理的・感情的・精神的「自己」がゆっくりと時間をかけて形成されていく。ということは、不健全な発達も自我の形成に実に様々な影響を与えるわけである。そうなると、何か困難に直面した時にレジリエンスを十分発揮できなかったり、過剰に反応することも出てくるだろう。本章と次の数章では、発達性トラウマの影響だけではなく、この種のトラウマの複雑な力学と様相についても論じる。

エピジェネティクス

発達性トラウマの存在を示す明らかな兆候と症状を全て抱えているにもかかわらず、子ども時代の問題にまったく心当たりがないという者がいる。彼らは、母親が妊娠している間や誕生後に、特に何も特別なことは起こらなかったと言う。ではなぜ、彼らに発達性トラウマの症状が現れているのだろうか？

もしかすると、「**エピジェネティクス**（epigenetics）」がそれを説明してくれるかもしれない。「epi」は「～より上」という意味で、「gene」は「遺伝子」であることから、「エピジェネティクス」は遺伝子より上位の段階で変化が起こることを意味する。遺伝子の配列を変えるのではなく、どの遺伝子が発現するかを決める、すなわち、**どの遺伝子をオンにし、どの遺伝子をオフにするかを決定するコントロールパネル**のようなものである。そして、「エピジェネティクス」とは——ＤＮＡのメチル化などのように——遺伝子のスイッチのオンとオフに影響を与える外的環境的要素を分析し、細胞の遺伝子配列の読み取りにそれがどのように影響するかを研究する学問の一領域である。外界の刺激にさらされることによって遺伝子の発現がどのような影響を受けるのか、また、どのような過程を経て変化するのか、などが研究されている。細胞は生きている限り分裂を繰り返すが、そこでそのエピジェネティックな変化は数限りなく再生産されていく。さらにその人の死後は、それが子孫へと受け継がれる。つまり、「エピジェネティクス」という言葉は、遺伝子発現の研究という意味だけでなく、こうした変化そのものを表す言葉としても用いられる。

これらの変化を可能にする、環境的・細胞学的・生物学的仕組みを研究する新しい学問の分野が発展してきている。これらの仕組みは、まだ完全に解明されてはいないが、発達性トラウマがエピジェネティックな変化を引き起こす要因の一つであるということは明らかにされている。さらに、こうしたエピジェネティックな変化は将来の世代の遺伝子の生成や発達に影響を与えることが報告されている（Elsevier, 2016; Kellermann, 2013; Yehuda and Bierer, 2007; Yehuda, et al., 2016）。

たとえば、ホロコーストのサヴァイヴァーの子どもたちは、自分自身がトラウマ的な出来事を体験するか否かにかかわらず、ＰＴＳＤや気分障害、不安症に罹患しやすいことが知られている（Yehuda, 1998）。このようにトラウマの履歴を持っていないクライアントがトラウマの症状を呈していることについて、エピジェネティクスは隠れた発達性トラウマがあることを説明してくれる。これが、いわゆる**トラウマの世代間伝搬**である。

ＡＣＥ研究は、小児期にネグレクトや虐待に遭うと、容易に健康を害しやすく、早死にする危険性が高まることを明らかにしているが、虐待やホロコースト、難民、その他のトラウマ的体験のサヴァイヴァーは、ＰＴＳＤや不安も抱えやすい。さらに、両親のトラウマを「受け継ぎ」、自分自身もトラウマを体験した子どもは、世代間伝搬したトラウマと自らのトラウマと、**複数のトラウマ**を持つことになる。彼らは二つの源からくるトラウマを体験し、それらが複雑に混ざり合った結果、相矛盾する症状を呈する症候群を発症することもある。彼らは、本人が予想もしていなかったほど複数のトラウマを抱えている可能性があるのだ。

ＰＴＳＤを抱えていたり、退役軍人あるいは戦火の中を生き延びた者、難民あるいは拷問の犠牲者、幼児期に性的虐待を体験した者の子どもたちは、エピジェネティックな影響のために、より大きな脆弱性を抱えていることが近年の研究で明らかにされている（Zerach, 2016）。このエピジェネティックな変化は、次世代だけで終わらず、孫やひ孫の世代にも伝搬する。

視床下部―脳下垂体―副腎をつなぐ**ＨＰＡ軸**は、ストレス軸ともいわれ、ストレスを受けたときにストレス関連のホルモンが分泌される。母親が妊娠中ストレスにさらされると、この部位が影響を受けることが知られている。動物実験では、妊娠中の母親がストレスを受けると、胎児がストレスに過敏になったりあるいは反応が乱れたりするなど、胎児のストレス反応に直接影響することがすでに知られている。脳の**視床下部**の領域と、二つの内分泌腺である**脳下垂体**と**副腎**の相互作用は、神経内分泌系の多くの部分を司っている。この部位は、ストレス反応を管理するだけではなく、消化・免疫反応・性欲・気分や感情・エネルギーの貯蔵と使用、といった多くの身体的プロセスの調整を行っている。二〇一三年、ハリー・ペッカムは、ネズミの妊娠初期にストレスを加えると、エピジェネティックな作用により、ＨＰＡ軸は不可逆的に変化すると報告した。妊娠初期に軽度のストレスに暴露された母ネズミから生まれた雄のネズミは、成長後にＨＰＡ軸を活性化するＣＲＨ（副腎皮質刺激ホルモン放出ホルモン）の数値が高くなり、ＨＰＡ軸を調整する脳領域の受容器が少なくなることが報告されている。これらのネズミは、鬱的な行動を見せ、何らかのストレスに晒されると、妊娠初期にストレスを受けなかった母親から生まれたネズミより、ストレス物質の数値が高くなった。さらに、出産直後のストレスも、ＨＰＡ軸の反応性を不可逆的に変化させる。人間の研究でも、トラウマやネグレクトの体験と、遺伝子発現の変化の間に相関があることが発見され（Peckham, 2013）、母親のストレスは胎児の出生時体重の低さや早産とも関係があるとされている（Dunkan, Mansour, and Rees, 2015: Wadhwa et al., 2011）。

人間の子どもは、長い年月養育者に頼って生活し、その中で脳も発達を遂げる。脳が最も急速に発達するのは、生後三年間である。この期間、脳は多くの**シナプス**を作る（Huttenlocher, 1979, Huttenlocher, et al., 1982）。子どもは、環境を認識し、外界からの刺激に適応的に反応しようとする。この体験の「獲得」と学びが最初の三年間で急速に行われ、その後、脳は不必要なシナプスを刈り込み、必要な神経経路を統合し、脳の構造と機能を整えていく（Huttenlocher, et al., 1982: Huttenlocher and de Courten, 1987: Huttenlocher and Dabholkar, 1997）。このように、脳神経系が自らの形を変えていくことができる能力は「**可塑性**」と呼ばれる。

脳神経系に可塑性があるため、遺伝子レベルで変化を起こすよりもずっと早く、子どもは環境に適応することができる。これは、健全な発達が可能である場合には朗報である。なぜなら、これによって環境からの刺激や要求に直ちに反応しながら成長することができるからだ。しかし、可塑性があるがゆえにストレスの影響も受けやすくなる。ある種のストレスを受け続けると、そのストレスに対応した形で脳神経系が変化してしまい、そのため後に心臓疾患などを引き起こしてしまう可能性もある。さらに、ストレスを受けたことで、何らかの疾病に結び付くような遺伝子が発現するように変化していってしまう可能性もあるのだ。この点については第6章でさらに詳しく論じる。一方、可塑性には良い面もある。神経経路を新しい方向に変化させることによって、トラウマの悪影響から脱出することも可能なのだ。たとえば、不安傾向を持つ母ネズミから生まれた子ネズミは、母ネズミと同じ傾向を持つが、有能な母ネズミに育てられると不安傾向を示さなくなることが明らかにされている（Waver, et al. 2004）。

ペッカムの二〇一三年の研究でも、養育者と子どもの間に、お互いに愛情が深まるような互恵的な関係があり、発達に即した適切なおもちゃなどが与えられ、子ども同士も遊べる環境があるなど、心理的にも身体的にも安全な刺激のある環境では、健全な遺伝子の発現が起こることが明らかにされている。また、成人後であっても、トラウマ的なストレスの影響が処理されると、健康状態が劇的に変わり得ることを示す多くの臨床例を、著者自身も体験している。レジリエンスの研究でも、これらの臨床例の正当性が支持されている（Ong, Bergeman, and Boker, 2009）。

以上の通り、エピジェネティクスについて知ると、クライアントの履歴の全てを把握することが大切であると分かる。明らかにトラウマ症状を抱えているのに、トラウマの履歴がないクライアントについても、その謎を解明してくれるかもしれない。我々臨床家は、一般的な見立てのための質問や質問紙を超えて、クライアントと**謎解き**に挑戦していくことが大切である。クライアントの過去や現在の出来事を吟味するだけではなく、**先祖代々のトラウマ**の歴史をひも解くことは、クライアントにも臨床家にも有益な結果をもたらすだろう。両親や祖父母は、後に当該のクライアントの症状を引き起こすような出来事を、体験していたのであろうか？　このように、世代をさかのぼってトラウマを吟味することで、初めて根本的な治療が可能となることもあるだろう。

周産期トラウマ

以上のように、前の世代の体験が「エピジェネティクス」によって後の世代に影響を与えることが明らかにされている。それとともに、先に述べた妊娠中の母親のストレスに関する研究でも明らかにされているように、母親の体験と胎児の体験も、同じように強い影響がある。

周産期トラウマの影響について考えるとき、胎児が発達する際の決定的な時期について理解することが重要である。受胎後すぐの数週間で、「**サヴァイヴァル脳**」、あるいは「**爬虫類脳**」と言われる部位が形成される。この「サヴァイヴァル脳」は、胎児が生まれ出るとすぐに、呼吸、心拍、そしてその他生き延びるための身体の機能を発動させる。

受胎後ほぼ一四日で、胎児の脳の発達が神経管の成長と共に始まる。胚子は、神経板と言われる特別な細胞の層を形成する。この板は、トルティーヤ[*1]にたとえられるように柔軟性を持っており、次第に折り畳まれていく。この折り畳みの過程を経て、パイプのような管状の構造が作られる。神経板はさらに発達を遂げ、受胎後二八日くらいで、折り畳まれた管の端が、完全に融合する。さらに変化は続き、これらの管に似た構造が、やがて脳と脊髄を形成する。

受胎後七週目あたりで、最初の**ニューロン**やシナプスが、脊髄の中で発達し始める。そして、ニューロンやシナプスが発達を遂げることで、成長しつつある胎児は胎動を開始する。しかしこの時期の胎動は非常に微細で、母親はほとんどそれを感じることはない。ところがこの時期には、著しい変化と重要な成長が起こっている。この時の胎児の小さな運動によって、感覚入力器官が活性化され、それが脳のさらなる発達を促す。初期の胎動は統制が取れていないが、その後数週間で徐々に統制され、次第に意図的な動きが見られるようになっていく。

受胎四か月目になると、脳回と脳溝が脳の表面に現れてくる。脳を丘にたとえると、これらは尾根と谷のようなものである。そこで、神経細胞と神経の周りに脂肪層が形成され、電気的な絶縁が起こる。これは**有髄化**と言われ、情報伝達のスピードを上げる。この有髄化は思春期の終わりまで続く。胎児の呼吸と、外部刺激への反応を司る反射が見られるようになってくる。この時期は学習にとっても重要である。知識を受け取り吸収する能力を増し、学習過程を促進するために、三歳まで余剰なシナプスが産生される。

この時期の脳と神経系は、形成途中であり、非常に脆弱である。そのため妊娠中に母親が混乱するような体験があると、胎児の発達の軌道はあっという間に変化する。ヒューストン小児トラウマアカデミーのブルース・ペリー博士が指摘するように、脳幹が著しく発達する胎児期と生後三年間に脳が損傷を受けると、脳全体や内臓周辺のニューロン、身体の多くの発達が妨げられる（Perry, 2009）。ペリーが「**発達の窓**」と呼んでいるものは、胎児の発達初期から始まって、認知的作業を行う脳が稼働する生後三年までを指す。ペリーは、この期間、脳神経系の健全な発達を脅かす三つの要因を提示している。それは、**子宮内トラウマ（胎児期トラウマ）**、出生後の**愛着トラウマ**、その他の**出生後トラウマ**である（Perry, 2009）。

胎児期トラウマの最も一般的なものは、妊娠中の**母親のストレスと不安**である。こうしたことと、流産・早産・死産・低体重児の出産とは関連性があると言われている。胎児期トラウマを体験した子どもは、少しでも感情が波立つと、なだめたり落ち着かせるのがとても難しく、神経質で、怒りっぽく、すぐに強い反応を示す傾向を持つ。男子の場合は、過活動として表れ、女子の場合は問題行動として表れがちであると言われる。そして、男女とも感情のコントロールの問題がより広範に表れる（Perry, et al., 1995）。

さらに、胎児期の深刻なトラウマと、統合失調症や重度の鬱といった重篤な精神疾患を発症することの間には、直接的な関係があるとも言われている。また、妊娠中適度なストレスを受けると、むしろ胎児の運動能力や免疫系が向上し、強度のストレスを受けると逆に否定的な影響を及ぼすと報告している研究もある（DiPietro, 2004）。では、どこまでが適度のストレスで、どこからは望ましくないストレスなのかと突き詰めていくと、はっきりした答えはない。したがって、個々人の妊娠中のストレスについて、科学的な尺度で計測することは不可能である。

しかし、強いストレスを受け続けると、コルチゾール、アドレナリン、ノルアドレナリンといった、脅威に反応するためのストレス物質が分泌される。妊娠中母親が、これらの**ストレスホルモン**を分泌すれば、胎児にもそれが伝わる。こうしたストレスホルモンは、危機が迫った時には我々を助けるとはいえ、妊娠中に継続的にこうしたストレスホルモンが分泌されると、胎児の発達に悪影響を及ぼす可能性がある。

母親のストレスが胎児の発達や誕生後の成長に影響を及ぼすことについては、多くの研究によって明らかにされている。一番の影響は脳の発達に関するものであるが、それにとどまらず非常に広範にわたる影響があることが判っている。なかでも、母親のストレスと子どものアレルギーおよび喘息の発症には高い相関が見られる。母親がストレスを受けると、胎児の血流が減少し、酸素や、胎児の健全な発達を促進する栄養素の流れが減少する。また、胎盤内のＣＲＨの分泌が増し、今度は胎児のストレス反応を活性化する。胎児期に逆境的体験を持つと、ストレスに弱い神経生理学的システムが形成され、ＨＰＡ軸（視床下部─脳下垂体─副腎をつなぐ軸）や、交感神経系─副腎─髄質系といった内分泌系や**自律神経系**が悪影響を受ける。したがって、出産前にストレスにさらされることで生物行動学的に影響を受けた母親から生まれた子どもは、何か問題が起きた時に過剰に反応してしまうような生物学的な脆弱性を抱える可能性がある（Wright and Bosquet Enlow, 2008, 535）。

ポージェスによると、強いストレスは、論理的に考える力を減少させるという（Porges, 1995）。妊婦がストレスにさらされると、妊娠しているにもかかわらず、食事にも気を配らず、喫煙のようにリスクが高い行動をとって、胎児に悪い影響を与える可能性がある。ストレスは睡眠のパターンも乱す。さらに、妊娠中はホルモンや身体的な変化を体験する。これ自体がストレスである上に、産前産後の計画を立て、管理しなければならないストレスもある。こうしたことから母親がストレスを感じ、それが胎児に伝わって胎児もストレスを感じる。くわえて、ストレスの悪影響によって判断を誤れば、適切な公的サポートなども受け損なってしまう。こうして、不幸な悪循環が作り出される。

このような胎児の発達に関する近年の発見により、周産期の問題の複雑さが理解されるようになった。アラン・ショアは、「多くの科学者が抱える最も大きな誤りは、出産前は全て遺伝に支配され、出産後は全て学習の成果であると考えることである」と語っている（Schore, 2013）。ショアはさらに、「生後一〇か月の子どもの脳は、出生時よりさらに大量の遺伝的物質を含んでいる」とも述べている。

ペリーとショアは、出生の時点で十分に発達しているのは「**自動調整**（Auto regulation）」を司る脳幹のみであるという点で見解を共にしている。脳は、続く二、三年の間、有髄のニューロンがお互いに精巧なつながりを形成し、急速に成長し、発達を遂げる。理想的な脳の発達のために何が必要かについては、決まったものはないが、環境的な要素は重要である。最初の影響は、当然のことながら最初の養育者から及ぼされる。

子どもの神経生理学的な発達は、生後二年の間に起こる感情的、心理的な影響を持つ出来事によって大きな影響を受ける。特に生後九か月までは、こうした体験が脳の成長に最も強い影響及ぼす。

ショアはこう語っている。「**子どもの成長にはある種の体験が必要である。その体験が、養育者と子どもの関係性の土台を形成する**」（Schore, 2013）。これらの体験は子どもの「感情および社会的機能」に関与する脳の一部分に直接的に影響を与える。「人間の脳が発達するには、他の人間と触れ合うことが必要である。脳細胞は『使うか失うか』である。同時に発火した細胞同士は接続する。そうでなければ、その細胞は死滅する」とショアは語っている。成長にとって重要な時期に必要な刺激がないと、いくつかの発達的機能は育たないのだ。適切な相互作用や同調なくして、脳は潜在力を十分に発揮できないと、ショアもペリーも同様に主張している。

不健全な愛着

この初期発達の段階では、神経経路が形成されるが、同時にそこには愛着の影響が反映されていく。そして、愛着の状況によって、どのような特徴を持った神経経路が発達していくかが決定づけられていく。この期間に長期間養育者と引き離されたり、虐待があったりして愛着形成がうまくいかないと、子どもは生き残りをかけた反応を発動させる。子どもは決して癒されることのない恐れを抱き、満たされることのない、生き残りのための反応を繰り返すことになる。養育者と一緒にいる時でさえ、不安そうにまとわりつき、ぐずるといった**不健全な愛着スタイル**が形成される。第１章で説明した代表的な愛着の特徴は、実は子どもの側の生き残り戦略のことでもある。

先に述べたように、養育者は子どもに「安全である」という感覚を提供する必要がある。楽しい興奮と、本物の脅威とを区別できるようにフィードバックを与える必要もある。健全な愛着が形成されないと、楽しい興奮と脅威による興奮とを区別することが難しくなり、安全であると感じることができない。その結果、他人を信じることができず、安心は決して手に入らないという感覚を持つようになり、神経系は危険への反応に基礎を置いたシステムとなる。たとえば、「ストレンジ・シチュエーション法」では、子どもは母親がいないという苦しみに対処するために、母親が部屋に戻ってきた時に、無視したり、接触することを嫌がる、といった反応を見せた。このような反応は成人後も続き、対人関係に影響を与えるのである。したがって、養育者の関係性づくりの能力が子どもの愛着行動を決定づけると言ってもよい（図1）。

　愛着スタイルが人間関係に与える影響については、多くの研究報告がなされている。深遠な愛着の力学につい

養育者の行動		子どもが発達させる愛着スタイル
子どもと向き合っており、「喃語」で話しかける	→	安定型愛着
子どもと向き合わず、拒絶的な言葉を言う	→	不安型愛着（回避型）
怒ったり、子どもが混乱するような態度を取る	→	不安型愛着（両価型）
脅威を与える	→	無秩序型愛着

図1：子どもとの関係性を形成する養育者の能力が子どもの発達と愛着形成に与える影響

て詳細に語ることは本書の域を超えているが、ここで一つだけ、「無秩序型愛着スタイル」について説明する。

子どもは、生まれた時は養育者に完全に依存している。養育者が子どもの欲求に気づいてくれないと、子どもの生存は脅かされる。子どもは、食べ物、飲み物、慰めや休息が必要な時は、泣いて養育者がその欲求を満たしてくれるのを待つ。養育者が子どもの欲求を満たすことができなかったり、役に立たない時は、養育者の不在を考慮に入れ、適応するために、生き延びるための新しいシステムを組み立てる。つまり、養育者が安定的に子どもに反応する能力を持たない場合、子どもは自分で何とかしなくてはならないと思うのだ。このような状況では、絶えず戦慄を感じ、逃げ出したいと感じる。もはや安全を感じることができず、どんな状況であっても脅威であると感じるようになるだろう。ごく最近のレジリエンス研究によると、養育者が子どもにすぐ応答しないと、脳の発達が妨げられレジリエンスの発達にも支障が生じることが明らかにされている（Schonkof, et al., 2012）。

ボウルビィとエインズワースによる初期の研究では、三つの分類に収まらない子どもたちがいたことが明記されている。しかし、四番目の愛着スタイルである無秩序型については、まだこの時点では明らかにされていなかった。メアリー・メインとジュディス・ソロモンの研究でも、適応スキルに乏しく、行動の調整が難しい子どもたちがいたことが明記されている。この子どもたちは、四番目のグループである「無秩序型」に分類されることになった（Main and Solomon, 1986）。メインは、親子の間に無秩序型愛着スタイルが生まれる最も大きな原因は、親が未解決のトラウマや喪失体験を抱えていることであると結論づけた。メインは特に、親の発達性トラウマに着目した。「**成人愛着面接法（AAI）**：Adult Attachment Interview」では、自身の苦しみに満ちた過去を解消できず、自身の歴史を説明する新しいナラティブを作り出せなかった親たちは、子どもと長期にわたる全人的なつながりを持つことができず、子どもに関心を示さないことが明らかにされている（Main and Hesse, 1990, 163）。

こうした親たちは、誕生後まもなく両親から引き離されて医療的処置を受けたり、ネグレクトや虐待など、早期に起きた未解決のトラウマ体験をしているかもしれない。そういう体験をしたことによって、脅威を感じた時の反応を調整する能力を養うことができず、衝動をコントロールすることができなくなったのだろう。このように、子どもが脅かされたと感じたり、養育者が恐怖を感じていることが子どもにもはっきりわかるような状況があることが、無秩序な愛着を作る最初のリスク要因であると考えられている。未解決のトラウマを抱えた親たちのレジリエンスの欠如は、愛着の相互作用を通して子どもに伝搬していくのである。

無秩序型愛着スタイルに該当する人は、四つの愛着スタイルの中でも最も少ないと言われている。しかし、被虐待児では、その八割が無秩序型愛着スタイルを持つと言われている。無秩序型愛着スタイルはエピジェネティクスによって世代を超えて伝搬する。親が自分の感情を適切に調整することができないと、子どもには、親が怒っているように見えてしまう。あるいは、本当に子どもに対して腹を立てているのかもしれない。子どもは、怒り狂う親と一緒に居ることを可能にするような適応スキルは持ち合わせていない。その代わりに絶えず警戒し、新たな爆発や攻撃に備え、恐ろしい瞬間がいつ起こるかとひやひやしている。警戒態勢を緩めることはめったにない。

無秩序型愛着スタイルを早期に解決してもらえなかった子どもは、やがて無秩序型愛着スタイルを持った大人になる。こういう大人が子どもを持つと、混乱した予測不能なやり方で子どもと接することになる。そうして、さらに無秩序型愛着スタイルを再生産していく。「**感情的伝達錯誤**」と言われるものがある。子どもに優しい言葉をかけ、子どもがなついてくると突き放す、といった養育者の矛盾した行動である。これが無秩序型愛着スタイルと強く関係している（Lyons-Ruth and Spielman, 2004）。

自らも無秩序型愛着スタイルを抱えた親は、子どもの発達には不可欠である安全な場所を提供することができず、子どもに自己調整の能力を身に着けさせるための協働調整や援助を提供できない。すると子どもは自分を落ち着かせることができず、大人になっても往々にして人間関係がうまくいかないために苦労するようになる。

しかし、メアリー・メインは、無秩序型を含むどんな愛着スタイルであったとしても、それは「終身刑」ではないと語っている。メインと彼女に続く研究によって、無秩序型愛着スタイルであったとしても、自らの成育歴に縛られることなく、「**後天的に獲得した安定型愛着スタイル**」を身に着けられることが明らかにされている。そのためには自身の過去を理解し、現在の人生を新たな視点から概説する**新しいナラティブを創造する力**が必要である。また、「後天的に獲得した安定型愛着スタイル」

を獲得した人は、より安定的な愛着の形成を促進してくれる人と、親密で愛情あふれる関係を結べることも多いという（Siegel, 1999）。

ニューロセプションが頼りにならない時

親の養育態度が一貫性を欠き、子どもが十分なつながりや安全を感じることができないような状況では、子どもが脅威と安全を区別するためのフィードバックを受けるチャンスも限られる。どういう人や状況なら安全で、どういう場合は安全ではないのかを判断する「フィルター」が正確に機能しなくなる。そして判断力が育たない。前章で論じたように、何が安全で、何が安全ではないかを的確に判断する能力を養うためには、まず安全な基盤が必要である。また、脅威なのか安全なのかを示す合図や手掛かりを学ぶためには、**一貫性のあるフィードバックを提供してくれる社会的グループ**も必要である。こうした助けがないと、ニューロセプションは健全に発達せず、内外の環境情報を誤って受け取り、誤って解釈することになる。そしてそれは大人になっても続く。言い換えれば、内受容感覚、外受容感覚ともに、正確ではない情報を伝えてしまうようになるのだ。

その結果、さまざまな種類の機能障害が生じる。なかには、過敏に反応しすぎてしまうものもあるし、逆に、感度が弱すぎる場合もある。一つの教室の中に、両方のタイプの子どもがいたとすると、彼らは同じ環境に対しても非常に異なった反応を示すだろう。ある子どもはイライラし、絶えず潜在的な脅威を警戒しているように見え、落ち着いて学習することができない。行動や感情のコントロールができず、騒がしくしたり、気が散っているように見えるだろう。前章で述べたように、このようにイライラした状態だと、聴覚に変化が生じ、教室の雑音の中から先生の声を聞き分けることができなくなる。すると、粗暴な態度を改める気などなく、反抗的であるように見えてしまうだろう。このような子どもにとっては、周囲は騒がしく混とんとしていると感じられ、その子自身が圧倒されるような感覚を持っている。そのため、さらに攻撃的に振る舞ってしまう。いつ恐ろしいことが起こるかと、常に不安なのだ。こうした子どもは、教室の秩序を乱し、他の子どもたちに対しては攻撃的に振る舞う「問題児」になってしまう危険がある。周りの大人たちも、意識しているにせよ、していないにせよ、その子どもに「問題児」という**レッテル**を貼るだろう。またその子どもは、さらに混乱した行動をとり――時にそのレッテルに反する行動を取ることがあったとしても――基本的にはそのレッテルどおりの振る舞いを続けるだろう。そして自らそのレッテルどおりに振る舞いながらも、自分は誤解され、面倒を見てもらえないと感じ続ける。

もう一人の子どもは、静かに机に向かい、学習しているように見えるが、実際は周囲の環境からくる刺激に対して麻痺しており、自分自身とのつながりを持っていない。人との関わりを持つこともできず、学習もできない。昼食時、その子どもは、他の子どもたちから距離を置いて、一人で座る。行動面での問題があるようには見えないが、実際の能力よりも低いレベルの達成度しか見せることができない。その子どもは、ストレスを抱えていると思われるような兆候は見せないが、生理学的にはストレス性化学物質が放出されており、脳の機能が損なわれている。二人とも「安全ではない」と感じているが、その表現は両極端である。
この教室には、楽しく過ごしている子どもたちもたくさんいる。こういう子どもたちにとっては、この教室の環境は、友達との交流を楽しみ学習にも専念できる申し分のないものとして映る。彼らにとっては、実際の環境と、彼らが知覚する環境での体験が一致しているのだ。おそらく無意識であろうと思われるが、彼らは外的環境だけではなく、内なる身体的な感覚も知覚しており、そこから「安全」と「脅威」を査定し、適切に反応する。時々刻々と移り変わる環境から異なる情報が知覚されるが、その状況に合わせて生理学的状態も適切に調整され、臨機応変に対応できる。

レベッカは、八歳の小学生である。五歳の時に、シングルマザーであるダイアナの養子になった。レベッカは自分の五年間の体験をところどころしか思い出せなかった。レベッカの実母は、売春と麻薬乱用のためにたびたび逮捕され、親権を放棄するに至った。レベッカはまだ実母のことを覚えている。彼らは二人でモーテルの一室に住んでいたが、そこに見知らぬ男たちが入れ代わり立ち代わり入って来たこと、そしてその男たちに見つからないように母親が彼女を浴室の流しの下に閉じ込めて鍵をかけたことを覚えている。レベッカは、学校担当の心理学者に、「反抗挑戦性障害」と診断された。カルテには、レベッカは先生や他の子どもたちに対して攻撃的である、と書き記されている。また、彼女には衝動性の問題もあり、養母や先生の指示に注意を向けたり、それに従ったりするのが難しかった。深刻なトラウマの履歴を持ち、愛着関係も複雑な状態であった。そこで、養母のダイアナが娘のためにセラピーに呼ばれた。レベッカは家では、突然恐怖にかられて叫び声をあげ、養母を殴りつけたり、夜尿があり、家の中の物を壊すこともあるという。親しい友人はなく、本当の気持ちを表現することができない、ということだった。

先生たちは、レベッカは絶えず教室の中を動き回り、喋っている、という。座るように言われると、少しの間は座っているものの、すぐ立ち上がり、また動き回り始める。誰かが来るのではないかとしきりにドアのほうを見ているという。家では、誰かがドアを叩いたり、大きな音がすると、それが混乱した振る舞いの引き金（トリガー）となる。養母は、レベッカは絶えず防衛し、いつも誰かと戦う準備をしているように思える、と言った。

セラピーが始まると、当初は不安が増していくかのようにも見えたが、やがて落ち着いていった。セラピストがレベッカとの調整と安全に焦点を当てると、彼女は過去の体験をもっと話せるようになり、いかに安全が欠如した成育環境であったかを徐々に語れるようになってきた。レベッカは実母と一緒に暮らしたいと言った。また、養母も、実母と同じように自分をいずれ見捨てるだろうと思っていると語った。セッションの中でレベッカは、いつか今の家から逃げ出して、元の家族を探すつもりだと繰り返し語った。

セラピストは、学校担当の心理学者、先生、養母のダイアナとの面談を求めた。そして、教室でのレベッカの行動についてより多くの情報を得ることができた。するとセラピストは、学校担当の心理学者の診断は誤っているのではないかと思い始めた。セラピストは、ニューロセプションが安全探知機として働くことを説明し、今のレベッカは「安全か安全ではないか」を判断する能力が育っていないことを論じた。レベッカは絶えず防衛態勢を敷き、いつでも戦う準備をしているとダイアナは報告している。つまりレベッカは、「安全である」と感じることができない状態であることが分かる。彼女の攻撃性、注意力の欠如、立ち歩きは、すべて、調整不全と安全を知覚する能力の欠如によるものである。レベッカは、生まれてからずっと安全であると感じたことがなく、彼女が置かれた環境は、安全を知覚する能力を健全に発達させられるような状況とは程遠いものであったのだ。レベッカのように、ニューロセプションの調整不全があると、反抗挑戦性障害やその他の障害と誤って診断されることがある。

レベッカの人生の初めの五年間には、予測可能性と安全性が慢性的に欠如していた。そこでセラピストは、その両方をできるだけ提供できるように工夫することにした。学校管区は、レベッカのために補助教員を提供してくれることになった。レベッカは相変わらず男性を見ると強く反応するので、補助教員は女性とし、三日に一度来ることになった。他の補助教員とシフトを組むより、同じ人が来たほうが良いからだ。これによって、レベッカが必要とする予測可能性と持続性が提供されることとなった。レベッカが立ち上がり、教室を歩き回ると、補助教員は彼女と一緒に教室を探索し、レベッカが見ている物について、静かにお喋りした。

「あの戸棚の中に、人がいる？」

「そうは思わないけど、ちょっと確かめてみましょう」

このセラピストのおかげで、先生の理解が深まった。レベッカは安全の欠如を感じていることが明らかになったので、もし彼女がイライラした様子を見せても、ただ戻って座れと命じるのは効果がないことが分かった。先生は、レベッカが教室で安全を感じるのを助け、気持ちを落ち着かせられるよう予測可能性を提供することに意識的に取り組んでくれるようになった。次第にレベッカは、教室を歩き回るより、もっと違うものに関心を向けるようになった。時には、補助教員と一緒に床に座り、補助教員が本を読み聞かせると、レベッカは静かに耳を傾けるようになった。お話を聞きながら、うたた寝をすることもあるという。

学校での取り組みが進む一方で、養母のダイアナは、レベッカの調整、予測可能性と安全に関心を向けるように指導を受けた。そして、誰かがドアのところに来る時は、あらかじめレベッカに伝え、その人がなぜそこにいるのか、レベッカに説明した上で、紹介するようになった。また、二人の愛着を強めるために、ダイアナとレベッカは、家でやるための、繰り返しのあるリズミカルなエクササイズを学んだ。二人は息を合わせて一緒に動き、協働調整の感覚を築いていった。二人は、同じペースで歩き、同時に同じ足を前に出す、という歩くエクササイズも学んだ。レベッカは、特にこのエクササイズが気に入っており「母さんとの行進」と呼んだ。ダイアナはレベッカが苛立ったり、安全ではないと感じていると思われる時は、すぐに気づいて、なるべくなだめたり、触れあったりして応えるようにした。

家で、学校で、セラピーで、ダイアナとレベッカは、内なる感覚に気づき、この内受容を使って、自分は今どう感じており、何が起こると予測しているかに気づくように指導された。家庭と教室での調整を通して、レベッカの世界は変わり始めた。レベッカは友達を持てるようになり、成績も上がり始めた。ダイアナは、レベッカがおねしょをしなくなり、トリガーに反応することも減った、と報告している。

ニューロセプションがうまく機能していないと、周囲の状況が安全なのか危険なのかという判断が、実際の状況とは合致しないかもしれない。比較的安全な時でも危険だと感じるかもしれないし、逆に脅威であるのにその兆候を見逃すかもしれない。さらに事態を複雑にしているのは、これは認知的プロセスから生まれるものではないということだ。この反応は、神経生理学的なプロセスによって、意識よりも下で引き起こされている。そしてこの神経生理学的プロセスは、安全であったにせよ、安全ではなかったにせよ、幼い頃の体験を通して時間をかけて発達する。

扁桃体と海馬は、新しい体験を査定するときに、顕在的、あるいは潜在的に参照するシステムを形成するために連動して働く。先に述べたように、記憶システムの中では、強烈な感情を伴った体験は重要な出来事として記憶され、これらが安全と脅威の査定のためのフィルターを作り上げていく。もし早期の体験が「安全である」という感覚に欠けていたら、「安全ではないこと」に重きを置く地図を持ち、危険を敏感に察知するようになる。経験に基づいた、安全と危険の両方が現実的なレベルで記憶された地図を持つより、初めから「**危険地図**」に基づいて行動するようになるのだ。

ニューロセプションの観点から見ると、この状況では、いかなる新しい刺激も、内的あるいは外的環境の変化も、不愉快な感覚を与えるものはすべて危険であると解釈してしまう。だからこそ、健全な内受容の発達が重要なのである。

内受容の機能不全

内受容は、**自身とつながるシステム**であるとも言え、周囲との関わりの中で発達する。安全ではない環境で、周囲の社会的つながりのある人たちから信頼できるフィードバックを受けることなしに内受容が発達したら、自身との会話は、特に身体に関しては正確性を欠くこととなる。健全な感覚や反応であるのに、それを誤って解釈し、真実とはかけ離れたゆがんだ意味づけをするかもしれない。しかも、その過ちには気づかないだろう。自身の内的な体験と、周囲の人が感じていることの間に深刻な不一致が起こるかもしれない。そうすると、認知を誤って用いたりする。つまり彼らは世間知らずで、世界はどれだけ危険に満ちているかを知らないのだ、といったナラティブを作り出したりしてしまうのだ。

内受容情報で最も「にぎやか」なものは、内臓器官系、特に**消化器系**である。自律神経系は、内臓器官から脳へ情報を提供する。なかでも主要な位置を占める**迷走神経系**の繊維の八〇％は感覚神経で、器官感覚からの夥しい量の情報を脳へと送り、内受容を形成する。ここから分かるように、内受容は一次的ボトムアップのプロセスである（Proges, 2011a）。発達性トラウマに働きかける時、迷走神経系の役割を知っておくことは大変重要である。そのため第4章では、すべての紙面を割いて迷走神経系について論じている。

さて、内臓から始まる内受容感覚は、皮膚からの情報のように脊髄経由で脳に届く感覚とは異なり、包括的なものである。このため、内臓感覚とはどんな感じなのか、あるいはどこが情報源なのかを特定することは困難である。内臓情報は、「**ぼんやりとした感覚**」として感じられることが多く、何か重要な意味があるに違いないという感覚をもたらすものの、ではそれが何を意味するのかということになると、はっきりとはわからない。そのため、内受容感覚は意味を取り違えられることがしばしばある。内受容の問題は、不安症、摂食障害、薬物やアルコール依存症、あるいはトラウマスペクトラム障害[*2]と言われるトラウマ性の広汎な状態と関係しており、これらは発達性トラウマと関係があると論じられている（Garfinkle and Critchley, 2013）。

また、内受容過敏の人は、微細な内受容感覚に気づくことができる。こうした人たちは、長い間不安症と見なされてきた（Paulus and Critchley, 2013）。不安症の人たちは、内受容の合図に極めて敏感で、その合図を増幅し、悪い結果と結びつけがちである（Garfinkle and Critchley, 2013）。内受容感覚システムからの情報があいまいで、身体からの情報に過敏になると、皮肉なことに知覚はさらに不正確になる。こうして内受容感覚システムからより多くの情報が脳に送られると、身体的な感覚に認知的に意味づけしようとする。そして、脳からのトップダウンで内受容の意味づけを行おうとする。ここから身体感覚に**誤った意味づけ**をする悪循環が始まり、そのために自分の感覚がさらに頼りにならないものになってしまう（Ceunen, Blaeyen, and Van Diest, 2016）。

クインは、自らを「ジェンダークィア[*3]」とし、自分のことを話すときは「彼らは／彼らを（they/their）」を代名詞に使う。長期にわたり多くの健康問題を抱え、深刻な不安症に悩まされていた。一、二週間の間に一回はパニック障害を起こしていた。クインはネグレクトも体験している。彼の母親はシングルマザーで、交通事故で命を落とし、クインは幼い時に祖母の家に引き取られた。クインの祖母は、手のかかる小さい子どもを押しつけられたことに腹を立て、クインに衣食住の世話はしてやったが、そのほかのことではクインをことごとく無視した。クインの早期の記憶では、祖母の家の外に一人で座り、友達もおもちゃも本もなかったので、石や小枝で遊んでいたようだ。テレビを見ることも許されなかった。

クインはめまい、疲労、食後の腹痛、偏頭痛、光過敏、嗅覚過敏症、腰痛に悩まされていた。下部脊椎を融合する手術を受けたものの、相変わらず痛みは続いていた。めまいや腹痛の原因を特定するために、大腸内視鏡検査やその他の内視鏡検査を含む、辛い検査を数多く受けていた。

クインは、不安症を克服しようと、インターネットで見つけたマインドフルネスのエクササイズを始めてみた。不幸なことに、そのせいでかえってパニック発作がほぼ毎日起きるようになってしまった。自分の感覚に気づき、その後他に注意を向け直すことがこのエクササイズの目的だったが、クインにはそれができなかった。むしろ感覚に気づくと一つ一つの感覚に過剰に反応するようになり、ちょっとしたうずきが感じられると、また具合が悪くなるのではないかという不安が起こり、それがパニック発作の引き金になってしまったのだ。

クインは、自分の訴えを真剣に聞いて治療してくれる医師を探していたが、やがて医師を訪ねること自体が、深刻なパニック発作を引き起こすという恐ろしいパラドックスに陥ってしまった。

クインとセラピストは、クインの神経系の調整を図り、安全を感じる能力を増すために、数か月にわたり系統的なワークを行った。これは、「良い」感覚を見つけ、トラッキングしていくという方法だ。あまり強烈ではない感覚からスタートし、その後「良い」感覚をトラッキングするようにした。このワークによってクインは、ようやく症状が落ち着いてきたと感じた。「安全である」という感覚が強まり、すべての感覚を注意深く感じなくてはならないという思いがなくなっていった。「自分の生理学的状態に怯え続けることはほとんどなくなりました」とクインは言う。自己調整が取れてくるようになり、パニック発作は、頻度も程度も低減した。ストレスによって症状が再発することはあるが、腹痛やその他の症状も徐々に軽快した。

内受容感覚システムにより、我々は自分の内的状態を予測することができる。たとえば、膀胱に圧を感じたら、そろそろトイレに行く必要があると分かる。このように我々は内的な情報を集め、それに従って反応する。この毎日途絶えることなく行われている、生理学的・行動的・感情的相互作用により、自分とは何者なのか、そして他者との関係における自分はどのような人間なのか、という認識を形成する。内部の状態、特に内臓の状態が、飲食や生殖などの多くの行動の動機を、認知的に、あるいは無意識のうちに供給しているのである（Critchley and Harrison, 2013）。

内部の状態に気づき、その情報に基づいて行動を選択することは、生理学的・感情的・社会的相互作用を健全に調整する重要な能力である。「ある種の疾病と自閉症には共通点がある。それは、どちらも**他人のいるところで内臓の状態を調整できない**ことである」とポージェスは述べている（Porges, 2011b, 4）。

内受容感覚に関する大規模な研究が行われ、内受容感覚とパニック障害、不安症やトラウマの症状に関連性があることが明らかにされた。**内受容過敏**は社交不安と関係している（Garfinkle and Critchley, 2013）。そして、身体感覚の解釈間違いは、パニック障害や不安症と関係している。臨床的に不安症と診断された人は、内受容過敏の傾向があり、不安症が改善した後でも、高度な内受容過敏が残っている場合がある（Ehlers and Breuer, 1992; Garfinkle and Critchley, 2013; Pollatos, Matthias, and Keller, 2015）。不安症の人たちは、内受容感覚に敏感に気づいてトラッキングし、それらの感覚を増幅し、否定的な意味づけをする傾向がある（Paulus and Stein, 2010）。

すでにお気づきだと思うが、本章の最初に論じたトラウマなどの諸要素は、子どもが健全な発達を遂げることを極めて困難にする。それが一つあっても大変なのに、往々にして複数の要素が絡み合っている。さらに、こうした問題があると、他者と適切に関わることも難しくなる。自分が安全かどうかを的確に判断する枠組みを持たず、自分はどう感じているのかさえも分からないとしたら、他者の状態を把握する能力も損なわれている可能性が高い。

他者理解や社会的交流の困難さ

養育者から信頼できるフィードバックを受け取ることなしに成長すると、社会的な「合図」を適切に理解したり、他者と健全に関わる能力も十分に発達しない。社会的な関わりが不適切だったり、不健全だったり、困難になる可能性もある。特にニューロセプションや内受容感覚システムのバランスが悪く、不正確な場合は、他人の行動や顔の表情を誤って解釈することもある。したがって、無秩序型愛着を形成するような状況に暴露された者は、健全に社会と関わる練習ができていない。養育者からは混乱するような「合図」が送られてきたことだろう。怒った顔、凍りついた表情、攻撃的な仕草を目撃することもあれば、時には思いやりにあふれ、招き入れるような「合図」も受け取る。顔の表情やもろもろの社会交流に関する「合図」を正確に解釈するために必要な社会的同調を、養育者から十分に受けることがなかったはずである。度重なる恐怖体験などのために扁桃体が損傷を受けると、他人の恐怖を認識できなくなる（Adolphs, 2008）。さらにポージェスは、社会的な行動をとるためには、社会交流システムをつかさどる腹側迷走神経系が円満に機能していることが必要であり、そのためには、内臓の状態を調整する背側迷走神経系が適正に機能していることが必要であることを発見した（Porges, 2011a）。こうした社会交流や社会的調整を行うための神経基盤は、発達性トラウマによって傷つくことが多い。

早期の養育者との相互作用の中で、我々は社会的交流や安全についての「合図」を理解し、それに反応する能力を獲得していく。**健全な愛着サイクル**では、子どもは眠り、おむつを替えて欲しかったり、おなかが空いたら目覚め、こうした欲求が養育者によって満たされると、再び眠る。もし欲求が満たされないと、子どもは激しく泣き、しかめっ面をし、養育者に対して否定的な反応をする。同調してもらえないと、子どもはストレスを増していく。生まれたばかりの赤ん坊でさえ、生き生きとした表情と声を聞き、顔と顔を見合わせることを求める。もし養育者が表情を豊かにして反応しないと、子どもは自分から生き生きした声や顔の動きを見せて非言語的コミュニケーションをとり、養育者からの関わりを求めようとする（Bazhenova, Plonskaia, and Porges, 2001; Bazhenova, et al., 2007）。それでも養育者が反応しないと、子どもは苛立ちを深める。最後は崩れ落ち、疲弊して感情が枯渇する。

大きくなればなるほど、複雑な社会的能力が要求される。友好的な顔と怒った顔の識別が難しかったり、微妙な仕草や表情を適切に解釈することができないと、まったく不適切な行動をとってしまうことになり、社会的交流は不可能となる。そうすると帰属感やつながりの体験を持つことができず、社会の一員であるという感覚を持つことが難しくなる。プライベートな場面で、健全で親密な関係性を築こうとしてもうまくいかず、仕事場でも人とうまくやっていくことができないために職を失う可能性もあるだろう。

したがって、社会交流システムを円満に発達させるには、養育者との健全な相互作用、正確な内受容とニューロセプション、そして自己調整能力が必要なのである。この点については次章でより詳しく論じる。

＊１　トルティーヤ：メキシコなどで食されているトウモロコシの粉でできた薄焼きパンのこと。なかに野菜や豆などを入れて巻いて食べる。

＊２　トラウマスペクトラム障害：従来の疾病分類によるＰＴＳＤの要件を必ずしも満たすものではないが、トラウマによって引き起こされる障害全般を指す。

＊３　ジェンダークイア（Gender Queer）：自分の性別は、既存の性別には当てはまらないとする考え方や生き方。

第4章　調整とつながりのための神経基盤

本章では、自律神経系について論じる。自律神経系は、生理学的システムの一つであり、発達性トラウマによって深刻な影響を受ける。先にも述べたように、愛着スタイルや社会的システムの発達と、身体的システムの発達の間には強い関連がある。早期に安全と安心の感覚を味わい、社会的つながりを体験した人の生理学的システムは、後に健康に過ごすことができる基盤を形成するし、それがなかった人は、不健全な反応を起こす基盤が築かれてしまう。

本章では、自律神経系が発達性トラウマによってどのような影響を受けるかを説明する。その問題を扱う前に、自律神経系がどのように機能しているのかを概説する。

ポリヴェーガル理論と発達性トラウマ

自律神経系は、肺・心臓・消化器官のような臓器の機能を調整するとともに、血圧や性的覚醒の調整など、生きていくのに欠かせない様々なプロセスを調整している。ステファン・ポージェス博士は、すでに認知されていた自律神経系の機能に加え、各迷走神経枝の役割を明確化し、「**ポリヴェーガル理論**[*1]」として発表した。

ポージェスの「ポリヴェーガル理論」以前は、自律神経系は身体を調整するために、互いに拮抗する働きを持つ二つの神経枝に分かれているとされていた。自律神経系のうちの交感神経系は、運動や活動的な遊び、戦ったり逃げたりといった生き残るための動きも含む脅威への反応を起こすことができるように、生理学的状態を準備する役割を持つ。**交感神経系は、自律神経系のうち、活動を「オン」にする神経枝**と言える。

一方、副交感神経系は、交感神経系のブレーキとして働く。休息やリラックス、赤ちゃんをあやすといった、エネルギー消費量が低く、動きが少ない行動を起こせるように生理学的な状態を整える。**副交感神経系は、自律神経系のうち「スローダウン」あるいは「休止」を引き起こす神経枝**である。

伝統的な自律神経系の理解では、交感神経系と副交感神経系は、拮抗する働きを持ち、活動とリラックスの最適なバランスを提供し、行動できるようにすると考えられていた。戦ったり逃げたりするときは交感神経系がより活性化し，休んだり社交的に活動する時は，副交感神経系が交感神経系の活性化を抑えるというわけである。ポージェスは，この**副交感神経系の中に，実は，二つの別々の神経枝がある**と提唱した。

彼の著書『ポリヴェーガル理論』の副題は，「感情，愛着，つながりと自己調整の神経生理学的役割」である。ポージェスはこの点をより明確に説明し，すばらしい貢献を行った（2011a）。「ポリヴェーガル理論」によって，自律神経系の地図が明確になった。そのおかげで，社会交流，安全の知覚，自己調整のための生理学的基盤の発達といった，複雑に関係しあっている事柄が明快に理解できるようになった。こうした神経生理学的機能が健全に発達できないと，その影響は実に多くの側面に及ぶことになる。

ポージェスは，トラウマ起因のストレスに働きかける時は，自律神経系が脅威にどのように反応するかを理解しておくことが重要であると述べている。この視点は，ピーター・ラヴィーン博士が「ソマティック・エクスペリエンシング®トラウマ療法」の手法を開発した中にも活かされている。発達性トラウマに働きかける時は，トラウマの神経生理学的理解がさらに重要になる。

自律神経系の詳細，トラウマ起因のストレスが自律神経系に与える影響，さらにポージェスのポリヴェーガル理論については，（訳注：米国では）多くの情報が手に入る。したがって詳細は割愛する。さらに自律神経系だけがこうした反応に関与しているわけではない。脳や内分泌システムにおいても非常に入り組んだ複雑な生理学的反応が起きている。本章では，この問題についての基礎的な情報を読者に提供するため、ごく単純化した例を用いて説明する。

自律神経系は、生理学的状態を調整しながら活動と休息をバランスよく提供する。したがって、自律神経系は協働調整と自己調整にとって、重要な役割を果たしている。これらの神経生理学的な活動を支えるものを、ポージェスは「**神経基盤**」と名付けた。「神経基盤」は、様々な種類の活動の基礎となっている。ポージェスの理論の中でも重要な点は、「**健全な愛着と、それによって醸成される安全の感覚が、自律神経系の機能を健全に発達させる基礎となる**」ということである。健全な発達があってこそ、人と人との深いつながりを持つことができ、そのつながりから恩恵を受ける能力が獲得されるということだ。ポージェスの理論では、早期の愛着の重要性が説かれており、健全な発達を遂げる中での社会的交流のための「**あそび**」について説明されている。ということは、早期の愛着が不健全であれば、その影響下で形成されていく重要な神経基盤もまた機能不全となっていく可能性がある。

自律神経系の中の、副交感神経系を構成している主要な神経は、脳神経第X番の**迷走神経系**である。ポージェスによると、この迷走神経系は**腹側迷走神経系**と**背側迷走神経系**という二つの神経枝に分かれる。ポージェスの「ポリヴェーガル理論（Polyvagal Theory）」名称だが、「Poly」は「複数の」という意味で、「vagal」は「迷走神経系」を意味する。「腹側迷走神経系」は脳幹の前方（腹側）に起始し、「背側迷走神経系」は脳幹の後方（背側）に起始している。「ポリヴェーガル理論」によると、副交感神経系には、生理学的作用をスローダウンさせるための二つの異なる経路がある。これらの経路は互いに関係しあっており、交感神経系に対しては、それぞれ異なる方法でブレーキとして作用する。

「ポリヴェーガル理論」でポージェスは、**神経系は脊椎動物の系統発生（進化の歴史）の順番に沿って発達する**と論じている。系統発生学の詳細については割愛するが、脅威への反応として生理学的に何が起きているかを理解するために、この視点が重要となる。まず、脅威にさらされると、我々は系統発生的にもっとも新しい神経系を用い、脅威と和解しようと試みる。社会的に相手と関わることに使われる、生理学的には最も複雑な反応を最初に採択するのだ。そして、それがうまくいかないと順次、系統発生学的に、より古いシステムを活用する。

我々は、まず社会交流システムを用い、友好的に振る舞ったり、相手の機嫌を取ったり、相手に従ったり、あるいは交渉したりして、脅威と和解しようと試みる。これには、腹側迷走神経系が使われる。それがうまくいかなかったり、純粋に物理的な脅威にさらされており、社会交流システムの使用が不適切な時は、蹴ったり、叫んだり、走ったりといった、活動を主体とした闘争／逃走反応を起こす。これには、交感神経系が用いられる。活動的な反応を起こしても、それが効果を及ぼさなかったら、次に、生理学的な「**凍りつき**」へと入る。苦痛に対して自身を麻痺させ、身体に不動化を起こす。これは背側迷走神経系によって引き起こされる。このプロセスは、解離と同じように聞こえるかもしれないが、ポージェスは、**「凍りつき反応」は、生理学的状態のことであり、解離は心理的なものである**として二つを区別している。

図2は、ポリヴェーガル理論に基づき、自律神経系の三つの神経枝の働きを概説している。次章では脅威に対する系統発生的な階層による反応と、発達性トラウマの関係に関してさらに詳しく論じる。

「ポリヴェーガル理論」においてポージェスも明言しているが、人間は複雑であり、二人として同じ人はいない。同じ「脅威」であっても、皆が皆、同じ反応をするわけではない。この点を理解しておくことは重要である。同じ出来事や「刺激」に対して、上記に概説した反応が全ての人に起きるわけではない。しかしこうした生理学的プロセスを理解しておくと、ポージェスのトラウマ起因のストレスについての見解がよりよく理解できる。これは、「ポリヴェーガル理論に基づく見解」と呼ばれている。トラウマ起因のストレスの生理学的モデルを用いたトラウマ療法として知られる「ソマティック・エクスペリエンシング®トラウマ療法」も、この見解に基

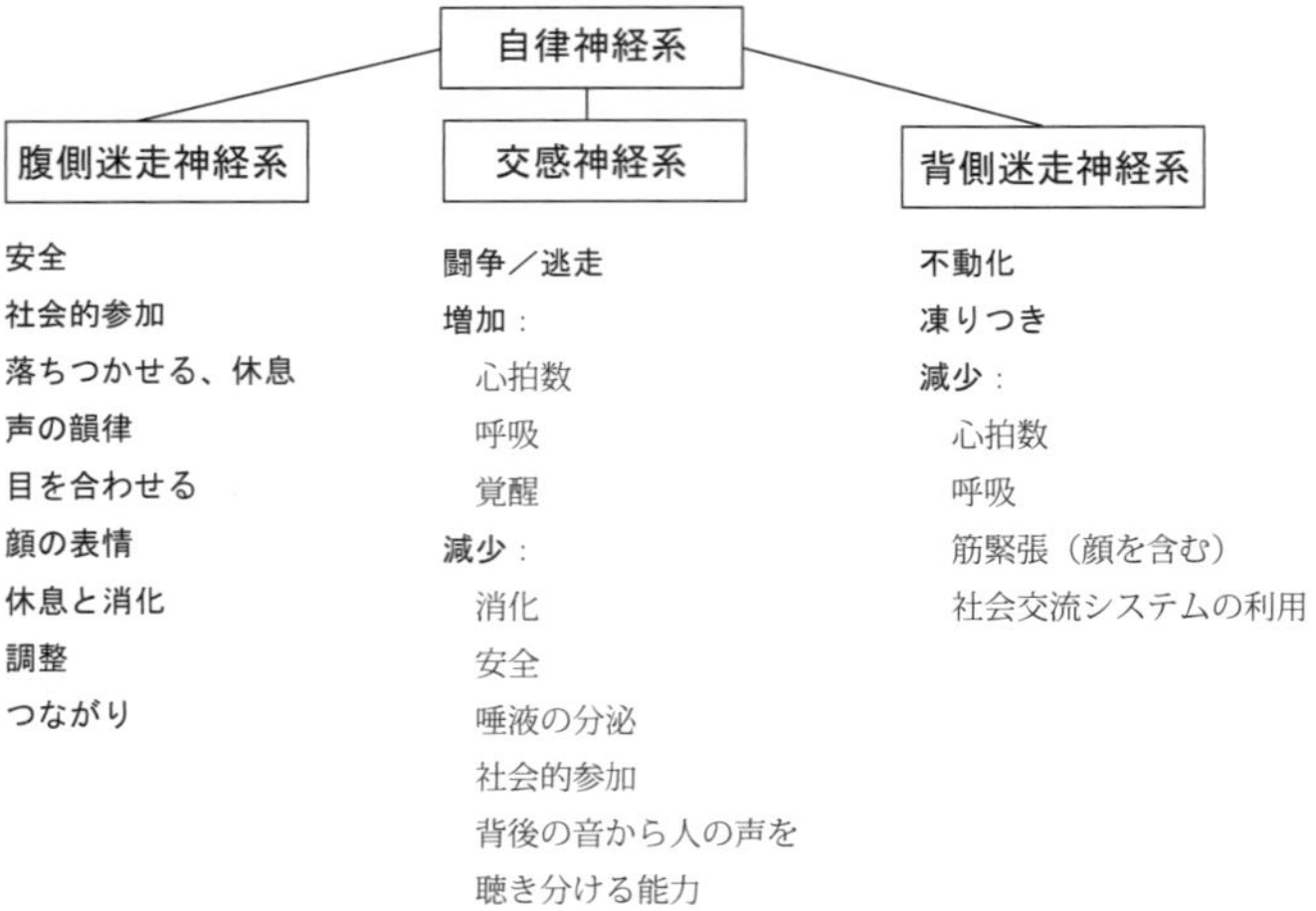

図2：自律神経系の3つの神経枝の働き

づいて構築されている。

発達性トラウマに働きかける手法の基礎になっているのは、一般的なトラウマ起因のストレスに関する神経生理学的モデルと、「ポリヴェーガル理論に基づく見解」の二つである（Porges, 2007）。発達性トラウマとその症状をさらに理解するために、生理学的反応をスローダウンさせる腹側迷走神経系と背側迷走神経系という二つの経路が、それぞれ交感神経系と関係しながら、どのように異なる働きをするかについて以下に概説する。

腹側迷走神経系

腹側迷走神経系は、脳幹の疑核に起始する。この神経枝は有鞘である。つまり、この神経は電気的絶縁体として働く、脂肪組織に覆われている。**有鞘化**[*2]は、神経を正確に、かつ素早く機能させるために必須である。この点は本項の後半で再び取り上げる。**腹側迷走神経系は、哺乳類にしか見られず、社会交流システムに関わる活動を支えている。**ここから、「ポリヴェーガル理論」は、「社会交流システムの理論」とも言われている。

腹側迷走神経系は、食道や肺の気管支、発声構造である喉頭と咽頭といった、横隔膜より上の構造と器官に伸びている。また、顔の筋肉につながる神経とも関係している。これは、韻律に富んだ声を出したり、状況や相手によって声の調子やリズムを変えることを可能にしている。

さらに腹側迷走神経系は、心臓にも影響している。交感神経系に対するブレーキとして働き、心拍と血圧を下降させる。この神経枝は有鞘であるため、正確かつ精妙に機能することができる。ポージェスはこれを、**「ヴェーガルブレーキ」**と呼んでいる。

「ヴェーガルブレーキ」は、非常に正確かつ精妙に働く。これは心臓の「ペースメーカー」と言える部位に接続しており、「ヴェーガルブレーキ」を使えば、ストレス物質を分泌して神経化学的な方法で心拍を上げる必要がない。このプロセスは、社会交流システムを提供するために重要な働きをする。心臓には洞房結節という「ペースメーカー」がある。洞房結節は、心臓を収縮させる電気的な合図を自発的に産生する細胞の集合体である。「ヴェーガルブレーキ」が精妙に緩められると、心臓のペースメーカーは、交感神経系が活性化する合図となるストレス性化学物質の分泌なしに、心拍数を上昇させる。つまり「ヴェーガルブレーキ」は、ストレス物質が分泌されて全身に混乱を及ぼすことを避けつつ、その場において**必要なだけ心拍数を上昇させることができる**のだ。心拍数が上昇しても、交感神経系の活性化反応を誘導するアドレナリンの爆発的分泌が起きることはない。「ヴェーガルブレーキ」と心臓は、精妙なダンスを踊りながら、見事に同調し、社会交流を行うための生理学的状態を提供する（Porges, 2009）。

この生理学的基盤を活用できると、我々は生産的で有用な社会的行動をとることができる。つまり関係性とつながりを維持しながら他の人たちと関わる能力を発揮することができる。さらに、本章の後半で論じるが、「ヴェーガルブレーキ」をうまく活用することができると、**活性化のプロセスで消**

費されてしまう身体的資源を温存することができる。

「ヴェーガルブレーキ」が素早く正確に働くとき、我々は会話を楽しんだり、笑ったり、相手と気持ちよく交流するためのジェスチャーをするのに必要な心拍数を、瞬時に調整することができる。身体のシステムを乱すストレス性の化学物質を分泌せずに、生き生きと他者と関わりながら、声の韻律や顔の表情を変えることができるのだ。健全な環境で必要なケアを受けながらこのシステムが発達すると、社会交流システムを支える神経基盤も円満に発達する。そうすれば、社会的グループのメンバーに対して苦労することなく絶妙に反応し、スムーズに関わりを持ち、絆を結び、安全と満足をさらに増していくことができる。

ポージェスは、腹側迷走神経系を、**安全の知覚を提供する神経系の一部**と呼ぶことがある（Porges, 2011a)。もしある人の腹側迷走神経系がうまく機能していたら、この人は、子ども時代に安全とつながりを感じる体験が十分あったと推測することができる。この後さらに詳しく論じるが、この腹側迷走神経系の機能をうまく利用できないと、それを補うための代償戦略を発達させなくてはならなくなる。代償戦略をとることで、必要は満たされるかもしれないが、それはかなりの努力を要するうえ、下手をすればマイナスの影響を被ることになる。

発達性トラウマと腹側迷走神経系との関係を考える時、忘れてはならないことがある。それは、有鞘化には時間がかかるということである。有鞘化は、受胎後七か月目ごろから始まり、思春期まで続く。有鞘化が最も著しく進行するのは、生後の六か月間である（Porges, 2001a)。生後数か月から数年間の間に有髄化が急速に進むことを考えると、**養育者は子どもの複雑な腹側迷走神経系の発達において、非常に大きな役割を果たしている**ことが理解できる。赤ちゃんをあやすことも親子の自然な交流であるが、ここでも腹側迷走神経系の働きを利用している。たとえば、哺乳と咀嚼に使われる筋肉は、迷走神経系によって支配されており、こうした筋肉を使うと自然に心拍数が下がるようになっている。これは、子どもが何かに吸いつくことを好み、肌と肌の接触を求める理由の一つである(Porges,2011a)。成長した後も、我々は社会的つながりを築き、強化する方法として、友人や家族と食事を分け合ったり、抱き合ったりする。

こうした、身体にすでに備わっている仕組みを超えて、子どもは養育者との関係の中で、積極的に安全と帰属を確認するために、養育者からあやしてもらったり、かわいがってもらうことを求める。社会交流システムを活用した養育者との相互交流を継続的に行うことで、神経生理学的基盤が統合され、強化される。その結果、レジリエンスの基礎が構築され、健全な調整ができるようになっていく。

背側迷走神経系

背側迷走神経系は、副交感神経系のもう一つの神経枝である。生理学的反応をスローダウンさせる働きをするが、腹側迷走神経系ほど精妙ではない。この神経枝は、脳幹の背側運動核に起始し、主に横隔膜より下の器官を支配している。さらに、肺や心臓にも作用する。腹側迷走神経系とは異なり、背側迷走神経系は無鞘のままである。したがって、腹側迷走神経系より**反応が遅く、正確さに欠ける。**ポージェスは、背側迷走神経系のことを、「**不器用な神経枝**」と呼ぶこともある。

背側迷走神経系は、系統発生学的にはより古く、**原始的なシステムの名残り**であると考えられている。これは、海の哺乳類である、潜水哺乳類の中で発達した。彼らは何分も呼吸せずに水の中に留まることができる。背側迷走神経系は、凍りつき反応と関係する。しかし本書では、この背側迷走神経系は身体的資源を温存するのに適したシステムであると考える。これは環境による刺激に反応したり、活動したりする必要がない睡眠時に、もっとも支配的になる副交感神経系の内の一つの神経枝である。

背側迷走神経系が身体エネルギーを節約する方法を理解するには、潜水哺乳類について考えると良い。潜水哺乳類では、海に潜ったら、酸素をなるべく消費しないようにし、先に水面で吸い込んだ限りある酸素をなるべく長く保つようにしなくてはならない。このため潜水哺乳類は、必要ではない機能を停止し、身体的資源の最も多くを消費する大きな筋肉の使用を控える。人間を含め、空気呼吸をする全ての脊椎動物は、「潜水反射」をいまだに持っている。「潜水反射」とは、冷たい水に顔をつけると、心拍数が急速に下がり、生命維持に必要な器官を優先して、大きくて活動的な筋肉群よりは、心臓と脳に優先的に血液を循環させることである。

生命が危機にさらされたと感じると、我々はこの酸素消費を節約する強い反応を起こす。このような状況では、心拍数と呼吸数が急激に下がり、筋肉が不動化され、痛みの閾値が上がる。こうした生理学的状態では、我々は傷の痛みを感じないようにするために、痛覚を麻痺させ、鎮痛性の物質を分泌し、生き延びる可能性を少しでも増そうと反応する。捕食動物の多くは、動いているものに向かって捕食行動を起こす。したがって**「擬死」（シャットダウン）**とも呼ばれる不動化反応が起き、身体が動かなくなると、生き延びる可能性が高まる。これが古典的な「擬死」、あるいは**「凍りつき反応」**で、背側迷走神経系の典型的な働きである。しかし多くの研究者が指摘するように、背側迷走神経系の働きのせいで心臓が止まってしまえば、死の危険が増す。したがってこれはリスクが高い生存戦略でもある（Porges, 2007）。背側迷走神経系は、腹側迷走神経系より正確さに劣る。したがって背側迷走神経系に頼る生存戦略は、より「不器用な」方法であり、危険性が高い。腹側迷走神経系と違い、速さにも正確さにも欠けるため、間違いが起こる可能性も高いのだ。

背側迷走神経系には、往々にして見過ごされているが重要な二つの機能がある。**絆を強める行動を促すこと**と、**消化活動などの身体的機能を調整し健康を維持する**ことである。

背側迷走神経系は、ポージェスが言うところの「**恐れを伴わない不動化**」のプロセスによって絆を強める（Porges, 2011a, 172）。抱っこしたり、あやしたりするには、一種の不動化が必要になる。母親が授乳するときは、子どもがちゃんとお乳が飲めるように、しばらくじっとしていなくてはならない。これは、背側迷走神経系の「穏やかな」働きによって身体活動が低下することで可能になる。恐怖に突き動かされ、生理学的反応を極端に低下させて生き残りを図るという反応ではなく、適切な範囲内で不動化が引き起こされ、活動を必要としない状況下で身体的資源を温存し、静かな社会的つながりの中で、栄養を取ったり満足を味わうことを可能にする。この「穏やかな不動化」では、ストレス性の化学物質を分泌することなく身体的資源を温存し、安全とつながりの感覚を強めることができる。

スー・カーターらの研究によると、絆行動に影響する神経科学物質である**オキシトシン**は、恐れを伴わない不動化に特徴づけられる絆の形成を促進する（Carter, 2014）。オキシトシンは社会的行動を支えているのだ。オキシトシンは、誕生から授乳の間のみ分泌されるだけではなく、社会的絆や安全感覚を増すような行動をとっている時も分泌される（Porges, 2011a）。

それとは逆に、「**恐れを伴う不動化**」は、背側迷走神経系を刺激して心拍数の急激な低下など、潜在的に危険を伴う生理学的な状態を作り出す。無論この状態は、安全と絆につながる行動とは両立しない。

恐れを伴わない不動化を体験できるような神経基盤を作り上げるためには、腹側迷走神経系を活用し、社会交流システムを通して安全で信頼できる感覚を味わうことが必要である。こうした安全感覚を持たなければ、不動化するのは危険だと感じられる。そうすると、「無防備に身を任せる」ようなことができない。信用できないのだ。このような状態では、将来にわたっても他者との絆を形成することができない（Carter, 2014: Kozlowska, et al., 2015）。

背側迷走神経系は、このような「穏やかな不動化」を通して社会的つながりを支えるとともに、健全な恒常性（ホメオスタシス）維持に貢献する重要な機能の調整を助けている。適切に食物を摂取し、胃酸などの消化物質の分泌を促し、消化活動の様々な側面を調整する。また、腸壁を健康に保つよう助け、**腸の免疫反応を調節**する（Browning and Travagli,2014: Stakenborg, et al., 2013）。

生き残るための対価と生理学的バランス

交感神経系と背側迷走神経系は、誕生の時点で生理学的にすぐに機能できる状態にまで完成している。本章のはじめに述べたが、腹側迷走神経系は有鞘化に時間がかかるため、誕生直後ではその精妙な機能はまだ使えない状態である。そのため、養育者になだめてもらったり、協働調整してもらわなければならない。

子どもがストレスを感じ、交感神経系が優位な状態になったら、養育者は子どもをなだめ、身体に触れ、安心させるような声をかけ、濡れたおしめを替えたり、肌の痒みにローションを塗ったりといった、世話をしてやらなくてはならない。もしずっと待っていても養育者が来てくれないなら、**子どもは生理学的に限られた選択しか持たない**。交感神経系が覚醒状態となり、かんしゃくを起こして大声で泣き続け、たとえ誰かがやってきてあやしても落ち着くことがなく、疲れて眠りに落ちるまで泣き続けるか、あるいは背側迷走神経系の生き残り反応に入り、生理学的には温存体制をとる。そうすると、子どもはおとなしく動かなくなる。これは、恐れを伴わない不動化ではなく、身体的資源を温存し、命を保つための凍りつき反応である。恐怖は未解決であり、緊張を伴う不動化が起きている。

この反応は、凍りつきと擬死を引き起こす背側迷走神経系の働きによる。

いずれの場合も、子どもは**生き残りをかけた生理学的状態**に留まる。極端な交感神経系の覚醒状態であれ、背側迷走神経系による凍りつき状態であれ、これは、ごく短時間の危機的状況を何とか生き延びるための反応である。こうした生理学的反応は、とっさに生き延びるために、ごく短時間の防衛反応として引き起こされる。したがって、長期にわたってこのような防衛状態に入ることは想定外である。慢性的にストレスを受け、こうした防衛状態が長期にわたると、身体の内なる機能のバランスをとって健康を維持する恒常性の機能が、じわじわと損傷を受ける。

マクエワンとステラーは、これを慢性的にストレスにさらされて起こる生理学的状態であるとして、「**アロスタティック負荷（Allostatic,ストレス適応負荷）**」と名付けた（McEwen and Stellar, 1993）。アロスタティック負荷の良い例は、ストレスの多い職場環境に置かれた時に繰り返し起こる血圧上昇である。ストレスを受けたときに、ごく短い時間、一気に血圧をあげることでその場を切り抜けるという意味では、血圧の上昇は適応的である。短期間なら、このような**アロスタシス（ストレス適応）**は、環境に適応するために役立つ。しかし、ストレスレベルが高い状況が続き、血圧の上昇が慢性的になると、生理学的変化が引き起こされアロスタティック過重負荷を生み出す（McEwen, Seeman, and Allostatic Load Wroking Group, 2009）。ポージェスはこの状態を、「**生き残るための対価**」と表現している（Porges, 2011a, 95）。

問題が起こると、人は様々な方法で対処しようとする。そのやり方は、遺伝的体質、発達性トラウマやその他のストレスの有無、レジリエンスのレベル、喫煙や過食、アルコール摂取の有無など、様々な要因の影響を受ける。しかしどんなストレスであるにせよ、アロスタシスが起きる時は代償を伴う。ストレスに対処するために繰り返し強い生理学的反応を起こしていると、心身のあちこちに支障が生じ、次第に重症化する。身体が繰り返しストレス状態に適応することを強いられ、強い生理学的な反応を起こし続けると、アロスタティック負荷は増大し、代償もまた大きくなる。

身体は、常にエネルギーを過不足なく必要な部位にバランスよく供給し、調和をもって生きようとしている。しかし生き残りをかけた生理学的状態は、夥しい量の身体資源を必要とする。そのため、**理想的な恒常性を保つことができず、身体には重い負担がかかる**。交感神経系が覚醒した状態が長い期間続くと、多くの酸素や栄養素が使われ、多量のストレス関連の化学物質が分泌される。交感神経系が優位になると、身体中に「今は命を懸けて戦っているのだ」という生理学的なメッセージが送られ、消化や免疫反応などが抑制される。長い年月健康に生きていくための機能は脇に追いやられ、今を生き延びるために身体的な資源が多量に使われる。

たとえて言えば、家の地下室が水浸しなので、ペンキの塗り替えのようなメンテナンス作業をやっている場合ではない、というわけだ。直ちに注意を向ける必要がある緊急事態が起きていて、それに対処するためにエネルギーを使い、**日々のメンテナンス作業ができない状態**である。身体においても、生き残りをかけた緊急事態への対応に全力をあげ、身体を健全に保つ生理学的な反応は棚上げされる。このように、交感神経系の覚醒が高いとアロスタティック負荷が高くなり、身体は大きな代償を払わなくてはならなくなる。家にたとえて言えば、メンテナンスを怠っているうちに、次第にあちこちが傷み始めるようなものである。

生き残りをかけた反応で、交感神経系の働きと、ある意味対極にあるのが背側迷走神経系の活性化である。それによってもたらされる不動状態は、やはり大きな代償を伴う。ただし、そのメカニズムは交感神経系の過覚醒とは少し異なる。背側迷走神経系は身体資源を温存する。もっとも極端な反応は擬死を引き起こして究極の温存状態に入ることである。潜水哺乳類の例を思い出していただきたい。背側迷走神経系による不動状態にあるということは、絶体絶命の危機にあることを意味し、身体はあらゆる資源を極限まで節約しようとする。

こちらも家のたとえで説明すれば、職を失い、全財産を使い果たしたので、ペンキの塗り替えなどをしている場合ではない、というわけである。今は、食べ物やその他の**生きるための最低限の必需品を確保するために、残っている全ての資源を節約**しようとする。身体資源の「余り」が出てくるまでは、メンテナンス作業は脇に追いやらねばならない。このように、背側迷走神経系が究極の節約モードに入っているときも、メンテナンスをする余裕はなく、ここでも高いアロスタティック負荷が作り出される。

生き残りをかけた生理学的な状態を維持することは、アロスタシスを増すことでもある。こうした状態で、免疫反応や消化による栄養素の摂取、休息といった生理学的なメンテナンス機能が慢性的に制限されたら、心身に重大な支障が生じることは明白である。**発達性トラウマが、時を経て深刻な疾**

病を引き起こす理由がこれでお分かりいただけただろう。第6章でさらに詳しく論じるが、ACE（逆境的小児期体験）研究はこの相関を明確に示した。

発達性トラウマが後に健康問題を引き起こす理由としては、一つには、**子どもはストレスに対して交感神経系の過覚醒か、または背側迷走神経系の極端なエネルギー節約状態でしか対応できない**ことが関係している。このような状態は生理学的な負荷がかかりすぎる。さらにそれよりも重大なのは、幼い時を逆境の中で過ごした子どもは、安全であるという感覚を持つことができなかったため、社会的交流と恐れを伴わない不動化の両方に使われる神経基盤が十分に発達していないことである。その結果、身体を万全に整えレジリエンスを強化するために必要な、免疫活動、消化、睡眠といった機能が健全に働かなくなってしまう。

発達性トラウマは生理学的機能を損なうだけでなく、自律神経系にも悪い影響を与える。自律神経系の機能が健全に発達しないと、感情的、心理的な悪影響が生じる。ポージェスは、自身の内なる生理学的状態を感じとり調整する能力は、より高次の行動的、心理的、社会的プロセスの適応性を形作る基礎であると述べている（Porges, 1993, 16）。つまり、生理学的に自己調整する能力は、さらに複雑な行動的、心理的、社会的能力のための基盤を形成しているということである。

人間の一生を通して、最も急速に発達を遂げるのは受胎から三歳までの期間である。この期間中、生き残りをかけた生理学的状態に留まっていると、調整とつながりを支える神経生理学的な基盤を形成することができない。発達性トラウマは、今まで注目されることもなく、その存在さえ忘れられてしまうことも多かった。しかし、人生のごく初期に神経系の基盤が形作られることを理解すると、発達性トラウマによって、人が「世界」や「自分」や「他者」をどう捉えるかという視点が劇的に変化することが分かるだろう。

＊1　『ポリヴェーガル理論』について：ポージェス博士によって書かれた書籍の初邦訳本として、『ポリヴェーガル理論入門』（春秋社、二〇一八年、花丘ちぐさ訳）がある。

＊2　有鞘化：ニューロンの軸索の周りに、リン脂質の層が形成されること。これにより神経パルスの伝導が高速化される。

第5章　発達性トラウマの副作用

「安全である」という感覚は、健全な愛着形成と安定的に持続する協働調整によって生み出される。この感覚がないと、自己調整のための神経生理学的な基盤に歪みが生じ、調整不全や調整障害が起こる。本章では、こうした調整がうまくいかないと、生理学的、行動的、感情的、社会的な側面を含む**全人的な「自己」の獲得に否定的な影響が生じる**ことについて論じていく。調整不全がある場合は、こうした側面のいずれか、あるいはすべてに何らかの症状が現れる可能性がある。序章でも述べたが、自己調整能力はレジリエンスを獲得するのに必要な重要な要素の一つである（Shonkoff et al., 2015）。

前章では、自律神経系の役割について説明した。自律神経系は、社会的なつながり、安全の知覚、生き残りのための反応などを引き起こす神経基盤を調整する。ポリヴェーガル理論では、脅威に直面した時は、**脅威の程度に応じて、交感神経系か、副交感神経系が用いられる**と論じている。交感神経系は活動することで脅威に対応するための反応を引き起こし、副交感神経系は、社会的交流か、凍りつき反応を引き起こす。しかしポージェスは、実際に脅威を体験した時は、それぞれの反応がはっきりと段階的に起きるわけではなく、様々なシステムの違った側面が、時には優勢になったり、また劣勢になったりする「**境目のない連続した状態**」であると述べている（Porges, 2011a）。同じように、社会交流においても、活性化やストレスの程度によって、生理学的にも幅広い反応が起きる。

また、生理学的反応だけではなく、行動においても、こうした複雑な状況が観察される。たとえば、子どもが親にしがみつきながら、親を叩いている光景を目にすることもある。子どもは、怒って攻撃的になっているが、親と関わり安心することも求めている。

親子間の葛藤、夫婦の不和、家族の葛藤や社会的ストレスに対する子どものストレス反応と自律神経系の機能については、多くの研究がなされている。ここでは、自律神経系が互恵的範囲で機能しなくなってしまった状況下で、どのような動きをするかについて論じる。こうした状況を体験したために、深刻な調整不全に苦しんでいるクライアントに働きかける時に、自律神経系機能の情報が役に立つだろう。

基本構造の調整不全

本節では、安全が欠けていたために、最も基本的な部分が健全に発達を遂げられなかった場合、どのようなことが起きるのかを説明する。我々はこれを**基本構造の調整不全**と呼んでいる。これは、無秩序型愛着スタイルの特徴と、もっとも一致する。

前章での自律神経系の記述は、図３に見られる拮抗する働きがあることを前提としている。

交感神経系の働きが高まり、「オン」になると、副交感神経系の働きは下がる。つまり、交感神経系へのブレーキは「オフ」になる。反対に、副交感神経系の働きが高まると、交感神経系の働きは下がり、生理学的な反応も下がる。たとえばエクササイズをしている時は、副交感神経系は調子を下げ、交感神経系が高まって心拍を活性化し、酸素消費を増し、活動を支えるために栄養素を大量に放出するよう、諸器官に信号を出すはずである。自律神経系がこのように機能している時は、交感神経系と副交感神経系

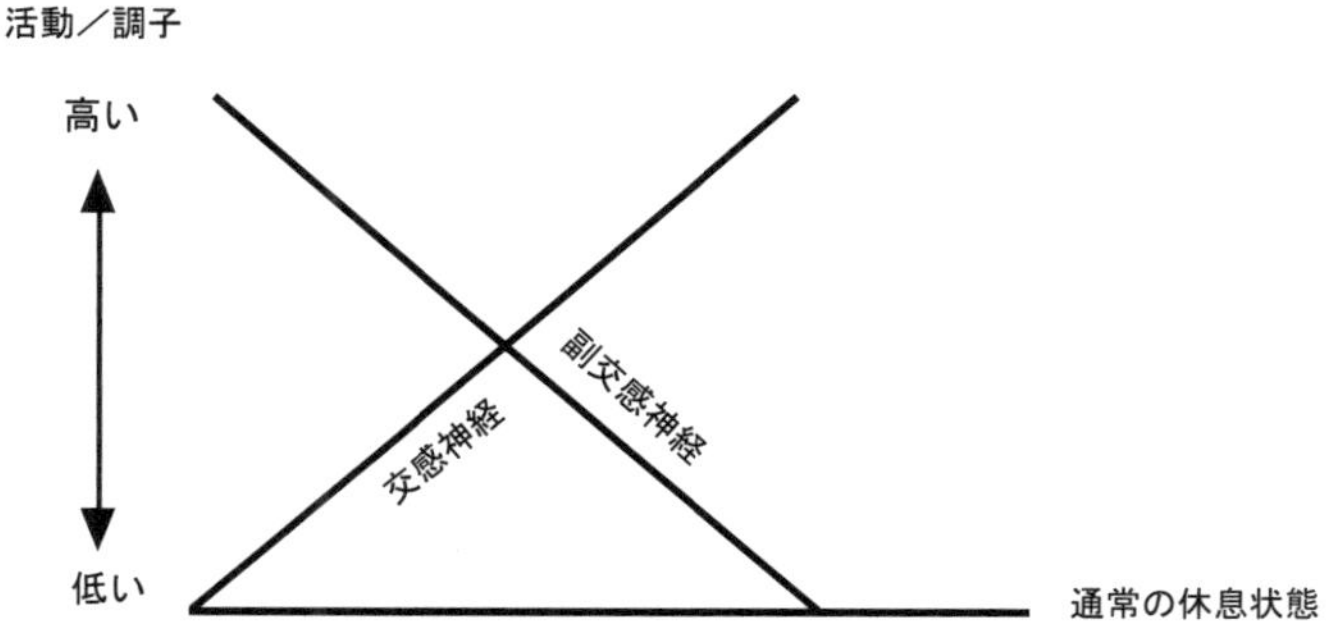

図３：自律神経系の拮抗する働き

は拮抗していると考えられる。

通常は自律神経系が拮抗する状態で機能していても、ストレスのために適応できなくなることもある。たとえば、**不適切養育、夫婦間の葛藤、極端に子どもの行動をコントロールするような養育姿勢**によって、子どもの迷走神経系が慢性的に調整不全になることがある。こうなると、交感神経系が常に亢進した状態で、副交感神経系のブレーキは慢性的に機能不全となる。自律神経系がこのような状態に置かれると、将来的に不安症、問題行動、その他の心身の問題が起きてくる可能性がある。子どもが家庭環境の中で慢性的なストレスにさらされると、子どもの交感神経系は、その脅威に反応して、常に活性化した状態に陥る。そうすると、ストレスに適応するためのアロスタティック負荷が増加し、潜在的には、交感神経系の作用によって、攻撃的な行動を起こすこともある。初めは適応的なストレス反応であったとしても、長期化すれば不適応となり、子どもの心身を蝕む危険が増す（Erath, El-Sheikh, and Cummings 2009; Hinnant, Erath, and El-Sheikh 2015; Krishnakumar and Buehler, 2000）。

こうした調整不全は、自律神経系が拮抗するモデルとして機能している時にも起こりえる。さらに、研究者の中には、拮抗するモデルとはいささか様相を異にする複雑な反応について論じている者もある。エルンスト・ゲルホーン、ギャリー・バーントソン、ピーター・ラヴィーンは、共に、蓄積したストレス反応にさらされた自律神経系は、**非互恵的に機能するようになる**と主張している(Payne and Crane-Godreau, 2015)。

バーントソンの「**自律空間モデル**」は、自律神経系の非互恵的作用をうまく説明している

(Berntson et al., 1994)。図３では、自律神経系は、生理学的なモデルに基づき拮抗して作用し、常に首尾一貫した信号を発するように機能している。つまり、交感神経系が活性化すれば、副交感神経系は抑制され、心拍数や呼吸数が上昇するような生理学的反応を生む。また、副交感神経系が活性化すれば、交感神経系は抑制され、生理学的反応を下方調整し、より穏やかで落ち着いた反応を生む。言い換えれば、生理学的反応は、一般的には**活動か休息かという一貫した軸の上**で互恵的に働いている。

それに対して、**非互恵的反応**では、自律神経系が活性化と抑制の両方の反応を起こす。バーントソンはこれを、「**相互活性**（co-activation）」と「**相互抑制**（co-inhibition）」と呼んだ。相互活性は、交感神経系と副交感神経系の双方が同時に活性化するという意味で、相互抑制は、双方が同時に脱活性化するという意味である。交感神経系と副交感神経系は、通常は相反する生理学的作用を引き起こすように働く。したがって、こうした自律神経系の働きは、身体の自然な反応に逆行するものであり、生理学的に相反する行動を同時にしようとし、図４に見られるような、**生理学的なパラドクス**を作り出す。

ポリヴェーガル理論でも論じられているように、自律神経系が円満に作用している時は、系統発生的に新しい、洗練された神経系によって、適応的な生理学的反応が引き起こされる。つまり、精妙な働きをする腹側迷走神経系が闊達に作用しているのである。一方、非互恵的な自律神経系の反応が起きてくると、ストレスへの適応的な反応を起こすことができず、子どもに健康問題や不適応な行動を引き起こす可能性がある（El-Sheikh and Erath, 2011）。次章では、こうした調整不全と健康問題の関係について詳しく説明する。
ラヴィーンのソマティック・エクスペリエンシング®トラウマ療法モデルでは、この自律神経系の非互恵的作用を、トラウマによってストレス生理学が変化したために起きる非常に難しい問題として捉えている。この非互恵的生理学的反応は、**調整不全の自己完結的なループ**を作り出す傾向がある。

子どもがまだ幼い時に、長期にわたる入院や家族の葛藤などを体験し、健全な愛着形成や協働調整ができなかった場合、早期トラウマが生じる。そうすると、不適応反応が形成されやすくなる。こうした子どもの混乱した反応の根本に、自律神経系の調整不全がある。したがって、後から健全な愛着や協働調整を形成しようと試みても、なかなか効果が上がらないことが多い。子どもは適切な自己調整や感情調整を獲得していないので、周囲とも折り合わず、さらに混乱した生理学的反応が引き起こされる。そのため、調整を可能にする安全な状況を作り出すことが、ますます難しくなるという悪循環が生じる。**初期の基礎がぐらつくと、その上に建つものは**

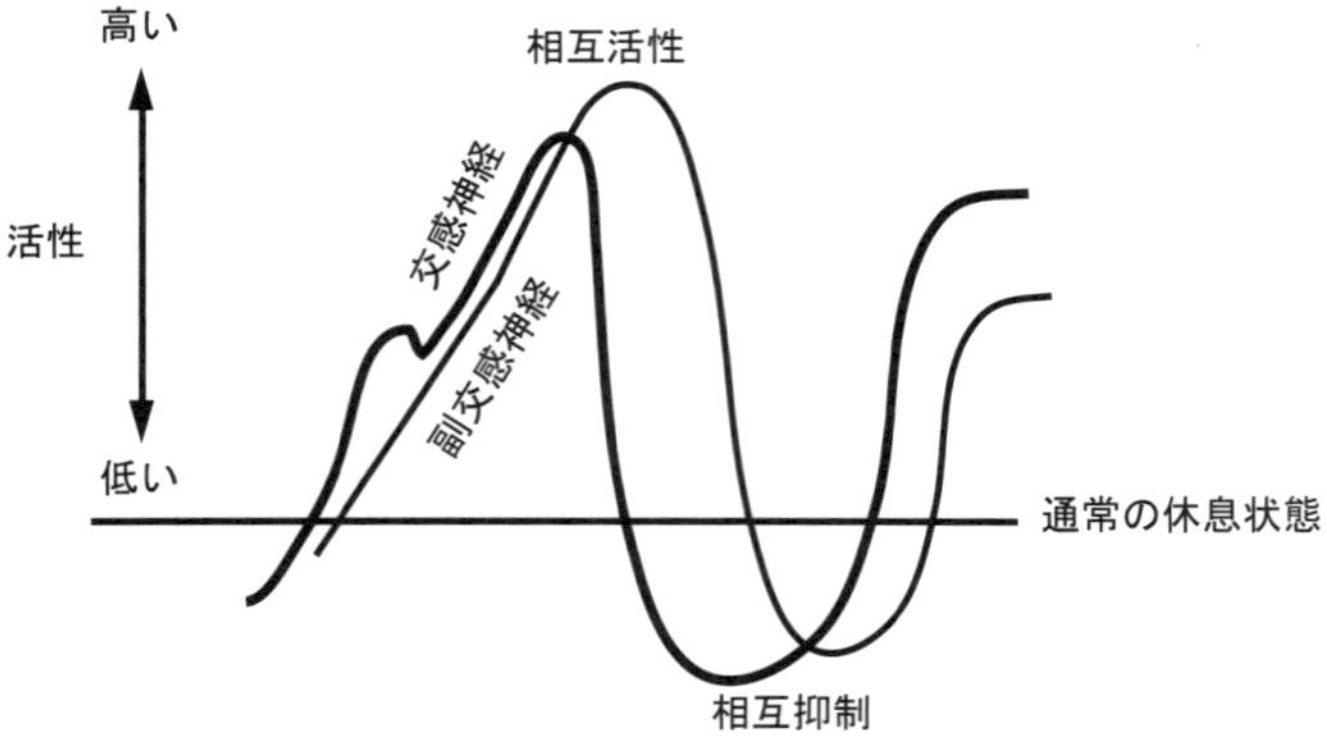

図4：自律神経系の生理学的パラドクス

皆、不安定になるのだ。

基本構造の調整不全があると、自己調整したり、人と関わることが難しくなる。なぜなら、生理学的状態が社会交流や「安全である」という感覚を持つことができる段階になっていないからである。生理学的反応は、脅威や危険の信号を絶えることなく送り続けている。調整ができないと、脅威に対し極端に反応してしまうし、すべてのことを脅威として知覚する状態に陥る。こうした状態では、脅威と脅威への反応に関する記憶が、より大きな「重み」を伴って扁桃体と海馬に刻印され、こうした脅威に関する記憶がより強烈に、かつ長く保たれるよう、**神経科学的な記憶マーカー**が形成される(Janak and Tye, 2015)。過去の記憶をたどり、そこから学習されたことを見直す時には、脅威に関する情報がより多くある状態になっている。そして、脅威には鋭敏に反応するようになり、そのたびに**「やはりこの世界は危険なのだ」という信念を再確認**することになる。次に自己完結的なループに入り、調整不全の神経系から、「脅威がある」という信号が送られ、過去の体験の記憶によって脅威は本当にあると確信し、脅威反応を起こす。この段階では、周りにいる人たちも、あたかも脅威があるかのように感じてしまう。基本構造の調整不全を持った人が過敏に反応すると、その友人や家族は、「自分たちが脅威にさらされている」と感じてしまい、防衛反応を示す。すると、最初に防衛的な反応を起こしたのは、実際は調整不全を抱える人であったにもかかわらず、周りの防衛的な態度を見て、**「自分は周りの人から攻撃されている」**と感じてしまい、これが悪循環となる。

こうした状態では、実際は危険なのに、危険ではないと誤った判断をしたり、脅威の可能性が最も少ない状況であるにもかかわらず、過敏に反応してしまうかもしれない（Janak and Tye, 2015）。人生の早期からこのような反応が起きていると、ニューロセプションは**誤った基準値**に合わせて構成されてしまう。そうなると、安全な時でさえ、安全を知覚するより、脅威を検知しようとしてしまう。**絶えず脅威を感じており、あたりかまわず攻撃**してしまい、驚いた相手が思わず攻撃的になると、「やはり世界は脅威に満ちている」という確信を深める。あるいは、凍りつき状態に陥り、誰かが親切に支援を申し出てくれたり、関係を持とうとしてくれているのに、それに反応できなかったり、拒否したりしてしまう。無反応であったり、拒絶されれば、そうした親切な申し出をした人も、早晩その人のもとを立ち去るだろう。

経験ある臨床家たちは、特に生理学的状態が互恵的に働いていない場合は、この基本構造の調整不全があることを察知する。基礎的なレベルで調整不全が起きていると、協働調整も、自己調整も難しい。こうした状態が起きている場合は、**このクライアントが発達性トラウマを抱えているということは容易に推測できる**。その場合、慎重に介入していかなくてはならない。基本構造の調整不全が起きていることが見て取れ、なおかつクライアントに早期トラウマの履歴があることが明らかな場合は、**セッションはゆっくりと進めなくてはならない**。なぜなら、このようなクライアントの生理学的状態は、過覚醒から背側迷走神経系による凍りつきへと、あっという間に移行してしまうからだ。そのため、クライアントは話をすることさえ難しく、臨床家がつながりや安心を提供しても、それに適切に反応できないことも多い。したがって、クライアントに変化を促すのが困難な場合もよくある。こういうクライアントは、脅威に過剰に反応することもあれば、脅威を見過ごすこともある。いずれにしても、「今・ここ」にとどまり、そこにある安全な体験とつながろうとする努力もかき消されてしまう。彼らは、**生き残りをかけた生理学的反応に、常に駆り立てられている**のだ。

ジョンは四五歳で、マリアと二〇年以上前に結婚した。二人は、共に大学四年生だった時、ブラインドデート（知らない人と初対面でデートすること）で知り合った。わずか二週間の付き合いで、二人は結婚を決めた。二人の結婚生活は、当初から困難続きだったが、それでも二人は別れなかった。マリアはよく、「ジョンとはイチかバチかで結婚したけど、結局『悪いほう』に行っちゃったわ」と言う。

大学を卒業すると、ジョンは小さな旅行代理店を開いた。最初は仕事に熱心に取り組んでいたが、すぐにストレスを感じ始め、不眠をはじめとする健康問題を抱え込んだ。その頃、社会的な流れで、人々はインターネットで旅行ツアーを購入するようになった。五年後にジョンの旅行代理店は倒産した。ジョンは事務所の家賃が払えず、従業員への支払いも滞った。気を紛らわせるために酒に頼ったが、かえって睡眠障害が悪化した。

ジョンは、明るい光に当たったり騒がしい音を聞くと、ひどい偏頭痛を起こすようになった。ストレスと偏頭痛で、ジョンは約一五キロも痩せた。そして、グルコースの数値が異常に高くなり、高血圧に悩まされるようになった。旅行代理店が倒産してから、ジョンは自宅にひきこもり、ほとんどの時間を暗い自室の中で過ごした。もうマリアと寝室をともにすることも止め、テレビを見る気力も失った。やがて入浴も止め、基本的な衛生を保つための習慣も止めてしまった。それから急激な腹痛が起こるようになり、マリアとの間は険悪になった。

ジョンの生理学的状態には、まず基本構造の調整不全があり、自律神経系の混乱した反応が起きていた。彼はストレスを受け、過覚醒状態だったが、同時にひきこもり、エネルギーが湧いてこない状態だった。夜は寝ることができなかったが、日中はずっと薄暗い部屋の中で居眠りをしていた。

彼の交感神経系は過覚醒状態であり、明らかな脅威がなくても、理由もなく活性化し、いったん興奮するとなかなか落ち着けなかった。さらに、消耗し圧倒されているようにも感じた。ジョンは、自分には何の希望もなく、死にたいと話した。マリアは、ソマティックなアプローチでトラウマを扱うセラピストのところへジョンを無理やり連れて行った。セラピストは経験を積んでいたので、ジョンが体験している症状は早期トラウマによるものではないかと推測した。最初のうちは、ジョンは、セラピストが小さい頃のことを尋ねるだけで怒りだし、防衛的になった。そして、自分の症状は仕事を失ったストレスからくるだけだと主張した。

セラピストは、あるセッションでジョンの覚醒レベルに働きかけた。すると彼は、それから三日間、ひたすら眠り続けた。そしてその間ずっと偏頭痛があった。こんなことは今までに一度もないことだった。その後は、セラピストはジョンのために心理教育を行い、「調整不全」という言葉を使って彼の症状を説明した。それによってジョンは、なぜ極端から極端へと激しく振れる症状が起きてきたのかについて、理解し始めた。ジョンは、セッションの中で、アルコール依存症の父に育てられたこと、父は酔うと、ジョンや兄弟の目の前でジョンの母を殴ったことを明かした。

ジョンは、ゆっくりとセッションを進めていく必要があることを十分理解したので、少しずつストレスに働きかける方法を、喜んで受け入れた。さらに、ひきこもりと低エネルギー状態が何を意味していたのかを理解していった。幼い頃、家庭に安全がなかったことが、自分の症状に与えた影響についても理解するようになった。

つらい症状を紐解き、より良い調整能力を築くには、長い時間がかかることは明らかだったが、ジョンは初めて、どの道を歩んでいったらいいのかを示す地図を手に入れたかのように感じた。

生き残りをかけた生理学的反応が暴走する時

脅威があるときの生理学的状態を、脅威がない時のそれと区別するために、我々はそれを「**生き残りをかけた生理学的反応**」と呼ぶ。これは、脅威を知覚した時に起こる、交感神経系の強度の活性化による**過覚醒状態**の生理学的反応と、背側迷走神経系が強度に活性化した時の**凍りつき**反応である。この二つの生理学的反応を考える時、一つの連続体の一方の端に交感神経系の反応を、そしてもう一方の端に副交感神経系の反応を置いてみるとわかりやすい。いずれにせよ、この二つの脅威への反応は、ごく短時間続くように設定された仕組みである。前章で論じたように、もしこうした生理学的状態が長く続くと、ストレスに適応するためのアロスタティック負荷が作られ、身体に大きな負担をかけることになる。

生き残りをかけた生理学的反応は、まるで**暴走する機関車**のようなものだ。いったんこの状態が引き起こされると、もうそれを止めることはできない。もう少し冷静に考えてみようとか、事態は思ったほど深刻ではないと判断する猶予は与えられない。こうした生き残り反応は、緊急事態では、躊躇なく引き起こされる。自身の命が危ういのに、あれこれ考えている余裕はないのである。

生き残りをかけた生理学的反応は、意思と関係なく即座に起き、**瞬時に好奇心や創造性を消し去る**。前章で記したように、交感神経系が強度に活性化すると、身体には著しい変化が起きる。聴覚が変化し、脳が情報や記憶を処理する方法も変わる。そして脅威を検知し、即時に防衛体制を敷くことができるように、常時環境を監視する。それに対して、背側迷走神経系が強度に活性化している状態では、感覚が麻痺し、環境から切り離されているように感じる。この背側迷走神経系の活性化が昂じると、生理学的な「凍りつき」反応が起きる。

これらの極端な生理反応は、論理的思考、社会的つながり、あるいは環境とその中の他人へのバランスの取れた反応とは両立しない。代わりに、生き残りをかけた危急の問題を解決するために、**自己防衛的な行動**に駆り立てられる。もし成育過程が健全であったら、これらの生き残るための反応は、本当に命がけの脅威が迫ってきた時のみに起きてきて、一定の時間が経つと終わる。また、反応の強さは、実際の脅威の深刻さに大体見合うものである。生き残りをかけた状況が終わったり、実は命を脅かされるほどのものではなかったと判ったら、生き残りをかけた反応ではなく、程よい活動を提供する、バランスの取れた生理学的状態に戻るだろう。

ポージェスはこのように述べている。「防衛的な戦略から、社会的交流の戦略に効果的に切り替えるために、哺乳類の神経系は、二つの大切な適応課題を成し遂げる必要がある：（1）危機を査定する（2）環境が安全だと感じられたら、闘争、逃走、凍りつき行動を引き起こす、より原始的な辺縁系の働きを抑制する。有機体の安全体験を増す可能性を持つ刺激はすべて、社会交流システムに組込まれた向社会的行動を提供する、より進化した神経回路を回復する可能性を持っている」（Porges, 2009, 88）。

つまり、より大きな安全感覚を体験すれば、腹側迷走神経系が支配する社会交流システムに留まりやすくなり、闘争、逃走、凍りつきといった、生き残るための原始的な反応を抑制できるようになるだろう。

一方、**安全を体験したことがない**と、危機を正確に査定したり、環境中に安全であることを見出して、うまく適応しながら生きていくことが難しくなる。こうした状況では、我々の行動や体験すべてにおいて、生き残り反応が、常時フィルターのように働いている。我々は、あっという間に生き残り反応に飲み込まれ、我々の生理学的状態は、あたかも恐ろしい脅威が迫ってきているかのように反応するだろう。過剰に反応し過ぎるか、あるいは背側迷走神経系が優位となり、ほとんど反応を示さなくなるだろう。もし自律神経系が非互恵的範囲に入ってしまったら、生理学的状態は混沌として、最も小さな刺激にさえ秩序だった反応を示すことができないだろう。生き残るための生理学的反応は、「走れ!」そして「凍りつけ!」と同時に叫び、これらの信号を判別する能力は圧倒され、**実際の脅威が何かを判断し、適切に反応することはできなくなる。**

生き残るための生理学的反応は、岩を満載したソリで雪の斜面を滑り降りるようなものだ。岩をたくさん積んでいるほど、ソリは重くなり、勢いを増すだろう。生き残るための生理学的反応が極端に働くほど、反応は「負荷」を増し、抵抗できず、反応を制御しにくくなる。幼少期に生き残るための感覚が脅かされると、生き残るための生理学的反応は、もはや限られた時間に働くだけではなく、それが「通常の」生理学的状態になるだろう。交感神経系が過覚醒である状態が、その人の「休んでいる」状態となり、社会的つながりを作る腹側迷走神経系が十分機能しなくなるかもしれない。あるいは背側迷走神経系が過度に優位になっている状態がその人の通常の状態となり、麻痺して無関心になるかもしれない。いずれの場合も、我々の心身の機能に深刻な変化が表れてくるだろう。生き残るための生理学的状態が優位になり、「安全である」と感じて、自分や他者と関わっていく能力が奪われると、生理学的状態だけが悪影響を受けるだけではなく、一人の人のすべての側面が影響を受ける。

生理反応がスムーズにいかないと、生き延びようとする衝動は、信頼性を欠き、それが身体的、心理的、行動的、社会的側面全てに表れる。健全な社会的つながりを提供する神経基盤なくして、協働調整や自己調整をしたり、帰属とつながりの感覚を感じることは困難である。こうした状態の人を助けるために、まずやらなくてはならないことは、**生き残るための生理学的状態からその人が脱出するのを助けること**である。健全な調整ができないことで引き起こされる不適応反応は、臨床家が提供しようとする、調和の取れた状態に近づくことを妨害する。

臨床家は、生き残るための生理学的状態が、安定した状態に比べて、どれほど強く反応を駆り立てるかを理解することが大切だ。人生の早期に身に着けた生き残るための努力によって生じてくる力学を十分に理解すれば、クライアントを援助しやすくなる。

ローカス・オブ・コントロール（LOC）への影響

一九五〇年代、アメリカの心理学者ジュリアン・ロッターは、**ローカス・オブ・コントロール**（Locus of Control：統制の所在　以下、**LOC**）のモデルを開発した。以来このモデルは、様々な文脈の中で十分に検討され、人生で起きる出来事の成果を巡る、感覚の統制に関連する行動や信念体系のいくつかを理解して、役立てるために、心理学や、仕事、自己啓発のコーチングに使われている。

LOCの例

内的LOC

・他人の考えや意見にあまり興味を持たない
・挑戦を受けたり立ち向かう時に、自信がある
・普通、身体面でより健康的である
・自己効力感を強く持つ
・ゴールを定め、それを成し遂げるために着実に働くことができる
・自分は幸せだと報告することが多く、独立性を高く評価する
・普通、自分のペースで働くほうが、うまくいく

外的ＬＯＣ

・自分の状況について、他人のせいにすることが多い
・他人や運、状況を、すぐ信頼する
・無力感を持つ
・自分には事態に挑戦する能力はない、と信じる
・希望を持たず、困難には無力感をもって対峙する
・助けてもらえないと学びがち

ＬＯＣが内的方向へ強力に働くと、人は自らの行動によって引き起こされることの成果に影響を与えることができ、行動の責任を取ることができ、他人の意見に振り回されずに済むと考える傾向がある。また、成功することを高く評価し、自らの失敗を否定的な結果と捉えがちである。ＬＯＣが外的方向へ強力に働くと、物事は他人や宿命、運といった、自分ではどうしようもない外側の要素によって制御されていると考えがちで、自分の人生に起こることを他人のせいにしがちになる。また、結果は他人の手の中にある、という強い信念を持ちがちでもある。ロッターは後年の仕事で、ＬＯＣは連続体の中にあるので、それぞれの人間はそれぞれのＬＯＣに影響を受けて、混ざり合った性格を持つと指摘した（Rotter, 1975）。どのような信念であれ、それなりの強さがあり、また弱さもある。しか

し、外的ＬＯＣが極端に強いと、ストレスを受けやすく、臨床レベルの失意を生みがちである(Benassi,Sweeney,and Dufour, 1988)。自己効力感と内的ＬＯＣは、共に、レジリエンスに影響する保護的な要素である（Shonkoff and Phillips, 2000)。

ここでは、そのモデルを紹介し、臨床家が、早期トラウマが起きる時の力学を理解できるように、詳述する。

子どもにとって、ＬＯＣは常に外にある。子どもは食べさせてくれ、おむつを替えてくれ、なだめてくれる誰かに頼る。子どもは、協働調整と自己調整への移行のプロセスにおいて、寒い時には毛布を持ってきてくれる、といった、内なる状態が壊れないように世話をしてくれる、頼りになる養育者の存在を体験する必要がある。この信頼できる状態の中で、子どもは、安全感覚、好奇心、人と関わる術等を身に着けることができると、**外なる環境**に入っていくことができる。ポージェスが記すように、「食べさせてもらったり、げっぷをさせてもらったり、といった**内なる要求**が、外からの要求より大切ではなくなると、子どもの準備が整う。子どもが、周りの人々や物事と関わり合いたいと願うようになると、反応の戦略は舞台を移す」のである（Porges 2011a, 80)。空腹だとか寒いといった、内なる要求に注意を向ける必要がなくなる時、子どもは自由に他の世界に興味を持つようになる。

養育者が、思慮深く、子どもの欲求を適切に満たすよう対応すると、子どもが内と外のＬＯＣの連続体を健全に築き上げるための土台が築かれる。これによって、健全な協働調整のプロセスが始まり、子どもは、ゆっくりと自己調整の能力を発達させることができる。この文脈では、子どもは、時として、ＬＯＣの完全な連続体に近づくように発達するだろう。つまり、状況によっては、自分が環境に影響を与えることもできないし、その結果を左右することもできないので、**自分を責めたりせずに、その結果に適応する必要がある、と気づく能力**を醸成すると言ってもいいだろう。

発達性トラウマの原因となる体験は、ＬＯＣの健全な発達も妨げる可能性がある。無秩序型愛着スタイルを形成するような環境では、神経系は予測できない反応を起こしがちであり、ＬＯＣもまた、無秩序であるという認識につながりやすい。目の前のＬＯＣ（統制の所在）である養育者に頼っている発達段階で、そのような発達性トラウマが体験されると、こうした早期トラウマを持った者の多くが、極端な外的ＬＯＣに沿った連続体を作りがちである。つまり、こうした発達性トラウマを持つ人が、「自分は、外界や、警官、上司、政府など、権威を持った存在の犠牲者なのだ」という感覚を持っても、不思議ではない。一方、内的ＬＯＣが崩壊した人たちは、人生の全ての体験は、それが明らかに自分の手に負えないものであっても、すべて自分に責任があるという極端な感覚を持つ可能性がある。悪い出来事や結果はすべて自分のせいで、自分は悪い出来事を引き起こした悪い人間なのだ、と信じている。これは、発達性トラウマの副作用として重要なもので、これについては、第７章でさらに詳述する。

ここまで、健全な機能の回復を難しくし、不適応反応を引き起こす発達性トラウマのいくつかの要素を見てきた。それは、さまざまなシステムの調整不全であり、現実的に生き残るための文脈には沿っておらず、的外れな行動へと駆り立てる、生き残るための生理学的反応、そして、制御感の崩壊または制御の欠落である。これらが組み合わさると、我々が「防衛的適応」と呼ぶ、代償戦略や管理戦略が常時繰り出されるようになる。

防衛的適応

本章のこれまでの節で、生理学的反応と、環境や環境中にいる他人への反応について述べてきた。さらに、体験の結果に影響を与える自身の能力や、手に負えない現実や、手に負えないと体験した感覚を生み出す、いくつかの力学を明確にした。小さな子どもにとってでさえ、体験を調整し、首尾一貫させることができないという欠落した感覚は、耐えがたいものである。このような時、子どもは深刻な調整不全と安全の欠如の結果として起こる圧倒的な体験をやり過ごすための、**代替になるシステム**を必死になって作り出そうとする。本物の調整の代わりになる、身体的・心理的戦略を開発し、時には入念な行動システムや信念体系を開発するだろう。

こうした行動については、ベルナルド・ブランドシャフトが「病的適応」と名付けた他、いくつかの表現がある（Brandchaft, 2007）。しかしここで我々は、それを「**防衛的適応**[*1]」と名付けたいと思う。圧倒的な体験をコントロールし、発達性トラウマを受けながらも、何とか生き延びようと努力するときは、行動的な不適応だけではなく、身体的な不適応が生じることがある。現在までの適応のモデルの多くは、心理的・行動的反応だけに着目している。

適応に関する基本的な理論は、ジークムント・フロイトから始まったが、ジャン・ピアジェは、現在では普通に使われているような適応の概念を含めた認知的発達モデルを明示した。ピアジェのモデルは、我々の認知的な発達が進むにつれて、どのように世界の知識と体験を統合していくかを明示した。どのように知識を組織立て、個々の人間が自身の世界観を作り上げるかを説明するために、ピアジェは「シェマ」[*2]という言葉を使った（Gruber and Voneche, 1977）。

ブランドシャフトは、早期トラウマに見舞われた時に発達する根深い適応形式を説明するのに、「**病的適応**」という言葉を用いた（Branchaft, 2007）。ブランドシャフトによると、この適応形式は、トラウマに脅かされた、「つながり」と「愛着」を守るために、自分自身が体験していくことをあきらめ、他人の信念や感情を無意識に採用する、あらゆるやり方を含むという。これは、子どもが、「耐えられない苦痛と存在的な不安」から自身を守るための試みから始まる（Branchaft, 2007, 667）。親が調整能力をつけていく方法を提供しないと、その代わりに、子どもに自分たちの望みに応えるよう要求する。つまり、**親自身の不安定な愛着や、自己調整の欠如**が、子どもとともに協働調整を行うことを妨げ、さらに、**親の代わりに、子どもがこれらの困難を償うよう要求する**のだ。これは無論、無意識の要求と衝動に駆られて起こる。

ブランドシャフトはこの力学を次のように記述する。「安心を与え、発達を促す愛着システムの中では、繊細な養育者が、子ども特有の体験に、調和がとれた連続的な形で応じる。トラウマが繰り返し現れると、子どもの自然なリズムや心理状態は、調和のとれた相互的な反応を始めない。その代わりに、子どもの愛着は、養育者自身の不安定な愛着スタイルに対応するための様々な解決策として発達する」(Brandchaft, 2007, 674)。

我々は、「病的適応」より、「防衛的適応」という言葉を好む。というのも、早期トラウマの文脈の中では、こうした適応は、**子どもの生き残るための努力の一部**だからである。圧倒的な無力感や恐怖、つながりの欠如をそのまま感じることは耐え難い。したがって子どもはそれらから身を守るために、防衛戦略を形成する。ブランドシャフトが記すように、時にこれらの適応は、安心感がなかった場合に作られる愛着スタイルに見られるような行動を形作る。あるいは、意識を保っていることを不可能にする背側迷走神経系を使って適応するといった、生理学的な反応を示すこともある。

我々は、成長してもこれらの力学を保ち続ける。すると、人間関係において健全な行動を維持する能力は阻害され、健全な生理学的反応は崩壊する。ブランドシャフトは、早期トラウマに由来する防衛的適応に伴う、強迫行動について的確に説明している。早期トラウマへの適応は、生き残るための恐怖の体験と結びついているので、生き残るための生理学的反応をすべて駆り立てる、強迫的な切迫性を持つ。「ここには根本的な混同がある」と、ブランドシャフトは言う。「**適応するために強迫的に服従することと、自ら望んで相手を喜ばせようとすることとの間に、明確な線引きができなくなる**。こうした強迫的な服従が、『愛』なのだと思い込んでいる。自らの喜びとしてパートナーの正当な必要を尊重するという適応スタイルは、健全な発達の輝かしい成果であり、すべての健全な関係性の必須条件である。病的適応は、発達性トラウマによる愛着体験の持続的な影響を表し、その本質は、強迫的な質によって特徴づけられる」（Brandchaft, 2007, 670)。

これが、知覚されたＬＯＣと防衛的適応が交錯する点である。望んだ結果をもたらす力や体験の成果に影響を与える能力の欠如を体験したり知覚したりするほど、環境は「脅威」と捉えられ、防衛的適応が強く働くようになる。

ブルース・ペリーは早期トラウマの影響について、以下のように述べている。「ある体験が、通常の体験の範囲を逸脱するほど、また、ある体験の生命への脅威が増すほど、通常の理性の働きによってその体験をくぐり抜け、乗り越えるのは難しくなるだろう」（Bruce Perry, 2002, 6)。発達性トラウマでは、世話をされ養われるといった、最も基本的な欲求さえ満たされないという、常軌を逸した体験が起こる。そしてこの**基本的な必要が満たされないことは、まさに命を脅かされる体験**である。

ここで、一つ思い出してほしい。まだ言語が発達しない時期にトラウマが起こると、そのトラウマは、神経系の鋳型を作りながら、文字通り、**神経細胞のパターンに書き込まれる**。これがその後の体験を参照する枠組みとなる。一方、成人の神経系にはすでに基盤ができている。トラウマ体験により、システムが変化するかもしれないが、確固とした基礎構造はすでにできあがっている。典型的なトラウマが体験されると、何年もの間、神経細胞のパターンが元に戻らないこともあるだろう。しかし、トラウマによって、基礎の上に構築された神経系のパターンは崩されても、子ども時代を経て一〇代になる間に築かれた健全な基礎は、しっかりした土台となっている。土台の上に、何が築かれるかについては、トラウマにより劇的な変化が起きるだろうが、土台は損なわれることがなく、その上では建て直しが可能である。ところが、発達性トラウマがあると、土台がちゃんと水平ではなかったり、しっかりとした伝承技術を用いて精密に作られていなかったりする。したがって、土台の上に乗るものは全て、**必要な支えを持たない状態**となる。

健全な神経細胞のプログラム内では、生理は、恒常性を保つように「設計」される。発達性トラウマの影響下では、認知・感情・行動・神経生理や生理に、著しい適応的な変化があるだろう。発達性トラウマは、子どもたちや大人たちすべてに同じ影響を与えるわけではない。子どもたちに見られる発達性トラウマの二つの典型的な反応は、**過覚醒か解離**で、大半はこの両方を使う。「敵対的」「反抗的」「遠くを見るような目つき」「行動化」そして「反抗的」といった表現は、怯えている大人や子どもを記述する時によく使われる。これらの行動は、怒ったり、イライラしたり、人を惑わしたりしがちで、これらの行動に走る大人や子どもに、さらなる疎外を生み、願っている結果とは反対のものを作り出す。これらの行動は理解しがたく、子どもは怒っている大人の非言語的手掛かりを深読みし、それによって、その子は、**行動や反応がさらに原始的で無秩序になっていく**だろう。

発達性トラウマと早期トラウマが、個々の神経系の発達に与える影響について知れば知るほど、こうした状態にある子どもや大人に、同情や理解を示す能力も大きくなる。**発達性トラウマの基本を理解するだけでも、我々の相互作用はより大きな可能性を持ち得る。**神経基盤の形成の失敗による影響や、脅威から身を守るための適応パターン形成について理解することは、癒しの鍵となる。生き残ることを求める深い切迫感があり、調整能力の根本的欠如を抱えていることによって、防衛的適応が駆り立てられる。そして、発達性トラウマを持つ人は、こうした防衛的適応により、**自身の身体や反応を制御できないと感じるところまで、究極的に追い詰められている**のだ。

では、想像してみてほしい。親戚が訪ねてきたので、お茶を飲もうと思い、ガスコンロに水を入れたやかんを置く。お茶を入れるのに完璧な温度のお湯を沸かそうと思い、ガスコンロに火をつける。あなたは、訪ねてきた親戚と親密な会話を交わし、一緒に美味しいお茶を飲もうと、お湯が沸くのを楽しみに待っている。ところが、突然湯が激しく沸騰する。あなたは瞬時にコンロに走り寄るが、火を止める時に不運にもひどい火傷をしてしまう。親戚は、火傷の処置のためにあなたを救急処置室に連れて行かなくてはならなくなる。この体験の後、あなたは、火傷するかもしれないので、お茶を飲むことはあまりに危険だと決めつける。さらに、この訪問は明らかに悲劇に終わったので、親戚はもうあなたを訪ねて行きたくないと思う。あなたも、もう親戚を家に招くのはやめた方がいいと思う。これは、ある種の防衛的適応の隠喩と考えることができるだろう。これは、この先も生きていくために、圧倒的な体験による活性化を納め、うまくやっていく神経系の反応のひとつである。自身の身を守り防衛する試みは、しばしば、極端な終わり方をし、孤立や分離をもたらす。防衛的適応は、その本質からして、人生を十分に生き、成長する能力を制限しがちである。

防衛的適応を、発達性トラウマとの関係で見ると、**適応の原始的な形**が見えてくる。こうした防衛的適応は、原始的である。しかし、成長すると、友人たちは、ある人がより予測可能で、「普通で」洗練された行動をとることを期待する。しかし、原始的な反応しかできなければ、人間関係はうまくいかない。自傷行為、摂食障害、強迫行動など、調整の代わりに用いるあらゆるもの、あるいは、制御、安全やつながりの感覚を提供する助けとなるあらゆる行動も、防衛的適応の中に含まれる。

フランクは八年生（訳注：日本の中学二年生）で、学校でみんなとうまくやることができず、友達が一人もいない。フランクの両親は、彼が二歳の時に飲酒運転の車の事故に巻き込まれて亡くなった。それ以来フランクは、叔父・叔母と一緒に暮らしている。フランクは、自分では両親のことをまったく覚えておらず、親戚から聞いた両親の話しか知らないようだ。

両親が死んで、叔母と伯父の家に住むようになってから、フランクが夜ベッドに入ると、叔父が性的虐待を行うようになった。フランクは怖くて、自分の身に起きていることを誰にも言うことができなかった。叔父が、もしこのことを誰かに言ったら、孤児院に入れると脅したからだ。そのため、虐待は数年にわたって続いた。

フランクは、身体の中に平和や静けさを感じることができなくなった。悪夢を見るようになり、クラスで落第点を取るようになった。破壊的な行動をとって、しばしば校長室に送られた。マリファナやその他の麻薬を試したが、探し求める安心感は得られなかった。フランクは、ある夜、自傷した。最初、彼は、腕を少しだけ切った。しかし、求めていた平安の反応は、すぐにやって来た。

その瞬間、それはせいぜい数秒の間だったと思うが、フランクは身体に感情的な痛みも、肉体的な痛みも感じなかった。平安だった。

フランクは自傷を続け、傷は深さも増した。性器や脚や脇の下や腕を切り続けた。皮膚は自傷による傷跡を残し始めた。このレベルの防衛的適応は、ほんの少しの間彼を落ち着かせるのに効果的だったが、長くは続かず、そのため彼はさらに頻繁に自傷を続けた。

フランクは穏やかさと安心に飢えていた。それを得られる方法を見つけたが、勿論ほんの一時の安心しか得られなかった。自傷は、彼を圧倒する動揺やストレス感をやり過ごす助けになったが、もっと本物の調整による支えを受け取るまで、この防衛的適応を止めることはできなかった。

フランクが頼った自傷行為は、クライアントが自身の神経系を調整し、動揺を鎮め、パニックや混乱による圧倒的な感情から逃れるために探し、開発したであろう、多くの可能な防衛的適応の一例に過ぎない。表１は、様々なタイプの防衛的適応を表している。特に、発達性トラウマと関係が強いと言われる原初的な適応の一覧である。

こういった適応のタイプは、他人には、自己防衛的な反応というより、癖や性格の一種として受け取られることが多い。こうした適応は、無意識の領域で機能しているため、発達性トラウマを持つ人

表１：発達性トラウマと関係がある防衛的適応

適応	症状	例
否認（原始的）	外界の出来事に気づかないようブロックする・現実や事実を受け入れようとしない・体験したり、扱うには大変すぎるので、苦しい出来事は存在しないかのように振る舞う	日常生活に支障を来たすほどの飲酒癖を持つが、飲酒の問題はないと言い張る
退行（原始的）	その人が最初の脅威やストレスと直面した心理的時間に退行する	子どもが学校に行き始めると、活性化し、またおねしょを始める
行動化（原始的）	他の方法では表現できないと思われる感情を表現するために、極端なやり方を見つける	ほとんど制御できない怒りに沸き立ち、車を無謀に高速で運転する
抑圧（原始的）	不愉快な思考や怖くなる思考が現実になるのを避けるため、無意識へと追いやる	ある生徒が、自分の先生は不公平だと感じるが、先生を攻撃することは我慢する
解離（原始的）	漂っているような感覚で、時間が経つことや意識を持つことを忘れている感じ。こうした遁走により、脅かされる危険な出来事を直接体験することを避ける。症状が深刻な場合、解離タイプは、別々の異なる人格を発達し得る	虫歯治療の時に感じる苦痛を避けるため、歯医者で解離を起こす
区画化（原始的）	複数の価値観や道徳を保つために、1つか2つ以上の現実を生きる	強い宗教的信念や道徳観を持っているのに、売春婦と関係を持ち、配偶者をだましているのに、言行の不一致に気づかないままでいる
投影（原始的）	自分の否定的な思考や衝動を、同じ考えを分かち合えない他人に転嫁し、その人のせいにする行為：思い込みで非難するタイプ	親自身も時々電気を消し忘れるのに、子どもがいつも電気を消し忘れると怒る
反動形成（原始的）	望まないこと、あるいは怒りを、反対の形にしようとする行為	上司に怒りを感じているが、手作りのドーナッツをプレゼントし続ける
知性化（原始的と成熟の中間）	内外の葛藤を無意識的に回避するために、知性や理屈を使って自分を守る・考えすぎることによって避ける	不治の病気と診断されたが、病気について調べることに力を傾けることで、さらなるストレス反応を回避する
正当化（原始的と成熟の中間）	出来事や衝動の脅威を減じるために、「事実」の認識を歪める	親が子どもを殴り、それは子どものためだと言う
理想化（成熟）	社会的に受け入れられる方法に置き換えて、満足を見つける；否定的な感情を覆い隠すため、肯定的で役に立つものに転嫁する	上司に怒りを感じたが、その後、家に帰って家を掃除する

と関わりあって暮らす人たちにとっては厄介な問題になる。そのような時も、発達性トラウマを持つ人たちにとって、防衛的適応は、文字通り、**彼らが生き残るためには必要だったのだ、と理解することが大切**である。これらの適応は、ごく短期間なら、効果的なのだ。

たとえば、防衛的適応のより原始的な形の一つである「否認」について考えてみよう。小さい子どもが、出来事を遠くに隔離し、起きなかったふりをし、空想の一部であるかのように扱うことは、圧倒される体験の恐怖から逃れ、安心するためには必要である。大人でさえ、より原始的な適応をしばしば利用する。さらに「否認」を例にとると、大人は、悲しい気持ちを慰めるためにアルコールに頼る。しかしその後、アルコール乱用については認めないといった問題が起こる。このように原始的な防衛的適応を示している人は、悪循環や慢性的な活性化に囚われており、より効果的な新しいスキルを学ぶ能力が妨げられてしまったように見えるだろう。

防衛的適応を評価したり吟味する時、これらの防衛は、生き残ることを助け、導き、確実にするために発達したのだ、と理解することが大切である。これらの適応反応は、前頭前皮質の作用により、意識的に引き起こされるのではなく、**無意識の領域**で起こる。生き残るための脅威を知覚したために、直接的に反応が引き起こされるのである。

防衛的適応はしばしば、不適応な行動となる。発達性トラウマの文脈の中では、不適応な行動の極端な例を見つけることは、まれではない。なぜなら、これらの適応の下にあるのは、生き残るための圧倒的な衝動を管理する必要性であり、それが極端な生理学的反応を引き起こすのである。

防衛的適応としての身体管理戦略

これまでは、主として行動的、心理的な防衛的適応に焦点を当てて論じてきたが、これらの戦略は、制御しているという感覚を作り出すために、簡単に、身体的、生理学的側面へと変化し得る。これは、身体的、内受容的体験とストレッサーが結びついた結果として起こることもある。

たとえば、小さな子どもが何か食べ物をねだると、養育者が、子どもが食べ物をねだることは恥であるとしながら、厳しく対応する。そして次に、多すぎる食べ物を全部食べるよう、子どもに強いる。すると子どもは、空腹感と怖い養育者の存在を関係づけ始めるだろう。そして、食べ物を取ることを我慢し、自分で空腹感をなだめることで、その不安を管理するようになるだろう。彼はいまや、行動的であり身体的な罠と反応を含んだ、防衛的適応を作り出したのだ。

本章の「生き残りをかけた生理学的反応が暴走する時」に記したように、慢性的なストレスに晒されることによって、身体的反応が不適応にならざるを得ないこともある。この場合は、無意識的な行動の変化ではなく、むしろ、**防衛的適応を作り出す同種のストレッサーに何回も反応するうちに身体的な変化が引き起こされる**。

一般的な例としては、背側迷走神経系のブレーキの仕組みを使いすぎることが挙げられる。頼りになり、協働調整できる養育者がいないと、子どもは、苦しい時に、圧倒的な活性化を自分で管理する仕組みを発達させる。背側迷走神経系の生理は、交感神経系の覚醒を抑制するので、子どもは、過度な刺激全般に対して、身体的にも生理学的にも背側の凍りつき状態へと逃げ込むことを学ぶ。時を経て、これが身体の反応をコントロールする第一選択肢となる。そうなると、たとえ誕生日パーティーのことを考えてワクワクしたとしても、凍りつきが引き起こされる。身体は、いかなるものであれ、「興奮」を感じたらどう反応するかについて、基本的な仕組みを構築した。楽しみを感じてワクワクすることに耐える神経系を作るのではなく、無意識のうちに、いかなる興奮も感じないように締め出すという、過剰な反応をしてしまう。

不適応な身体的戦略は、何であっても、ストレス適応負荷（アロスタティック負荷）を増し、長期間にわたって健康を害する。次章では、発達性トラウマの身体的・生理学的影響の副作用について、さらに詳しく論じていく。

＊１　防衛的適応：精神分析では「防衛機制」や「適応機制」という。
＊２　シェマ：認知心理学では体系化された体験や知識という意味で用いられ「スキーマ」と呼ぶ。

Part 2

調整とレジリエンス

発達性トラウマの発見と修復

パート2では、臨床家のために、発達性トラウマの影響と、それが症状としてどのように表れるかを論じる。発達性トラウマは自律神経系に影響を及ぼし、安全を感じることを妨げ、身体にもすさまじい弊害を及ぼす。パート2ではその詳細を説明する。

くわえて、慢性的なトラウマによるストレス症状の生理学的仕組みを解明する。これは、よく知られた単回性のトラウマの仕組みとは、かなり様相を異にする。生き延びるために続けてきた苦闘によって症状が作られ、人生におけるチャレンジに対処する能力を失い、最終的にはレジリエンスの能力が損なわれていく。

第6章　逆境的小児期体験（ACE）の影響

パート1では、理想的な環境で健全な発達が遂げられると、どのような状態になるのかを理解した。そして発達性トラウマは、発達が歪められた時に起きる可能性があることを概説した。パート2では、発達性トラウマの重大な影響のいくつかに焦点を当て、それらがクライアントにどのように表出するかを説明する。**早期トラウマによる身体的な症状に働きかける際に必要な技術**も紹介していく。

逆境的な子ども時代を過ごしたクライアントが、最初に臨床家を訪れる時は、声には力がなく、どこに顔を向け、次に何をしたらよいか、判らない様子であることが多い。彼らのリソースはほとんど枯渇した状態で、世界から孤立し、つながりが失われている。早期のトラウマの影響に苦しんでいる人々に、手を差し伸べ助けるのは簡単なことではない。今回が彼らの三度目、四度目、いやあるいは二〇度目の来談の試みかもしれず、解決を見つけ変化しようとしたこれまでの努力は報いられず、どこに行ったとしても、承認されることも、聴いてもらうことも、信じてもらうこともなかった、という不信感を抱いている。

発達性トラウマを持つクライアントは、**早期の逆境を覆い隠すための戦略を生涯かけて発達させてきた**と言える。その無力感の背後には何があるのだろうか。そこには、安心を求め、自分の問題行動を変えるための様々な方法を探し続けたものの、何も変わらなかったという感覚がある。今回は成果が得られるだろうという期待もあるが、しょせんは今回もうまくいかないだろうという感覚もある。それでも、セラピーを受けに来たという事実は、まだ本人が未来への希望を捨て去ったわけではないことを示している。

大人のクライアントにとって、サポートを求める理由は様々である。例を挙げれば、圧倒されやすい、不安感、孤独や寂しさ、依存症、見捨てられ不安、人とつながる難しさ等があるだろう。さらに様々な心理・感情的問題を抱えていることも多い。問題が身体に現れることもあり、その場合はおそらく、クライアントは医療機関を訪れる。これらは、筋肉痛や偏頭痛、消化器の不調や、集中したり学んだりできないなどの認知的な問題として表現されることもある。

またクライアントは、今になって現れてきた問題は、幼少期の体験に関係している、ということを無意識で感じていることがよくある。しかし、その因果関係を分かっているわけではない。第3章で述べたように、エピジェネティクスの問題もあるだろう。**発達性トラウマとは認識されていないものの、クライアントが早期のトラウマ的体験を持っていることもある。**たとえば難産、母親の妊娠時の薬物使用、新生児期の入院、怪我、病気なども その要因となり得る。多くのクライアントは、助けを必要としている一方で、自分にいつ、何が起こったのかを知らないことが多い。彼らの物語に共通するのは、何かが通常の成長と発達を妨げた、ということだけである。

子どもたちも、さまざまな理由でセラピーにやって来る。その多くは親たちがいきづまって、何をしたらよいか判らないということがほとんどである。子どもの発達性トラウマに苦悩する親は、**深い恥の感覚**とともにセラピーの扉を叩く。その恥の感覚がさらに助けを求めるのを遅くさせてしまうのである。早期のトラウマが、劇的に子どもの行動を変えてしまうことを理解していないと、親達は、自身を責めたり、子育てに失敗したと感じるだろう。子どもが学校で暴れたり、睡眠の問題を抱えたり、言うことを聞かず、攻撃的になっているのを見ると、親は、その子の将来がどうなるかを恐れ、心配したり、恥じたりする。大人と同じく、子どもたちも、消化や睡眠の問題、原因不明の痛み、認知や学習の問題を抱えて、医療機関に連れて行かれることもあるだろう。

しかし、今や逆境的小児期体験（ＡＣＥ）の研究が進んだおかげもあり、心理的な問題も身体的な問題も、ともに早期トラウマが関係している可能性があると考えられるようになってきた。

逆境的小児期体験（ACE）研究

一九八五年、カイザー・パーマネンテ（訳注：米国大手の保険会社）の研究者であるビンセント・フェリッティ博士は、自分の肥満クリニックにおいて、不可解で矛盾した傾向があることに気づいた。それは体重を落とすのに最も成功した参加者たちが、プログラムを完了する前に辞めてしまい、その後すぐにリバウンドしてしまうということである。

彼はこの傾向に興味を抱き、三百人近い参加者にインタビューした結果、驚くべきことを発見した。それはプログラムを完了せず去った人たちのほぼ全員に、**子ども時代に何らかの早期トラウマがある**ということだった。

そしてこれは、ロバート・アンダ博士と、米国疾病管理予防センター（CDC）との共同研究により、公衆衛生研究へと発展した。この研究は今も続いており、一万七千人以上の実験参加者が集められた。健康診断を終えた人たちに、簡単な八つの質問からなる質問紙に答えてもらい、実験参加者が子ども時代に特殊な体験をしたかどうかを調査した。さらに、参加者の最近の行動や健康状態についての情報も集めた。その結果、子ども時代のトラウマと大人になってからの健康状態に、驚くべき相関があることが示された。そしてこの研究結果は、後に医師、心理学者、心理臨床家、学校の教師やソーシャルワーカーたちの見解と、彼らの患者やクライアントおよび生徒に対する取り組みに、大きな転換をもたらすものとなった。

二〇〇七年に、アンダ博士は、ACE得点計算部（the Ace Score Calculator）を設立し、**ACE質問紙**の答えを数値化し、全体得点に基づいて危険因子を評価する方法を臨床家に提供した。ACE質問紙は、在宅で危険な状態にある子どもの評価や、セラピーのインテーク（訳注：初回に成育歴・家族歴などを聴くこと）などの領域にも使用されるようになると、質問も進化していった。現在使用されているものは、さまざまな形があるが、最も一般的なものは次に示したもので、アンダ博士が使った一〇の質問が含まれている。

【ACE質問紙】

あなたが一八歳の誕生日を迎える前に：

1．一緒に住んでいる親や大人が、あなたをののしったり、侮辱したり、こき下ろして恥をかかせたりすることがしばしば、あるいは非常に頻回にありましたか？　あるいは、体を傷つけられるという恐れを感じたことはありますか？

（はい・いいえ）

2．一緒に住んでいる家の親や大人が、あなたを押したりつかんだり、強く殴って、あざができたり、肉体を傷つけるようなことがしばしば、あるいは非常に頻回にありましたか？
（はい・いいえ）

3．大人、あるいはあなたより五歳以上年上の人が、あなたに性的なタッチをしたり、あなたに彼らの体を性的にタッチさせたりしたことがありましたか？　あるいは、あなたにたいして実際にオーラル、肛門、性器によるセックスをしようとしたり、実際に行ったことがありますか？
（はい・いいえ）

4．あなたは、家族のだれもあなたを愛してくれない、あるいは、あなたのことを大切であるとか特別であると考えてくれないと感じたことが、しばしば、あるいは非常に頻回にありましたか？　あなたの家族は、お互いを大切にしたり、親密になったり助け合ったりしていませんでしたか？
（はい・いいえ）

5．食べるものが十分にないとか、汚れた洋服を着ていたとか、誰も守ってくれないと感じることがしばしば、あるいは頻回にありましたか？　あなたの親が、酒に酔っていたり薬物で酩酊していたりして、あなたが病気で医師の診察を受ける必要があっても、病院に連れて行ってくれないことがありましたか？

（はい・いいえ）

6．実の両親が離婚したりあなたを捨てたり、その他の理由で、あなたと離ればなれになったことはありましたか？

（はい・いいえ）

7．あなたの母親か、継母が押されたり、つかまれたり、叩かれたり、ものを投げつけられたりしていたことがしばしば、あるいは非常に頻回にありましたか？　あるいは、蹴られたり、噛まれたり、げんこつで殴られたり、硬いもので殴られたりしていたことが、しばしば、あるいは頻回にありましたか？　あるいは、繰り返し数分間にわたって殴られたり、銃やナイフで脅されていたことがありますか？

（はい・いいえ）

8．問題がある態度でアルコールを飲む人、あるいは、アルコール依存症の人と一緒に生活していましたか？

9．うつや精神障害、自殺、自殺企図のあった人と一緒に生活していましたか？

（はい・いいえ）

10．家族が刑務所に入れられたことはありますか？

（はい・いいえ）

ACEスコア　「はい」を1点として、合算してください。

あなたのACEスコア＿＿＿点

まず、質問に答えていくのは、苦しい作業だと言う必要がある。臨床家は読み手の反応に注意を向けながら、励まし、もし圧倒されていると判ったら止めてもいいだろう。

ACE質問紙の一〇の質問には、その人が一八歳になる前に、家庭で特定の体験があったかどうかを問う質問が含まれている。発達性トラウマは五歳以前に起こるトラウマであるから、本質問紙ではその年齢の範囲を超えているが、それでも、ACEがクライアントに与える長期的影響についての重要な情報をもたらした。一種類の体験のカテゴリーごとに、その体験をしたかどうかについて、「はい」か「いいえ」で答え、何回起きたかはこの質問紙では計測しない。「はい」はそれぞれ、一点として計算される。合計得点がＡＣＥスコアである。

もちろん、ここに挙げられていない早期トラウマの形態も数多くあるだろう。アンダとフェリッティは、早期トラウマの研究において、最も頻繁に現れたものを取り上げている。だからといって、その他のトラウマが重要ではない、ということではない。最も一般的に報告されるものがこの質問項目となっているだけである。

研究では言及されてはいないが、次のような体験もトラウマである。

兄弟が虐待を受けるのを目撃した／家と呼べるような居場所がない、あるいは実際にホームレスだった／深刻な事故を経験した／一方の親がもう一方の親を虐待したり、祖父母が親を虐待するのを目撃した／低体重児として産まれたため出産直後に親から引き離された（養育者との接触が制限される新生児室に長くいた）／早期の外科手術、入院、その他の医療トラウマを体験した／養子に出された

そしてＡＣＥ研究の結果、以下のような五つの重要な発見があった。これらはＡＣＥに関連する報告や研究のための情報サイトである、「ACES Too High（https://acestoohigh.com/）」でも公開されている。

・ACEは広く一般的に体験されている。成人の三分の二にあたる六四％が、少なくともACE一つがあったと報告している
・ACEがあると、成人になってから癌や心疾患などの慢性疾患や精神疾患に罹患《りかん》しやすく、暴力の加害者や被害者になる可能性が高くなる
・ACEが一つだけ起こることはまれである。もし一つ当てはまれば、八七％の確率で、二つ以上ある
・ACEスコアが高いと、慢性疾患、精神疾患、暴力の加害者、暴力の犠牲者になる危険度が増す
・ACEは、職場欠勤に強い影響を及ぼし、健康保険、救急対応、メンタルヘルス、犯罪対策への費用も増大させる。よってACE研究のこの五つ目の発見により、主要な慢性疾患、メンタルヘルス、経済的・社会的な健康問題は、幼少期の逆境体験が大きく関係していることが明らかになった
（ACES Too High, 2017）

ACEスコアは、1から10までである。それぞれのトラウマ体験が1点とされ、そのトラウマを何回体験したかは問われない。ACEスコアが高いほど、次のようなリスクを抱える可能性が高まる。たとえば、ACEスコアが4の人たちは、喫煙率が二倍になり、アルコール依存である割合が七倍になる。またACEスコアが4だと、肺気腫や慢性気管支炎になる危険が四〇〇％近く高まり、自殺する危険が一二〇〇％高まる。高いACEスコアを持つ人たちは、暴力的になったり、結婚や離婚を繰

り返したり、骨折したり、薬剤を処方されたり、抑うつ状態になったり、自己免疫疾患に罹患する可能性が高くなるのだ。また、**ＡＣＥスコアが６かそれ以上の人たちは、寿命が二〇年縮まる危険がある**（ACES Too High, 2017）。

この研究に関して特記すべきことは、一万七千人以上の参加者はほとんど白人で、中流か上中流層に属し、大学で教育を受け、全ての人たちが仕事を持ち、健康管理にも関心が高かった。すべての人たちが、カイザー・パーマネンテの保険に加入していた。**彼らは、発達性トラウマを持つと予想されていた人たちではなかった**ので、関係者を驚かせた。

少数派で弱者とされる貧困コミュニティでは、健康を害している人が多いことは、健康に関する統計により古くから知られてきた。二〇一二年、「このアメリカの人生」というラジオ番組で、サンフランシスコの小児科医、ナディン・バーク・ハリスが、サンフランシスコの貧しい少数派コミュニティであるベイビューハンター岬での自分の仕事について、語っている（episode474:〝Back to School〟）。そのコミュニティの健康統計を見て、当初彼女は、免疫を改善し、肥満に取り組み、喘息を治療するといった、一般的な健康サービスを提供すればよい、と考えた。

しかしながら、彼女はすぐに、これは最初にやるべきことではない、ということを察知した。それは、親たちに初回面談をした時に、このコミュニティの子どもたちのほとんどが、日常的に家庭内外での危険や暴力の目撃者だったり、家が強盗に入られたり等の体験していることが判ったからだ。バーク・ハリスは、これらの体験と症状の関係を調べ始め、ＡＣＥ研究が必要であると主張した。

バーク・ハリスが番組の司会者であるイラ・グラスに説明したように、トラウマ的ストレスの仕組みと影響は、生き延びるためのストレスに慢性的にさらされることで始まる。脅威に直面した時、一体何が起こるのか、彼女は次のように説明する。もし森でクマを見たら、闘争／逃走反応が起動され、直ちに身体中にアドレナリンやコルチゾールといった化学物質が分泌される。これは効果的な反応である。そして、脳の思考の部位がうまく封じ込められるので、認知機能が自然に抑制され、他の選択肢を考えることがなくなる。森の中にいて、クマから逃げる必要があるのなら、これはとても助けになる。「問題なのは、毎晩クマが飲み屋から家に帰ってくる場合である」と彼女は言う。

毎日欠かさずクマが襲来したら、緊急反応系は、何度も、何度も、何度も活性化する。絶えず戦うか逃げるか準備しなくてはならないため、文章を理解し、計算問題を解くといった分析的機能を司る脳の大切な部位である前頭葉は、慢性的に発育を妨げられる。

バーク・ハリスは、ACEスコア4以上の子どもが学校で学習や行動面に支障をきたす割合は、ACEを持たない子どもたちの三二倍になると語った。グラスは「**子どもたちを苦しめているのは貧困ではなく、ストレスである**」と締めくくった。さらに正確に言うと、この種のストレスはトラウマ的ストレスの範疇に入る。

ACE研究は、貧困それ自体が問題なのではない、ということを我々に教えてくれる。貧困にまつわる安全性の欠如、暴力にさらされること、育児ネグレクト、健康保険がないこと、学習が難しいことが問題なのである。そして、これらは貧困がないところでも起こりうる。

ＡＣＥ研究は、曖昧だった発達性トラウマの理解に明確な指針を与え、発達性トラウマについての仮定を修正する必要があることを示した。それは、バーク・ハリスが発見したように**健康問題を単体として扱うのでは不十分であり、それらの問題の根本原因であるトラウマにも働きかけることが必要である**ということだ。

ＡＣＥスコアが高いほど身体・心理的な健康が害される可能性が高いという「重大な危険」があり、生きていくうえでも、次々に否定的な問題が起きる確率が高くなる。しかし、その否定的相関性は必ずしも絶対ではない。逆境にあっても、レジリエンスをもたらす要素があると、話は変わってくるということがレジリエンス研究から明らかになった。さらに言えば、発達性ト

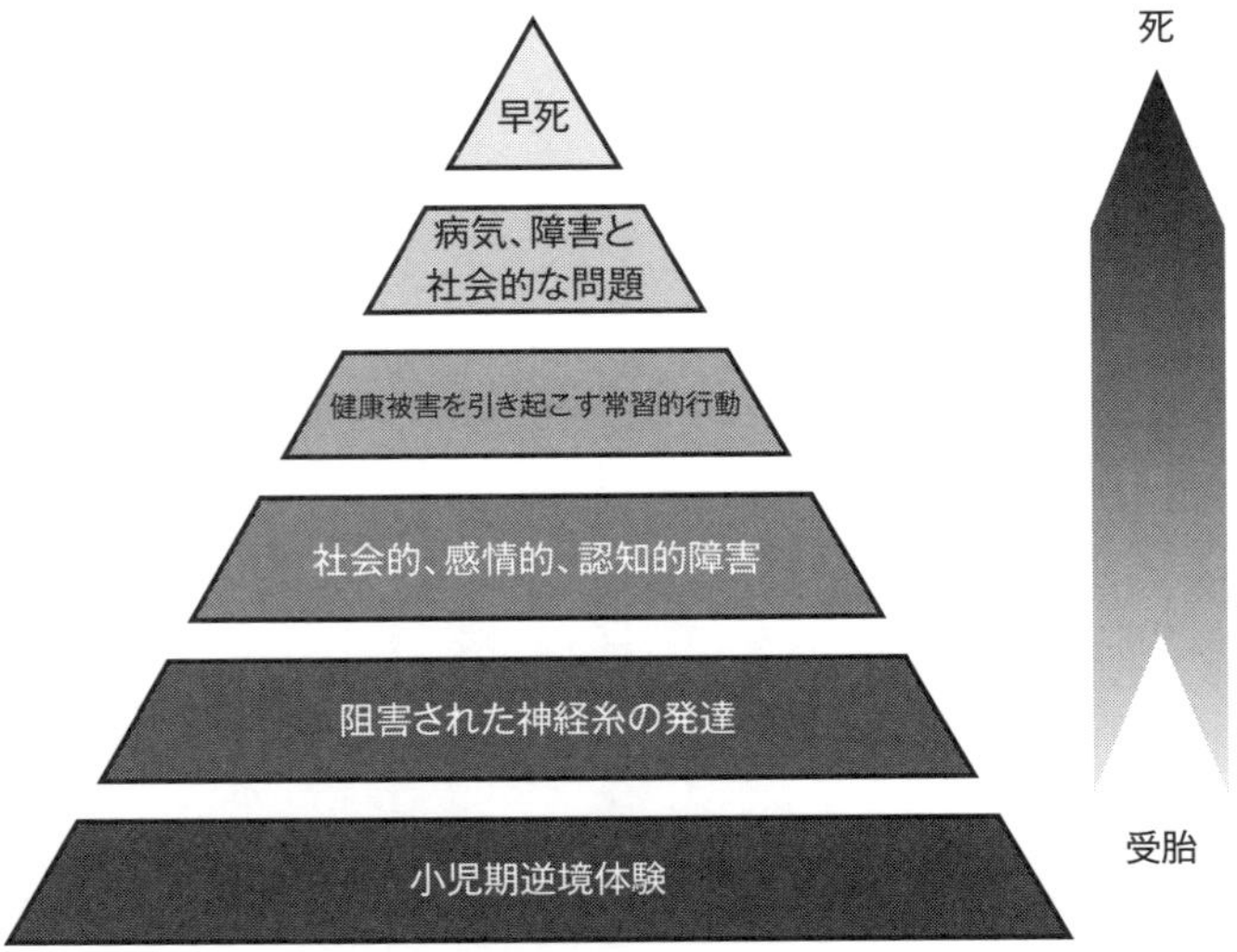

図５：ACE ピラミッド
資料：アメリカ疾病管理予防センター，2012
www.cdc.gov/violenceprevention/acestudy/ace_graphics.html.

ラウマの問題は、「はい」か「いいえ」で答えが出せるものではない。なぜなら、**トラウマの程度こそが問題**だからである。たとえACEスコアが高い人でも、必ずしも研究の結果が示すような健康被害があるとは限らない。

それでも、ACE研究は早期トラウマの長期間にわたる影響について、驚くべき結果を示している。図5のいわゆるACEピラミッドに示されるように、ACE体験は、神経の発達をごく初期段階で阻害し、それが継続されることで深刻化し、早期の死へと結びつく可能性を含んでいるのだ。

クライアントの多くは、何年も、病気、障害、社会的な問題に苦しんできている。成人の場合、孤立し就労していない場合が多く、一〇代の若者や子どもは、自己破壊的行為を繰り返し、苦しんでいると思われる。**エピジェネティクスによる世代を超えたACEの影響の詳細は、まだ完全には判っていない**。しかしながら本書の著者たちは、母親のACE体験が、乳幼児のみでなく子宮内にいる胎児にも影響をおよぼし、愛着の構築を難しくさせ、それによりクライアントの安心や安全感覚を歪めてしまうことを目の当たりにしてきた。

現在では、当初のACE研究は完了し、CDCは新たな実験参加者の募集を行っていない。しかし、二八州でデータが採取され、進行中のデータがCDCに集められている。これをもとにCDCは、トラウマに関連した健康管理や教育を行なっており、昨今では発達性トラウマが個人の健康や幸福に長期にわたり悪影響を与え続けるという理解が進んできている。ACEについての調査報告は今でも継続しており、**ACEと、行動や健康の問題の間には強い相関があることを実証し続けている**。これにより、早期に虐待やネグレクトを体験した人たちの将来がどのようなものになるのかが、容易に推測できるようになった。

ＡＣＥによる評価は、個人の過去については多くを説明できるが、現在のすべてを語っているわけではいない。ＡＣＥはあくまでも、早期の逆境体験に関連して引き起こされた症状や問題に関する、統計上の道しるべに過ぎない。ＡＣＥ質問紙が明らかにするのは、安全や帰属の感覚の欠如についてであり、子どもの早期体験に安全やつながりが少ないほど、結果は否定的なものになるのだ。

ＡＣＥ研究の目的は、多くの人を調査して、そこから一般的傾向を洞察することであった。しかし、我々は一人ひとりに直接ケアを届ける仕事をしており、個々人にＡＣＥ体験がどう影響するかを扱っている。つまり、私たちが個々のクライアントとの関わりで経験することは、**ＡＣＥ研究が統計的に示すとおりのことではないかもしれない**のだ。また、臨床家として個人的に見るクライアントの総数では、ＡＣＥ研究とは異なる傾向や結果が出てくることもある。ＡＣＥ研究は、私たちのクライアントについて知る必要があること全てを語ることはできない。

ＡＣＥに影響されるクライアントは多々いるだろうが、幸いなことに、このような早期の逆境体験が及ぼすものを軽減させる要素もいくつかあることが知られている。とりわけ、安全と帰属の感覚をもたらす要素があれば、ＡＣＥの影響は大きくならない。

二〇〇六年に、**レジリエンス質問紙**がＡＣＥ研究とともに作られた。二〇一三年に改訂されたこの質問紙は、研究のためではなく、子どもたちに取り組んでいる臨床家たちのために作成された。臨床家たちが、子どもたちの生命にそなわっている、レジリエンス要因のいくつかを見極めるためのものなのである。南ケネベック州のヘルシー・スタート所属のマーク・レインとケイト・マクリーンが14文を作成し、ACE研究と同じ方法で採点される（Rains and McClinn, 2006）。

【レジリエンス質問紙】

下記のそれぞれの表明に、最も当てはまる答えに丸を付けてください。

1. 小さかった時、母は私を愛していたと信じる。
全くそうだ／多分そうだろう／わからない／たぶん違うだろう／全く違う

2. 小さかった時、父は私を愛したと信じる。
全くそうだ／多分そうだろう／わからない／たぶん違うだろう／全く違う

3. 小さかった時、他の人たちが、母と父が私の面倒を見るのを助け、その人たちは私を愛しているようだった。
全くそうだ／多分そうだろう／わからない／たぶん違うだろう／全く違う

4. 小さかった時、家族の誰かが私と遊ぶのを楽しみ、私も楽しんでいた、と聞いた。
全くそうだ／多分そうだろう／わからない／たぶん違うだろう／全く違う

5. 小さかった時、私が悲しかったり不安だったりすると、私の気分を良くしてくれる家族の親戚がいた。
全くそうだ／多分そうだろう／わからない／たぶん違うだろう／全く違う

6. 小さかった時、近所の人たちや私の友人の親が、私を好きだと思えた。
全くそうだ／多分そうだろう／わからない／たぶん違うだろう／全く違う

7. 小さかった時、私を助けてくれる先生、指導員、青年指導者、牧師がいた。
全くそうだ／多分そうだろう／わからない／たぶん違うだろう／全く違う

8. 家族の誰かが、私が学校でどうしているか、かまってくれた。
全くそうだ／多分そうだろう／わからない／たぶん違うだろう／全く違う

9. 家族や近所の人たちや友人が、よく、人生を良くすることについて話していた。
全くそうだ／多分そうだろう／わからない／たぶん違うだろう／全く違う

10. 私たちの家には規則があって、家族はそれを守るよう期待された。
全くそうだ／多分そうだろう／わからない／たぶん違うだろう／全く違う

11. 本当に調子が悪い時、だいたいいつも、それについて信頼して話せる誰かがいた。
全くそうだ／多分そうだろう／わからない／たぶん違うだろう／全く違う

12. 若い時、人々は、私が有能で物事をやり遂げられると気づいていた。
全くそうだ／多分そうだろう／わからない／たぶん違うだろう／全く違う

13. 私は自主的で、有能だった。
全くそうだ／多分そうだろう／わからない／たぶん違うだろう／全く違う

14. 人生とは自分の手で作るものだと信じていた。
全くそうだ／多分そうだろう／わからない／たぶん違うだろう／全く違う

これまで述べたように、**発達性トラウマは、安全を知覚する能力、調整機能を発達させる能力、そして体験を俯瞰できる能力に否定的な影響を与える。**ＡＣＥ質問紙に列記された体験が、クライアントの能力に、どのように深い影響を与えるかを理解することは、臨床家にとって重要である。クライアントが来談すると、彼らの歴史と現在の症状がどう関連するのかを、私たちは評価する。その際に、信頼できる方法が必要なのである。そして、クライアントの回復を支えるために、ＡＣＥ研究と発達性トラウマの理論の知識の全てをどうやって適応させ、適切で実践的で役立つものにするかを考える。早期トラウマの身体的影響を理解することで、より効果的に働きかけられるようになるのは確かである。

大人になってからの発達性トラウマの身体的影響

マーガレットは発達性トラウマの歴史を持ち、人生のあらゆる局面でその影響を受けてきた。両親ともにアルコール依存症で、父は暴力的、虐待的で、母は受け身でひきこもり、深刻な長期の抑うつ状態にあった。マーガレットが三歳の時、父は家族を捨て、その後母は何度も自殺を試みた。そして入院し、マーガレットと二人の兄弟は子ども時代の大半を、里親の元を行き来して過ごした。里親の家庭では、家で体験したよりもっとひどい虐待があった。

大人になってからマーガレットは、パニック障害がよく起こり、様々な恐怖症、深刻な社交不安、不眠、食物や環境への過敏症、消化器官の問題、繊維筋痛症を含む数多くの健康問題を抱えていた。それにもかかわらず、彼女はなんとか大学を出て、小さな会社の会計係として働いている。

今やACE研究のおかげで、マーガレットが抱えている心身の症状や苦痛は、子ども時代の影響によるものだということが容易に推測できる。ACE質問紙の内容は、発達性トラウマか早期トラウマを経験した何千もの人たちの物語である。トラウマに対する身体・生理学的反応は、感情・心理的反応と区別することができない。しかし、ACE質問紙の10項目のうち、身体的虐待についての質問はわずか二つなのである。他の質問は全て、心理的なネグレクトか虐待、他の虐待の目撃、愛されていないという感情に関係したものである。ところが、**これらの発達性トラウマの影響は多くが身体的なもので、体の器官に深く抱え込まれている。**さらに、ACE研究から判るように、発達性トラウマは、喫煙や麻薬常用といった健康にリスクのある行動に関わる可能性を高める。これが、発達性トラウマの影響をさらに強めてしまう。実際のところ、身体的症状は早期トラウマと直接的に関係するので、それらは密接に絡み合い、クライアントの心理・感情的健康に影響するということは、今やよく知られた事実である。

しかし、最近の治療モデルは、発達性トラウマの複雑さと、それが神経パターンの複雑な仕組みに与える影響の理解に、ようやく追いつきつつある段階だ。いまだに我々は、早期トラウマから発生している身体的症状を、心理・感情的問題から切り離して考える傾向がある。先述のマーガレットは何年も医療機関にかかり、自分の身体的症状を説明したが、その下にある心理・感情的問題、つまりトラウマが理解されない限り、身体的症状を完全に緩和することはできない。

ＡＣＥ質問紙の10の質問に答えるという単純な作業が、マーガレットに自分の今の症状は子ども時代と関係しているかもしれないという視点を与えた。10の質問のうち９つに、彼女は「はい」と答えたのだ。子ども時代に安全と安定がひどく欠落していたことで、自分の生理学的・感情的な反応を調整する能力が発達しなかったことを理解すると、彼女は長年の恥の気持ちから解放され安心し始めた。自分の症状は無秩序で安定がなかった子ども時代の副産物なのであり、自分だけが苦しんでいるわけではないのだと、助けを受け入れるきっかけになった。始終、高鳴る心臓、意味もなく必死で「逃げなければならない」という衝動を感じることは、まさしく幼い彼女が生きるために闘ってきた状態そのものだったのだ！　**「死ぬかもしれない」という感覚は、生き延びるためにずっと苦闘をしてきた証拠**だった。

既に言及したとおり、ＡＣＥ研究は、早期のネグレクトや虐待といった発達性トラウマに焦点を当てるものである。よって質問は、安全の欠落を評価するもの、と解釈できる。しかし、それだけが発達性トラウマの原因ではない。子ども自身や養育者の長期にわたる入院、早期の外科手術、深刻な怪我などでも、同様の症状が見られることがある。こうした状況は、概ね健全な家族の中でも起こりうる。私たちの身体は、養育者から離れて苦しい医療処置を受けるのも、家庭内暴力のような危険も、その脅威を区別しないのである。どちらにも、生理的には目の前にクマがいるかのように反応する。生き延びるためには、脅威の源が何であれ、強烈な反応が身体に引き起こされるのだ。子どもたちは、いったん大人になれば、危険な環境から逃げ、脅威に直面しない場所に身を移せる。しかし子ども時代、何年も安全がない中で過ごすと、トラウマを受けた生理機能は自己の防衛を最優先するようになる。たとえ大した誘発要因でなくても、引き金が引かれる。思考が制御不能になり、心拍が加速し、突然逃げたいと思うだろう。そして凍りつき状態に陥ると、もはや考えたり、理性的に反応したりすることができなくなる。

第5章で論じたように、**生き残るための生理機能は、強制的に起動され制御できない**。安全と生き残りを求めて構築された生理・行動的システムは、独特の反応を起動させる。「生き残りが最優先」の環境の下で育つと、様々な場面で生き残りをかけた反応をするようになる。外受容感覚（外の世界の知覚）は、生き延びる可能性を高めるため、脅威の知覚に集中する。たとえば、第2章にあるように、過活性（hyper-tuned）状態の時、中耳の筋肉が変化して低く轟く音の知覚が優位になる。この適応は、トラに忍び寄られている時には役立つが、そうでない時には不便だ。なぜなら、背景の音から人間の声を抽出して聞き取りにくくなるからだ。そうなると、信頼する友人からの穏やかで理性的ななぐさめさえ聞こえない。

これは、重大な生理・身体的変化であり、**臨床家の言語的介入をクライアントが理解できるかどうかを占う**。クライアントとの対話とケアを考え行っていく上では、考慮に入れなくてはならないことである。

同じように、トラウマにより内受容感覚（内なる身体的体験の知覚、自己の体感）も崩壊する。「生き残りが最優先」され、生き残りをかけた情報にのみ集中することで、幸せや喜びの精妙な状態に気づく能力を制限してしまう。こうした状態では、クライアントはごく普通の感覚を持ったとしても、そこに（治療者にとっては）予期せぬ意味を見出す可能性がある。そうなると、何を感じているか正確に報告できない可能性が出てくる。

生き残ることにのみ集中する生理機能のために、内受容感覚も外受容感覚も、危険や脅威の兆候である情報を探し出そうとして、過活性状態になっている。**命自体が危険に晒されていると感じていたら、人は興味を持って探求することなどできない**。その結果、彼らのニューロセプション、すなわち安全の知覚はあてにはならなくなる。クライアントは往々にして自分の状態を誤って解釈してしまう可能性があるのだ。

上記のような場合、極端な生理学的反応が起きることがあり、これは発達性トラウマの特徴の一つである。このような場合、生理機能は自律神経系の互恵的作用の範囲内では機能しない。こうして、ＡＣＥの高得点に関連付けられた様々な身体的症状を引き起こす。前章で論じた、根底にある調整不全という概念は、深刻な発達性トラウマを抱えるクライアントに働きかける際の、基本的な難しさの一つである。たとえば、ナラティブの構築を助ける身体的な情報が絶えず変化し頼りにならない。そのような時は、この**根底の調整不全**があることを理解することが役に立つ。

発達性トラウマがある状況での生理機能やソマティックな反応はとても強烈である。よって早期のトラウマの影響を考慮に入れ、それらに取り組まざるを得ない。ＡＣＥ研究は、身体的症状を発達性トラウマとは関係ないものとして扱うことは不可能だ、と明言している。クライアントの身体的症状は、その心理・感情システムと同様に、トラウマの影響を受けているからだ。

臨床家が一旦、発達性トラウマの身体的な症状と他の症状との独特の力学と相互作用を理解すると、**一連の症状の意味**も見え始めてくる。臨床計画の作成が難しいものではなくなり、変化と回復を望むクライアントの期待に応えていくことができるだろう。

次の二つの章で、発達性トラウマにしばしば付随する特有の症状の数々を理解するための、手がかりを提供する。さらに臨床で出くわす可能性が極めて高い、発達性トラウマの身体的症状をリスト化した。このリストにある症状の多くは、定期的に高ＡＣＥスコアのクライアントにセッションを行っている者たちにとっては馴染み深いものであろう。

一般的な身体症状と反応

発達性トラウマに関係する身体的症状は、症状の一部が違ったあり方に転換したり、全てが新しい症状に変化したりする。発達性トラウマに関係する身体症状の特徴の一つは、この変わりやすさである。症状はまた、心臓・肺・循環器系・神経系・免疫系といった主要な器官に起こりがちである。

臨床家として、発達性トラウマから生き延びるために起こる典型的な身体的パターンを理解すれば、クライアントに効果的で適切な処置ができるようになる。同時に、その症状や歴史の「稼働システム」についても、クライアントに教えやすくなるだろう。

一般的な症状

・診断上のどんな分類にも簡単には当てはまらない説明不能な一連の症状
・複雑で説明しがたい反応が症候群として表れ、組み合わさる。つまり、診断のための検査を一つに絞ることができず、さまざまな症候群に当てはまる特徴を示す。たとえば、繊維筋痛症、慢性疲労、狼瘡（エリテマトーデス）など
・処方薬や医療処置への予期しない反応。処方されるよりもずっと少ないごく小量の服薬で副作用が起きる
・光、音、触覚刺激、あるいは匂いへの極端な敏感さがある
・自身の内側の体験を追うことができない
・注意深く内面を感じようとすると、恐怖が起こる
・小さな刺激に対して、通常起こらない強い反応を起こす
・時に症状は想像上のものだと思われ、詐病や心気症と診断される。身体的原因を特定できない

・反応に関して生理機能が果たしている役割が多くなりがちである。軽い刺激で過活性状態になりやすく、深い凍りつき状態に陥りやすい。ほんの少し身体に着目するだけで強い反応が起こる
・急な反応——たとえば、ちょっとした前兆で、突然痛みが激化する
・介入に対する反応が遅い。介入をとてもうまく受け入れたように思われるが、一、二日経つと症状が逆に悪化する

ＡＣＥ研究は、早期トラウマに関係する症状について、豊かな情報を提供する。**クライアントが、早期トラウマというレンズを通して症状を理解するようになると、自分の身体への調整ができないという恥の感覚が緩和される。**

このようにＡＣＥ研究は、成人後に現れる発達性トラウマの影響を正確に分析している。一方で、子どもたちの中には、今、発達性トラウマを体験している者がいる。ＡＣＥ体験の影響が症状となるまでには、時間がかかる。ＡＣＥは、早期の体験が成人後にどのように現れるかを正確に示しているものの、今の子どもたちにＡＣＥによる症状が現れ始めるのはもっと後のことである。子どもの生理機能はまだ発達途中なので、ＡＣＥ研究が示唆するような症状は示さない。しかし、子どもには注目すべき症状や特徴がないということではない。子どもたちには、危険を評価するためにＡＣＥ質問紙を使うだけではなく、発達性トラウマの影響を示す可能性がある症状にも注意を払うべきだろう。

子どもたちに見られる発達性トラウマの影響

受胎から五歳前後までの期間に体験されたことは、その後の人生において長期にわたる影響を与える。早期の子ども時代は、主に非言語の、あるいは前記憶の時期と見なされる。したがって、その空白を埋め合わせるには、両親や他の大人から情報収集をしなければならない。しかし、養育者や家族の他の大人たちが覚えていなかったり、体験を語るのを躊躇したりすると、情報は時として入手困難になる。養子となった子どもたちの場合は、子どもがある家族から次の家族へ移る際に、情報が完全に失われることもある。

既に述べたように、誕生時、脳の発達は完了していない。脳の発達のほぼ八〇％は、三歳までに起こるが、その後も体験や環境に大きな影響を受けながら、脳は終生変化し続ける。**実際のところ脳は、人生での体験に絶えず影響を受けている**。この絶えず変化しつづける能力を、**脳の「可塑性」**と呼ぶ。脳の初期発達は、特に子どもに関わる養育者や他の大人との関係に影響を受ける。この段階では、その発達はほとんど言語を使わない関係性に基づいている。この「非言語の関係性」こそが、思考や感情、行動の青写真を作り上げるのだ。しかしながら、この言葉を使わない期間については、認知的あるいは言語的な方法で洞察するのが最も難しい。

「ヒューストン子どもとトラウマ研究所」のブルース・ペリーは、子どもの早期トラウマの影響を

表２：恐怖に晒されている子ども：恐れがどのように思考・感情・行動を変化させるか

内なる状態	穏やか	警戒	警報	恐れ	恐怖
頭脳系	新皮質	皮質	辺縁系	中脳／脳幹	脳幹／自律神経系
将来の計画	人生の休息	次の７日 または 24 時間	次の数時間か数分	次の数分か数秒	時間感覚がない
思考能力	抽象的思考； 考えて振り返れる	過度に感情的な思考	思考が固定化	考えず反応する	他者を非難 堂々巡りな思考
過覚醒；逃走か闘争	休息できる	用心深くなる	抵抗する；よく泣く	反抗的になる； よく癇癪を起こす	他者に攻撃的になる
凍りつき／背側／解離	休息できる	回避的になる	ロボットのように 追従する	胎児のように前後 に揺さぶる	恐怖で意識を失う
認知的気づきと発達段階	15 歳～30 歳の 行動へ退行 思春期から大人の 行動	8 歳～15 歳の 行動へ退行 子どもから思春期の 行動	3 歳～8 歳の 行動へ退行 小さな子供から よちよち歩きの行動	1 歳～3 歳の 行動へ退行 幼児かよちよち 歩きの行動	新生児～1 歳への 行動へ退行
相互交流の反応	考えを話し 検討できる	話し、学習できる	遊び、学習できる	何らかの合図に 反応的に行動する	非言語的な安全の 合図を送る
認知能力（IQ）	正常	10 点低下	20 点低下	30 点低下	40 点低下

図表にした（表２）。彼は、ストレスや苦痛を体験している子どもの身体に起こることを説明するために、闘争、逃走、凍りつき反応を用いている。**絶えず恐怖に晒されて生きる子どもたちは、同年代の子どもたちと比べて、ＩＱが四〇点も低下する**という驚くべき報告もなされている。トラウマ的ストレスは、子どもが、自己統制の能力をはじめ、新しい技術を学習する能力や、周りとの健全な関係性を作り上げる能力に直接的に影響を与える（Perry, 2004a）。子どもの症状に関しては、表２のとおりである。

一般的症状：子どもたち

・不安
・低い自尊心
・他者に対する怒り、あるいは攻撃的な行動
・他者を身体的に攻撃する
・今の発達年齢にはそぐわない行動をとって、欲求を満たそうとする
・ストレスや困難に立ち向かえない
・自己制御ができない、衝動抑制の問題
・友情を育み、維持できない

・両親、養育者、他の権威者を遠ざけ、対立する
・反社会的態度や行動
・心から信頼したり、親密になったり、愛情を持つことが難しい
・自分、家族、社会に対する否定的、絶望的、悲観的な見解
・感情移入、共感、良心の呵責の欠如
・学校での行動や学習上の問題
・絶え間なく喋る
・教室での学習困難、及び行動上の問題がある
・抑うつ状態、または無関心
・食べ物への強迫観念：買いだめ、過食、拒食、奇食、食べ物を隠す
・大人になった時、自身の子どもたちへの不適切養育と無秩序型愛着のサイクルを繰り返す

早期トラウマを体験した子どもたちが最も必要としているものの一つは、見てもらい、聴いてもらえて、信じてもらえることである。彼らは、顕在記憶の発達を促進する脳の成長が三歳頃までに起こらなかったので、記憶が複雑な連想のされ方をする（発達性トラウマによって起こる自己ナラティブへの影響は、第8章でさらに詳しく述べる）。早期の発達の阻害と高レベルのストレスのために、子どもたちは物語の部分と部分をくっつけて、本当らしく見せかけることが多い。顕在記憶ではなく、

このような形で潜在記憶を用いることが特徴的である。

子どもたちも、大人に見られるのと同じような身体的症状の多くを呈するが、一般的には、慢性的な現れ方より、急性的なことのほうが多い。

ペリーがまとめた表２は、子どもたちが受けた脅威の影響を示し、「未成熟」と解釈されがちな行動を示している。これらの行動が示すのは退行であり、しばしば低機能と捉えられる。表２は、脳への影響や学習能力を含む内的な状態に、外的な脅威であるストレスがどう影響するかを示している。また、子どもが闘争／逃走反応を取っている時に観察者が目撃する行動についても記している。表は左から右へと流れ、まず内なる状態や計画を示し、次に、穏やかで普通の状態から恐怖へと、ストレスが増していくにつれて何が起こるかを説明している。それぞれの段階が、その子が被る感情的、教育的代償を示している。このような退行的な段階は、臨床の場で発達性トラウマに働きかけている時にも見られるだろう。表２は、**調整的な状態から、重度の調整不全へと移っていく様子**としても読むことができる。

トラウマスペクトラム障害

臨床家たちは、深刻なトラウマ、特に人生の早期に起こるトラウマの複雑な症状を、より明確に表現するため新しい語彙を開発してきた。臨床家や研究者たちは、トラウマによる様々な臨床的特徴をスペクトラムとして見るようになった。このスペクトラムの一方の極には、急性精神障害、パニック障害、解離症状、うつ病などがあり、他方の端には自己愛性パーソナリティや反社会性パーソナリティなどがある。つまり単純化されたPTSDという言葉から、「**トラウマスペクトラム障害**」あるいは「**心的外傷後ストレス・スペクトラム障害**」という言葉に置き替えようという動きがある。

ジェームス・ベックとヴェッセル・ヴァン・デア・コーク、そしてローレンス・コルブは、妄想、様々なタイプの幻覚、思考過程の無秩序、混乱、現実感の無さ、その他の正式な思考障害を、トラウマに伴う精神障害の兆候として同定した（James Beck and Bessel van der Kolk（1987）Lawrence Kolb（1989））。

発達性トラウマにおいては、自律神経系の著しい調整不全がよく見られる。発達性トラウマを持つ人は、自分では制御できない状態に何とか適応しようとして、より複雑な戦略を用いてきた。その名残として、**調整不全による過度な活性化**が顕著に見られる。成人に限らず子どもたちも、基本的な生理・感情的調整がうまくできない場合には、日常で体験されるようなストレスでさえ、症状を悪化させる要因になる。そしてさらなるストレスやトリガー（きっかけ）があると、調整しようという力が働いたとしても、簡単に圧倒されてしまう。そのため、症状は精神障害のレベルまで悪化する可能性があり、他者にとっては危険で脅威に見える場合もある。

トラウマスペクトラムの最も代表的な特徴の一つは、**抑うつ**である。抑うつは、クライアントがもともと持っている「世界は安全な場所ではない」という感覚から起こる。『精神疾患の分類と診断の手引き』（ＤＳＭ）に記された抑うつ症状の特徴は、絶望感、集中力に乏しい、興味の欠如、不眠、自殺念慮である。発達性トラウマスペクトラムとして抑うつを見ると、症状は異なる文脈で解釈できる。それは、早期トラウマの結果としての根本的な調整不全を示しているとも言えるし、トラウマ的体験に付随する無力感そのものを表現しているとも言える。

無力感は、解離を引き起こす重要な要因である。解離とは、トラウマの中で起こる苦痛、支援の欠如、自己や生命の喪失の可能性から、当事者の意識を切り離す時に使われる、自然な防衛機制である。クライアントたちは、時間感覚がなく、流され漂っている感覚を報告する。解離性同一性障害は、子ども時代の深刻なトラウマと強い相関を持つのである（Ellason, Ross, and Fuchs, 1996）。

セラピーの文脈において解離とは、**深刻な早期トラウマに対する機能的統制戦略**であると解釈されている。これもまた、トラウマに関する賛否両論のある論点の一つである。臨床家が早期トラウマを扱う場合、解離は、否定的にも肯定的にも捉えられる。しかし、クライアントが調整力を獲得し、葛藤やストレスが起こっても、ある程度自身の心身とともにいられるようになると、解離は起こりにくくなる。

境界性パーソナリティ障害も、トラウマスペクトラムの多くの特徴を持ち、昨今では未解決の早期トラウマによって引き起こされると言われるようになっている。**境界性パーソナリティ障害は深刻な早期トラウマへの反応**とも言われており、臨床家が関係性を築こうと試みても、クライアントの無秩序型の愛着によって失敗に終わる。こうしたクライアントは、絶えず愛着対象を喪失した状態にあり、「分離不安」が増長される。臨床家にとっては最も取り組みが難しいクライアントである。彼らは、最低限のつながりの感覚を確立することにおいてさえ脅威を感じ、自分にとって否定的な影響を与えるような人たちとつながろうとしたり、**つながること自体に不安を覚える**ようだ。セラピーにおいて、臨床家が安全の場を確立し、安定型の愛着の基盤として機能することを目指すには、クライアントから常に繰り返されるつながりへの強烈な欲求に対して、そのたびに**安定したつながりを確認する作業を行うことが必要**である。

セラピーの初期段階から、発達性トラウマの兆候を見極めることができれば、それにつづく臨床計画の内容から面接の間隔の決定まで、おのずと明らかになる。続く章では、早期トラウマがあることの証明ともいえる、隠れた調整不全を管理する戦略について、さらに詳しい情報を提供していく。臨床家が早期トラウマの現れ方を十分理解することにより、クライアントが健全な調整力を身に着け、より高いレジリエンスを発達させることを支援できるのである。

第7章 「耐性の窓」と「偽りの耐性の窓」

「耐性の窓」とは、ダニエル・シーゲルの造語である。これは、刺激を受けても過度に覚醒せず、自然に落ち着きに戻れるような、**最適な状態の範囲**を示している。言い換えれば、たとえストレスによって活性化しても、**再び「落ち着く」ことができる心理・身体的能力**と言っても良い。たとえば、車を運転していて、ヒヤッとしたとする。すると心拍が上昇し、呼吸が早くなり、筋肉が緊張するのを感じるだろう。しかし、危機が過ぎ去ったと判ったら、落ち着き、普段の運転に戻る。ヒヤッとしても運転を止めなければならないほど怖いとは思わず、こうした刺激を受けても、運転ができなくなることはない。これは、調整が働いたからであり、ある程度のレジリエンスがあることを示している。

健全な「耐性の窓」があれば、何らかの問題に直面しても、また落ち着くことができる。なぜなら、自己調整システムの恩恵を受けることができるからだ。**その窓の中にいれば、我々は、調整不全や脅威に対する過度の反応に陥らずに済む**。この「耐性の窓」の広さは、誰でも同じというわけではない。我々は、自分だけの「耐性の窓」を持っている。トラウマの文脈においては「耐性の窓」は、社会的交流、自身への気づき、周囲への気づきといった働きをする腹側迷走神経系と関連付けられることが多い。

「耐性の窓」という概念は、トラウマや心理療法の分野ではよく知られている。また、これは日常的に体験する出来事への、反応の在り方も説明している。「耐性の窓」は与えられた状況の下で、過覚醒にも低覚醒にもならず、環境からの刺激にうまく対処できる領域であり、これが正常であれば、神経系が正常に発達していることが判る。

図6の「最適な覚醒領域」（訳注：「耐性の窓」と同義）は、自身や他者の様子を察知し、適切に反応することができる範囲を示しており、通常、腹側迷走神経系の生理学的機能に支えられている。この領域内で機能している時は、**「今・ここ」の感覚**があり、脳は情報と体験をうまく処理するように働く。「耐性の窓」のモデルは、しばしば、トラウマやストレス反応の文脈の中で使われる。この場合、「睡眠」や「触れ合って絆を育む」、といった、健全で「恐れを伴わない不動化」をもたらす、低いトーンの背側迷走神経系の機能は含まれない。こうした低いトーンの背側迷走神経系の働きは、生き延びるためのモードではなく、休息・消化し回復を図るものである（訳注：背側迷走神経系は、穏やかに作用するときは、胃腸の働きを促進し、食べ物を消化する）。しかし、これは「覚醒」ではな

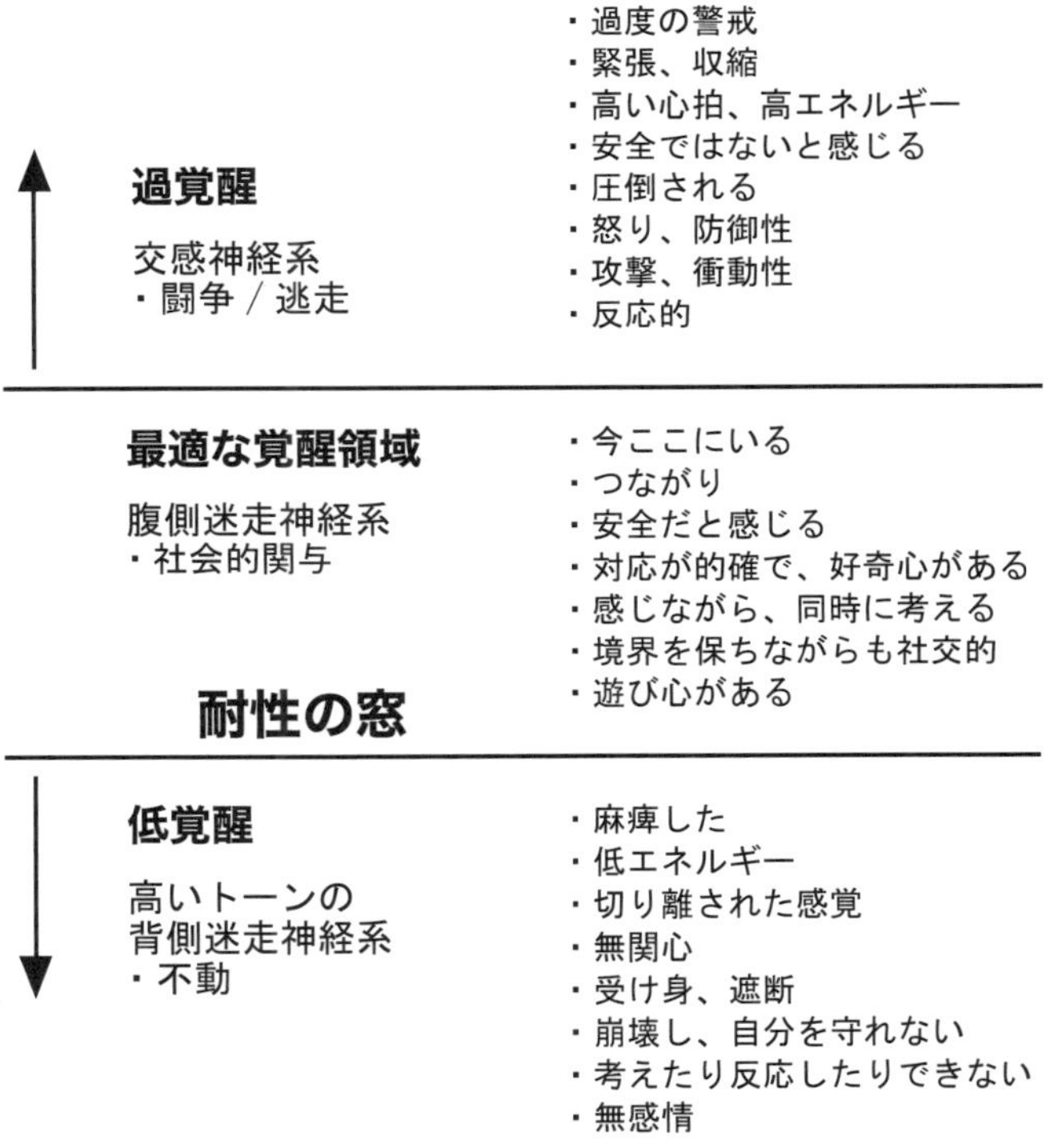
過覚醒
交感神経系
・闘争／逃走
・過度の警戒
・緊張、収縮
・高い心拍、高エネルギー
・安全ではないと感じる
・圧倒される
・怒り、防御性
・攻撃、衝動性
・反応的
最適な覚醒領域
腹側迷走神経系
・社会的関与
・今ここにいる
・つながり
・安全だと感じる
・対応が的確で、好奇心がある
・感じながら、同時に考える
・境界を保ちながらも社交的
・遊び心がある
耐性の窓
低覚醒
高いトーンの
背側迷走神経系
・不動
・麻痺した
・低エネルギー
・切り離された感覚
・無関心
・受け身、遮断
・崩壊し、自分を守れない
・考えたり反応したりできない
・無感情

図６：最適な覚醒領域

いが、健全な自己調整を示す状態であり、「耐性の窓」がうまく機能している状態である。

交感神経系が優位で過覚醒になると、人は最適な覚醒領域の外に出る。図7が示すように、この場合、自分を落ち着かせるために、積極的な方法を取らざるを得ず、起こってくる刺激に対し、闘争や逃走といった防衛反応で対処する。「耐性の窓」の外にいて、過覚醒の状態にある時、つまり交感神経系が優位になると、恐れ、おののき、圧倒され、過度に警戒するといった交感神経系が優位であることを示す特有の状態となる。

それに対して、図8が示すように、背側迷走神経系が優位になると、「耐性の窓」の外側でも、反対の方向に向かう。そこでは、低覚醒となり、背側迷走神経系による凍りつき反応を示したり、覚醒が欠如した状態になる。その場合は、麻痺、切り離された感覚、低エネルギーといった状態が起きる。すでに判っているように、過覚醒であれ低覚醒であれ、いずれも、生き延びるための生理学的反応であ

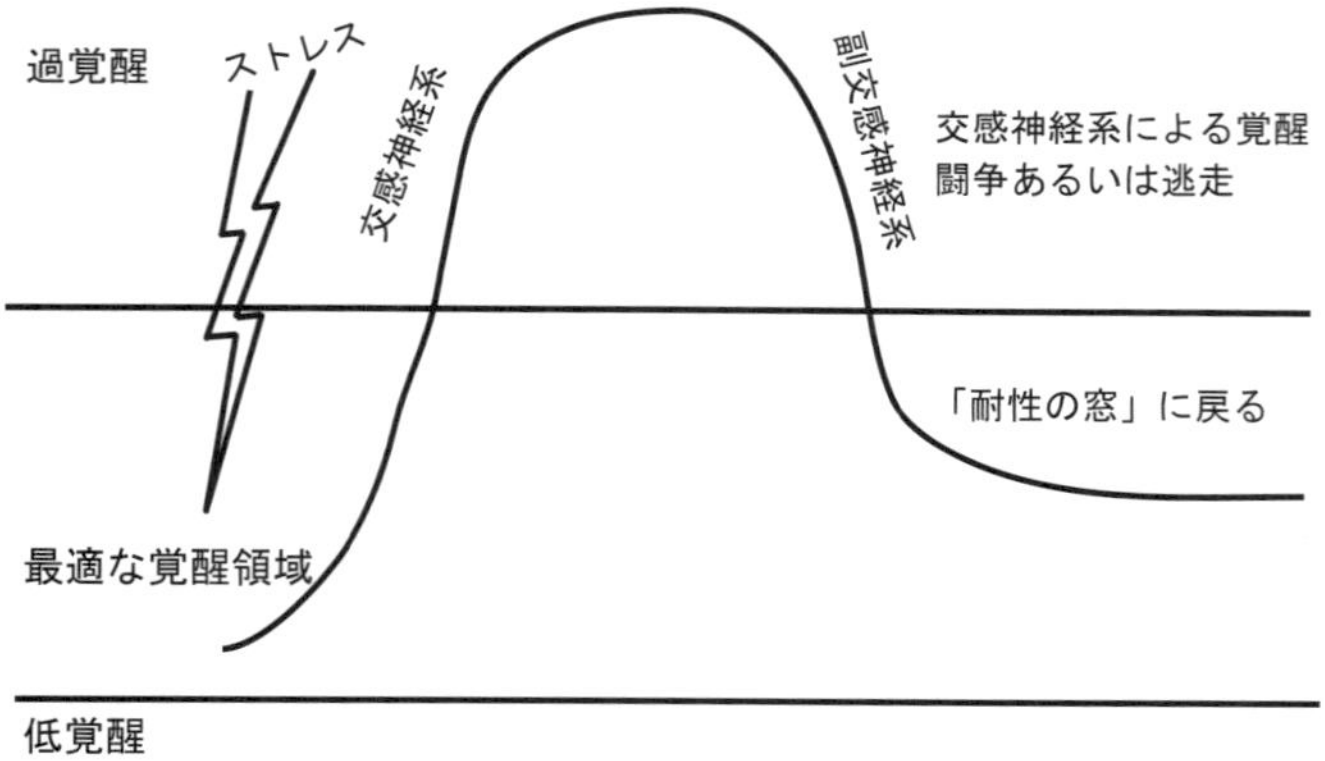

図7：交感神経系が優位な時と「耐性の窓」

ることに変わりはない。どちらも、「耐性の窓」の中に自身を戻そうとしている。低覚醒であれば、凍りつき反応のような脅威に反応する行動が引き起こされるし、自分を落ち着かせるために、何か積極的な行動をとることもある。

「耐性の窓」の範囲を越え、生き残りをかけた生理学的反応になると、脳の皮質下の領域がより活性化する。そして各機能の統率を行う前頭葉の働きが低下する。生き延びるための反応に翻弄されると、脳の皮質領域が担当する理性的、論理的思考がうまく機能しなくなる。

トラウマ・セラピーの到達点の一つは、この「耐性の窓」を拡張し、問題や刺激に対処する能力を高めることである。それと同時に、生き延びるための生理学的反応を稼働させないで、調整の範囲内に留まっていられるようになることだ。クライアントが、より健全な自己調整

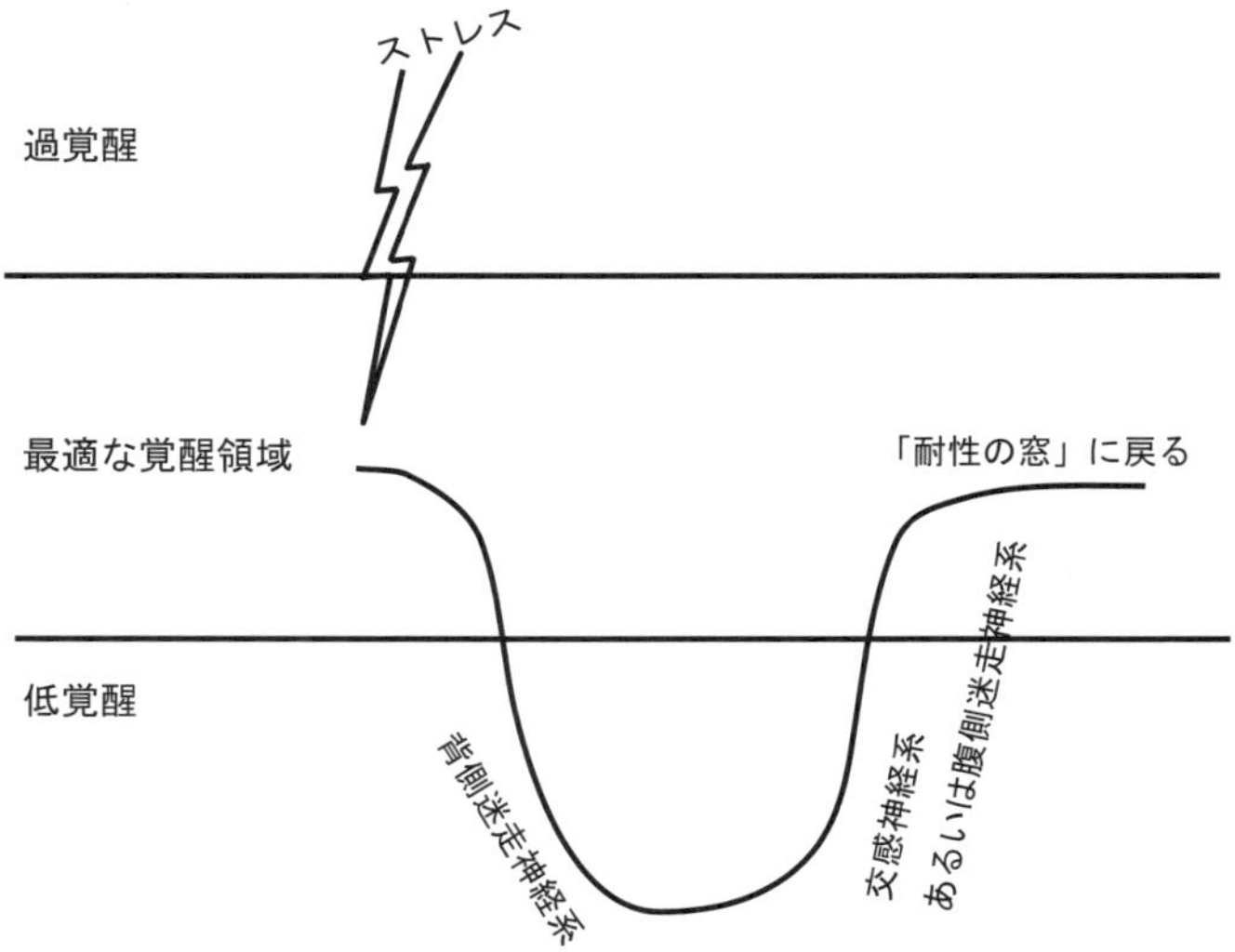

図８：背側迷走神経系が優位な時と「耐性の窓」

と、より大きな安全感覚を手に入れると、この能力は高まっていく。当初は臨床家側がクライアントに、自己調整や自分を落ち着かせるための道具を、いろいろと提供することが必要である。本章の後半で、臨床家がクライアントの「耐性の窓」を拡張する方法を概説する。

人は、「耐性の窓」の中にいると、他者とつながることができる。なぜなら、「耐性の窓」の中にいるということは、つながりを求めるのに十分安全であると感じられる生理学的状態にいることに他ならないからだ。この窓の中にいて自己調整が取れている時は、より多くの情報を受け取り、処理し、統合することができる。そして、より気楽で的確に、日々の生活課題に対応することができる。

もしクライアントが発達性トラウマを体験していたら、「耐性の窓」の中で自己調整したり協働調整する能力は、限られてしまうだろう。この場合は、交感神経系による過覚醒のために、慢性的に活性化した状態にいるか、背側迷走神経系によるマイルドな軽い凍りつきや、「**機能的凍りつき**（functional freeze)」と呼ぶような状態（訳注：ソマティックな解離とも呼ばれる。思考・感情にはアクセスできるが身体感覚がない状態）にいるだろう。「機能的凍りつき」では、健康な状態よりは背側の働きが強いものの、クライアントはまだ日常生活を送れる程度に機能することができる。この後、発達性トラウマによって引き起こされる、それらの多様な「耐性の窓」の例を紹介する。

シーゲルは、「精神」と「メンタルヘルス」を正確に定義するために、長年にわたって何千人もの医療従事者や専門家の意見を調査した。しかしその集団内では、「定義」を見つけることはできなかった。そこでシーゲルは、最終的には以下のように精神を定義した。「**精神とは、エネルギーと情報の**

流れを調整する、身体的で相関的なプロセスである」（Siegel, 2014, 1）。この概念は、仲間たちからも賛同を得た。シーゲルは、精神という複雑で相互関連的なシステムを、脳と区別している。多くの精神の研究の中で、彼は、「『精神』も『自己』という概念も、脳の活動の延長線上にあるわけではない」とした。シーゲルは「マインドサイト」という概念を用い、「人類はただ脳の健全な発達が必要なだけではなく、充実した人生を送るためには、精神性や人とつながる能力を十分に機能させることができるような**円満な発達**を経ることが必要である」と述べている。「研究の結果は非常に明確である。他者を助ければ、自他ともに勝利する。共感の喜びは、統合の証である。そして、『自己』は体感されることと関係性にいることと、この両方で成り立つ。私たちは、思っている以上に皮膚の境界を超えた存在だ」（Siegel, 2014,1）（訳は本書の訳者による）。

　精神性や、人との関係を築く能力が健全に発達していれば、柔軟な対応を可能とする「耐性の窓」や、健全な自己調整能力も自然に育まれる。自己形成の最も初期の段階から、「自己」のあらゆる局面が健全に発達していたら、シーゲルが言う「エネルギーと情報の流れ」、つまり、つながりと安全の感覚を十分に体験することができる。「我々は『私（me）』という感覚だけでなく、**社会的つながりを通してより大きな『私たち（we）』の一部となる**。内的につながった感覚、**統合された『私・たち（MWe）』が発達する**」とシーゲルは述べている（Siegel, 2014）。発達が健全に進めば、「自己」は、複数の人々の存在の一部であると感じることができ、他者とのつながりから恩恵を受けることができる。

早期トラウマは、この「私・たち（MWe）」感覚を崩壊させ、意識的に、また無意識的に、このような概念が発達する可能性を妨げる。結果として日々孤立感を持つことになり、自己の体験は、外界から切り離されたものとなる。トラウマは、サヴァイヴァーから人とつながる能力を奪い、より大きな「私・たち（MWe）」に属して恩恵を受けることを不可能にする。発達性トラウマによって、「耐性の窓」は極めて狭くなり、最適な覚醒領域から簡単に押し出され、その範囲内に戻ることが困難となる。

だが、「耐性の窓」が健全な範囲で機能すると、三つの領域で恩恵を受ける。それは、身体面、精神・感情面、行動面である。

・**身体**：調整によって、学習したり他者と関わる能力が充実する。身体の全てのシステムに、ごく自然に楽な感覚が広がり、地に足がついて落ち着き、内なる体験につながる感じがある。痛みの受容器が過敏になっていないので、苦しみや不快感が少なく、その時々の体験を、より受け入れやすく感じる。

・**精神・感情**：より穏やかな感じを体験する。周りの世界にある新しいことを発見したり、学びへの好奇心が増す。より楽しくリラックスした感じで、人との関係性の中にいられる。自身の体験を他者と相互に共有できる。

・**行動**：他者と協力できるということは、そこに行動的な調整力がある証拠である。相互間のつながりがあると、目標を追いかけ、何かを成し遂げようとすることがより強く動機づけられる。自発的に活動し、他者とのより深い共感のため、さらに心を開く。創造性も現れ、他者と分かち合う経験がより深まる。

人生初期の体験は、「耐性の窓」の発達と、神経系の興奮やストレスの許容力に深い影響を与える。幸運なことに、ほとんどの人は、人生経験を積むとともに「耐性の窓」が拡がり続ける。しかしある人たちにとっては、調整を可能にする「耐性の窓」には馴染みがなく、さらには無縁のものでさえあるだろう。このような場合は、調整と共にレジリエンスの感覚を発達させるための支援が必要となる。

ＬＯＣのスペクトラム

一九五〇年代におけるジュリアン・ロッターの初期の研究は、人格の概念に焦点を当てていたが、やがて、第５章で触れた「**ローカス・オブ・コントロール**（**ＬＯＣ**）の強化因子」を提唱した。ロッターは、社会学習における人格の役割に焦点を当て、「**人格は環境と相互的に作用し、我々の初期体**

験は、将来の人生や選択に影響する」とした。この考えは、調整とレジリエンスについて本書が提供する情報を統合していると言ってよい。ＬＯＣの健全な発達は、自己調整能力の発達と並行し、やがて「耐性の窓」にも影響する。「人格は、その人が発達した環境を考慮に入れずには検討できない」とロッターは述べている。彼は、「人格の発達を考える時、その人の学習、体験、環境の歴史を考慮するとともに、どのような刺激を認識しており、それにどのように反応しているかも検討すべきだ」とした。さらに、「人格とは、ある人が状況に反応する特定のやり方のことであり、その反応は、一連の安定的な潜在性を持つ」と論じた（Mearns, 2017）。

ＡＣＥ研究をはじめとした様々な研究により、人生初期の体験は、人生を通して健康や人間関係に影響を与えることが明らかになっている。しかしロッターは、時代の先を行っていた。その当時は、いったん人格が形成されると、それは変化しない、という考え方が主流だった。ところが彼は、脳は可塑的で変わり続けることを「知って」いた。ロッターは、人が、ある特定の体験に晒され続け、ある特定の信念に縛られ続けていたら、思考方法や信念体系を変えることは難しくなる、と考えた。

ロッターは、人格を構成するものを、トラウマ的側面ではなく、より一般化された行動という視点から探求した。人を動機づけるものは何か、満足感はどのように体験されるのか、成果を挙げたことから、どのように統制の感覚を感じるか、出来事をどのように強化するのか、といった視点で探求を続けた。ロッターが研究を始めてから数十年後、不適切養育やトラウマによってＬＯＣがどのように影響されるかについての発見が続いた。これによって、**トラウマがどのように制御感覚に影響を与え**

るか、LOCがどのようにレジリエンスと関係するかといった点が明らかにされていった（Roazzi et al., 2016）。

LOCは、「内的」か「外的」かという「二択」ではなく、むしろスペクトラムとして考えられている。図9に描かれているように、LOCのスペクトラムは、極度な内的から極度な外的という範囲になっている。

内的統制のLOCを持つ者たちは、選択は自らが行い、報酬や業績、出来事への介入、つまりLOCモデルでの「強化因子」と言われるものには自分の責任が伴う、と強く信じている。このように考える者たちは、**自身を、自分の「船の艦長」と見なす**。彼らは、状況や体験に反応している自分の内面を見つめ、人生での成功や失敗の責任が、他人やその時々の状況にではなく、自分自身にあると考える。

連続体のもう一方の端にあり、**外的統制のLOCを持つ者**たちは、運命を信じ、人生で起こることは自分の外側の状況に依るものだとしやすい。彼らは、成功や失敗

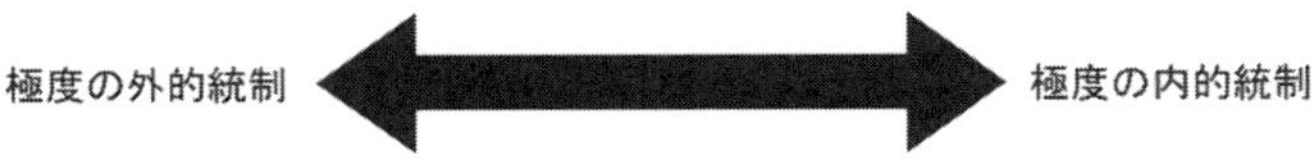

図9：極度の統制

を、運やチャンスや自身の人生に関わる他の人たちの力だ、と思っている。**自身を強化するような責任に耐えることは、彼らには想像し難い。**

図10は、LOCが健全な範囲を真ん中に配して、釣り鐘のようなカーブを描き、内的統制と外的統制をスペクトラムと言われる連続体で表している。どの人もスペクトラムの両端どちらかの特長を持ち、それが人格として特徴的に現れる人もいる。健康な範囲内では、統制能力を超えたらそれを認め、適応する方法を見つける一方で、統制できることには取り組み、責任を取るだろう。

スペクトラムの一番端は、どちら側も、LOCが極端な状態であり、これは不適応と見なされる。**LOCが極端に内的だと、自分は全能で神のようであるという認知**を生み、反社会的な行動に至る可能性がある。消極的なほうに表れると、悪い出来事すべてに対し、明らかに自身の統制が及ばない状態で

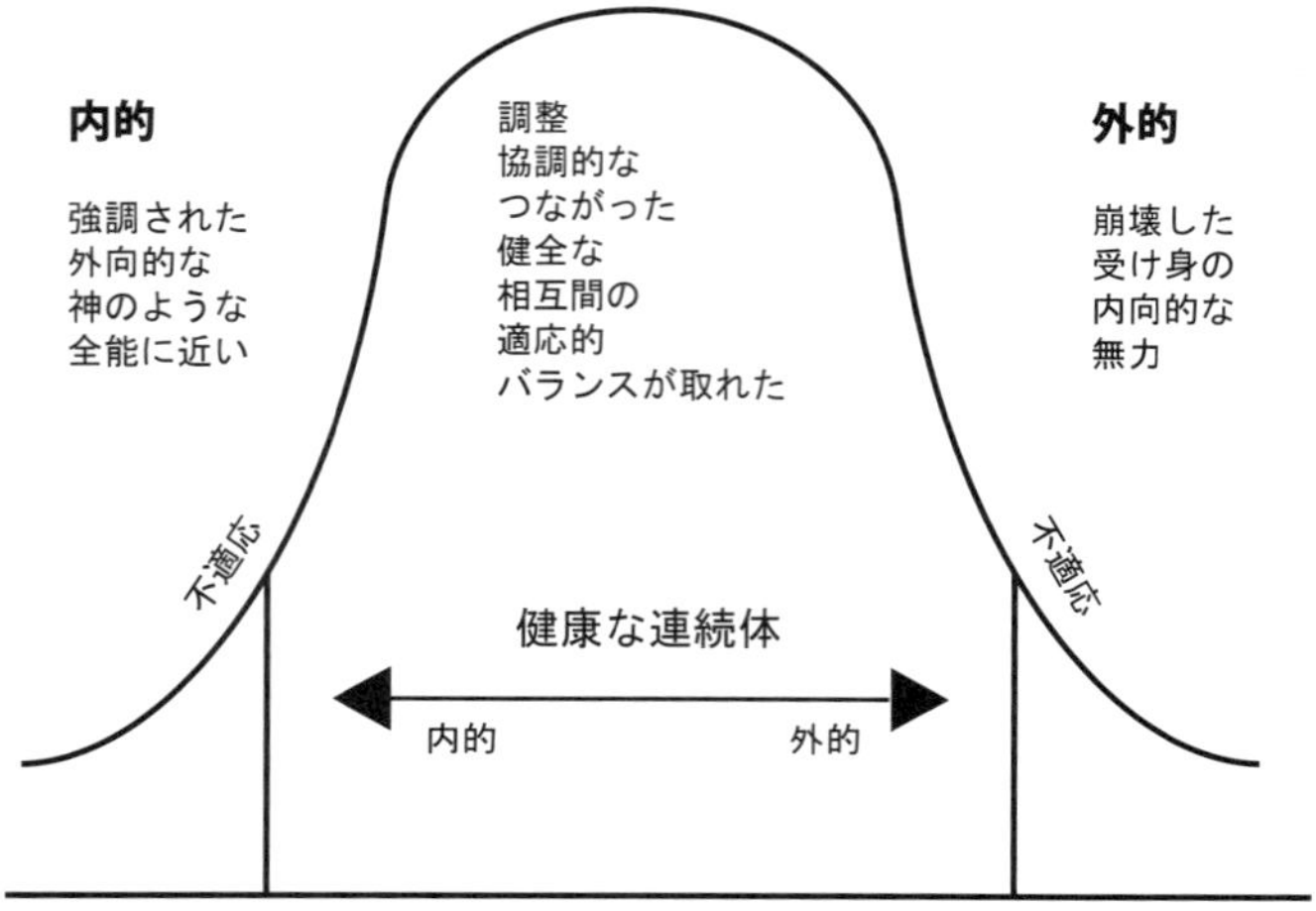

図10：LOCのスペクトラム

あっても、責任を感じてしまうことがある。自身の重要性や出来事に影響を与える能力が強調されるため、それを制御するために、強迫的とも言える努力をするかもしれない。

一方、**ＬＯＣが極端に外的だと、無力感が生まれる**。政府や上司のような力強い「他者」のせいで自分にできることは何もなく、その身に起こることに嫌だと言うこともできない、ただ運命に服従するしかない、といった感情を持つこともある。人生に起こる出来事と、その責任の関係を理解することが難しく、自分は単に、状況やむきだしの悪意の犠牲者なのだととらえる。自身の行動が原因で起きた出来事に対してでさえ、起きたことは全て他者のせいだと考えるかもしれない。そして、内的ＬＯＣの健全な感覚を知っている人たちは人生を気持ちよく送る傾向があり、一方、外的ＬＯＣに偏りがちな人たちは鬱状態に陥りやすい、ということが最近のトラウマ研究で明らかにされている(Benassi, Sweeney ,and Dufour, 1988)。

そのＬＯＣ概念の提唱者であるロッターは、ＬＯＣのみに基づいて解釈を行なうことに警告を発した。すなわち、臨床家は異なった状況への反応をも含め、環境要因を考慮に入れなくてはならないということである。「このＬＯＣの概念は、やがて広く受け入れられ、行動を予測するものとして使われるかもしれないが、個人のＬＯＣは、ある程度は環境によって変化するということを念頭に置かなくてはならない」とロッターは主張し続けたのだ。

ＬＯＣを発達性トラウマとの関係で考える時、**生後最初の六週間について考えることは重要である**。子どもは完全に無力な状態で生まれ、発達するため、適応しながら生き延びようとする。それには、外的ＬＯＣが必要である。養育者が絶えず子どもの欲求を満たそうとすると、たとえ世話が外からやってくるものであっても、子どもは、内的ＬＯＣの感覚を体験できる。養育者が責任を持って、健全な協働調整をすることで、子どもの自己調整能力が発達し、ゆっくりと主体性が育っていくだろう。養育者が子どもの要求に応えることで、子どもの外界に影響を与える能力等、非言語の感覚が育まれていく。もし子どもがこうした感覚を体験しなかった場合、内的ＬＯＣの感覚を十分に発達させることはできないだろう。

さらに**内的／外的ＬＯＣには、不安定／回避型愛着との相関性も見られる**。不安定型の愛着スタイルを持つ人の場合、外的ＬＯＣが極端な方向に向かっている。一方、回避型の愛着スタイルを持つ人は、内的ＬＯＣが極端な方向に向かっている。不安定型の愛着スタイルを持つ人は、他者から居心地の良さと安心感を提供しもらうことを求めがちで、他者に自身の調整役を期待する。その調整役の人と直接的につながっている感覚がないと、このタイプの人たちは、自身の反応を制御することができないと感じるだろう。また、回避型の愛着スタイルを持つ人たちは、自身の中に居心地の良さを見つけがちで、他の誰かが自身の人生に入ってくることを望まないことが多い。

メリンダは、母のグロリアと共に暮らしている。メリンダは五五歳で、グロリアは八〇代後半だった。二人はずっと一緒に暮らしてきた。メリンダの父は、メリンダが生後六か月の時、狩りで自身が招いた事故で亡くなった。母グロリアはメリンダの人生に網のように絡みつき続け、メリンダが学校に行ったり友達の家に行くと不安になった。メリンダが大人になり働きだすと、仕事先から一日二、三回はグロリアに電話をし、グロリアも、メリンダが無事かどうか確認するため繰り返し電話した。

メリンダの父は、狩りに出かけた時に、弾丸を詰め直す際、銃を自分自身に向けてしまったため、事故にあった。それにもかかわらず、グロリアは、彼の死に関して神と世界を責めた。夫が自身の事故に何らかの責任があったことを、グロリアは決して受け入れようとせず、自分の状況にも責任を取らなかった。生きていくための十分なお金を支払ってくれない、と保険会社を責め、次に社会保障制度を責めた。彼女の愛着スタイルは不安定型で、ＬＯＣは外的である。

一方メリンダは、読書の中に静けさと平安を見つけ、自室にこもって一人で何時間も過ごした。毎日そうした時間がなかったら、仕事に行ったり家の外に出たりすることは、さらに不安で心配なものになっただろう。三〇代のとき、仕事でトムと出会った。彼は、彼女が面白く風変わりなのを知り、デートに誘った。二人は恋に落ち、トムはメリンダに結婚を申し込んだ。しかし、メリンダともっと一緒に過ごしたくて、彼女が静かに一人で過ごす時間を多く必要とすることに彼は不満を述べた。メリンダは、母親とトムの間で圧倒される感覚を抱いた。

トムは、他州への移転を伴う販売促進の仕事を頼まれた。彼はメリンダと一緒に暮らすことを望んだが、グロリアは怒り、ひどく取り乱し、自身の悲しみと苦しみをトムのせいにした。とうとうグロリアは、メリンダにトムは彼女のことを理解していないと確信させ、婚約を取り消して自分と一緒に残るよう決意させた。それはメリンダが読書する時間を取れないのはトムのせいだ、とグロリアが非難し続けたからだ。メリンダの回避型の愛着を母親が巧妙に利用したのだ。

グロリアの不安定型愛着と外的ＬＯＣは、夫の喪失から回復する能力を妨げ、今度はメリンダが大人になって、健全な外的ＬＯＣを発達させて「世界に出ていく」能力を阻んだ。メリンダの回避型愛着は、グロリアが母として持ち込んだ絶え間ない不安への防衛的適応であろう。自身の活性化とストレスを調整できず、孤独に長い間身を置くことで自分を守り、メリンダは、網のように絡みつく母親との関係以外に、外の世界に関係性を維持することができなかった。

この例からも分かるように、**ＬＯＣの健全な発達は、「耐性の窓」の健全な発達と密接な関係がある。**自身に起きることに対して主体性を持ち、状況が自身の統制をまったく超える時は、できる限りその状況に適応していく。これは、レジリエンスがあることを示す兆候の一つである。次項でも述べるが、レジリエンスは「耐性の窓」からはみ出して、過覚醒や低覚醒に入った時に、どう反応するかを左右するのである。

「偽りの耐性の窓」

「偽りの耐性の窓」とは、最適な覚醒領域である、腹側迷走神経系と低いトーンの背側迷走神経系が支配している状態に入ることができず、「耐性の窓」を離れ、**慢性的に過覚醒や低覚醒の状態にいること**である。「偽りの耐性の窓」は、「耐性の窓」の別の姿と言ってもよい。調整不全やコントロールされていない反応を統制しようとして、この「偽りの耐性の窓」が作られる。防衛的適応が、慢性的な過覚醒や低覚醒を何とかコントロールするために、「耐性の窓」の外に、「偽りの耐性の窓」を作るのだ。慢性的に「耐性の窓」の外にいる場合、「最適な覚醒領域」の外に常に留まっていることになる。人はそこでも、防衛的適応を発展させるのだ。

図11の「耐性の窓」は狭く、クライアントは、小さな刺激を受けるだけで、「耐性の窓」の中に留まれなくなってしまう。これこそが発達性トラウマの典型的な帰結である。早期トラウマには慢性的な調整不全が伴うことが多い。早期トラウマにおいては、「最適な覚醒領域」が非常に狭く、そのため、**心身に少しの刺激が加わっただけで、すぐ「耐性の窓」の外へ出てしまう**のだ。図11は、慢性的に過覚醒の場合を示している。

「耐性の窓」は、図11の底で、その過覚醒の側には「偽りの」、あるいは「人工的な窓」と名付けた窓を描き加えてある。この領域では、クライアントは、体験をうまく管理するため防衛的適応である解離や強迫的な摂食などに走る。こうやって自分を落ち着かせ、自身の過覚醒状態を調整しようとする。「耐性の窓」の内には留まらず、「偽りの耐性の窓」を出入りする動きが何度も起こるだろう。クライアントは、「耐性の窓」に入ることはできなくても、自身の交感神経系の活性化による症状や反応をおさめ、「仕事をしたり自分をコントロールすることが何とか可能なレベル」の過覚醒状態に留まることはできる。

「耐性の窓」の低覚醒側に「偽りの耐性の窓」が存在することもある。この場合、クライアントは、腹側迷走神経系を働かせて社会的交流を持ったり交感神経系を働かせて活動するためには、神経系を刺激する物質を用いたり、行動化したり、過剰な性行為をしたりする。このような防衛的適応では、背側による低エネルギー状態を保ち、耐えられる程度の低覚醒状態に留まり続ける。この場合も防衛的適応が起きているが、クライアントが「耐性の窓」に戻るのには不十分である。そして、崩れ

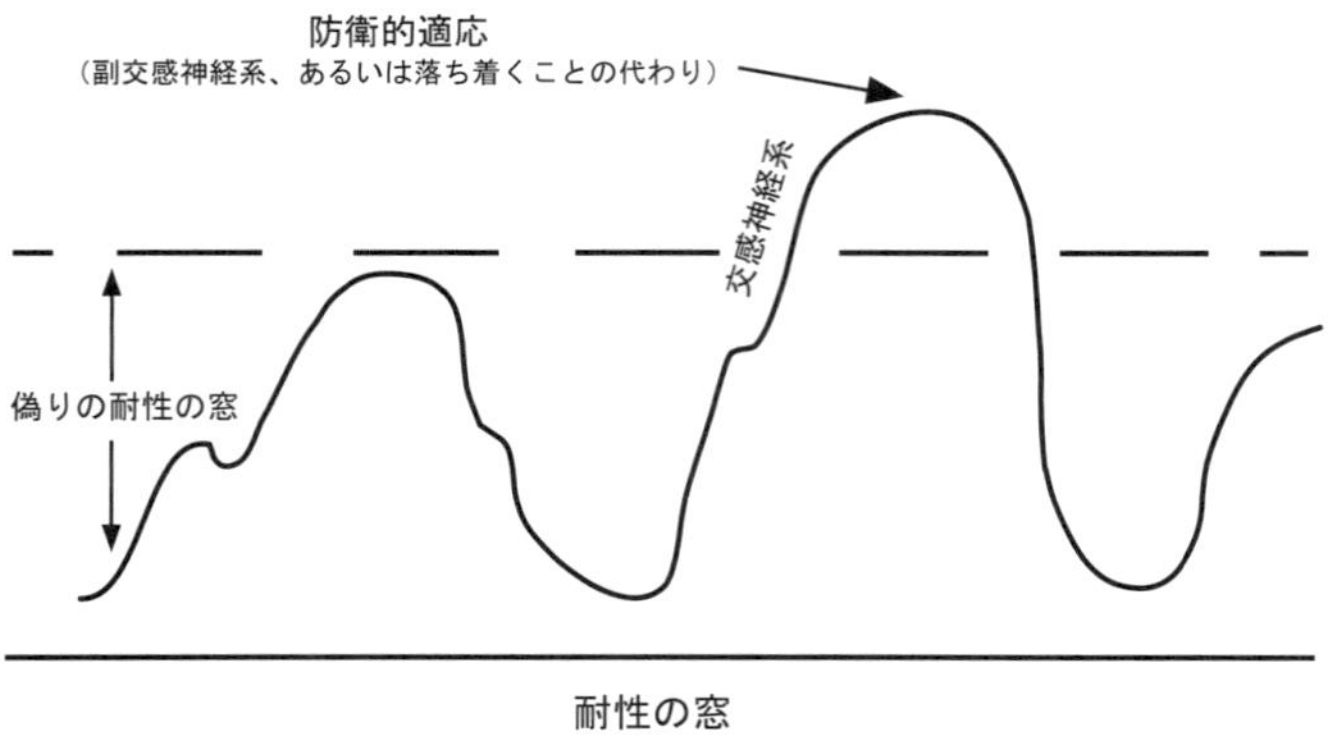

図 11：「偽りの耐性の窓」（慢性的な過覚醒）

落ち、人とつながることもない背側迷走神経系優位の状態の中に留まっている。図12は、低覚醒状態の「偽りの耐性の窓」を示している。

　これらは本物の調整ではないが、**自己調整を体験したことがないクライアントにとっては、本物の調整のように感じられる。**発達性トラウマを体験したクライアントの多くは、「耐性の窓」を十分に発達させていないため、彼らは慢性的に調整の閾値を超えたところにいる。本物の自己調整を知らずに、防衛的適応を使って、できる限り自己調整に近づこうとするのである。

　判りやすくするために、過覚醒と低覚醒の「偽りの耐性の窓」が「耐性の窓」に重ねて描いてある図13を見てほしい。人生の早期に発達した慢性的な覚醒である「偽りの耐性の窓」の過覚醒側を見てみよう。この状態では、十分に活性化を抑え、平静さを取り戻して「耐性の窓」に戻るには副交感神経系の働きが不十分

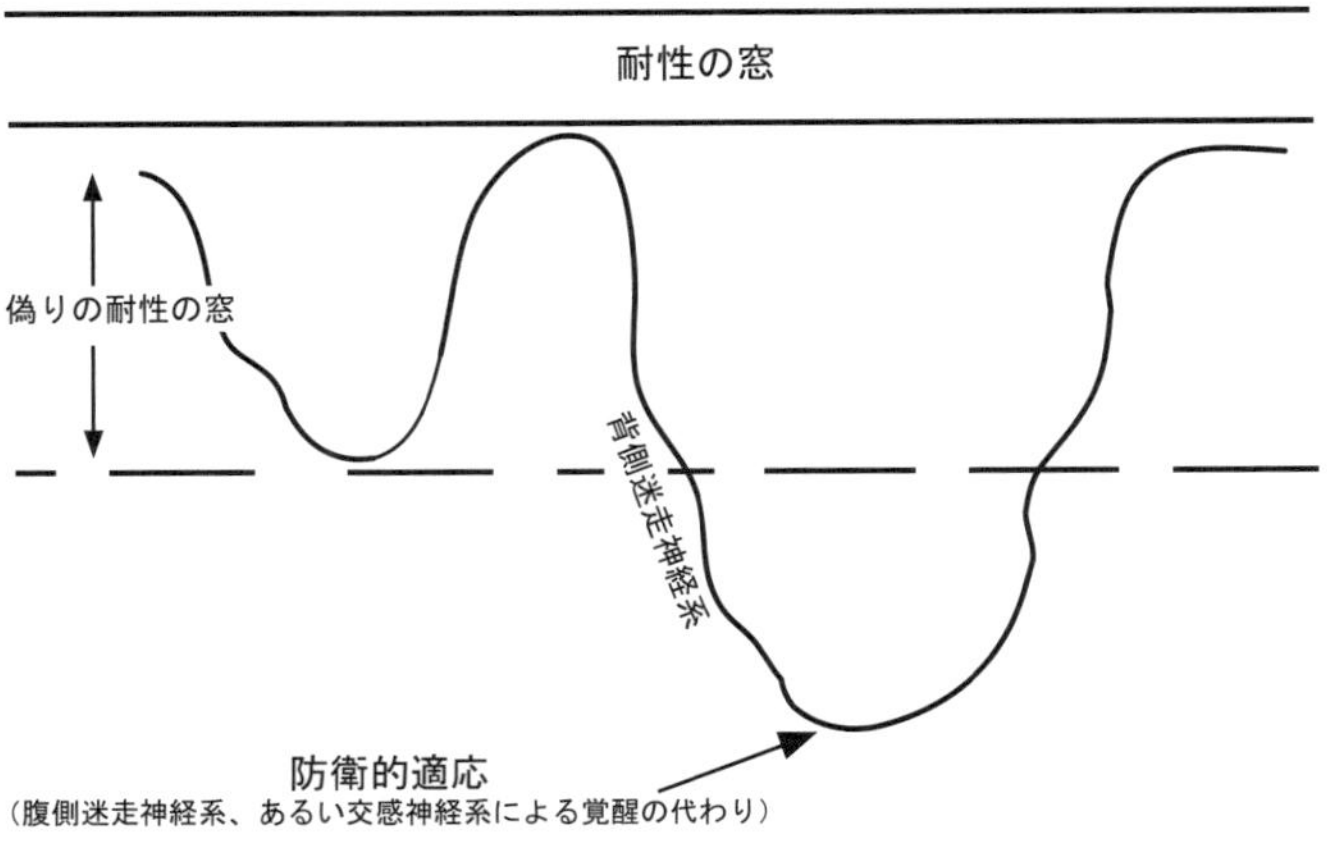

図 12：「偽りの耐性の窓」（慢性的な低覚醒）

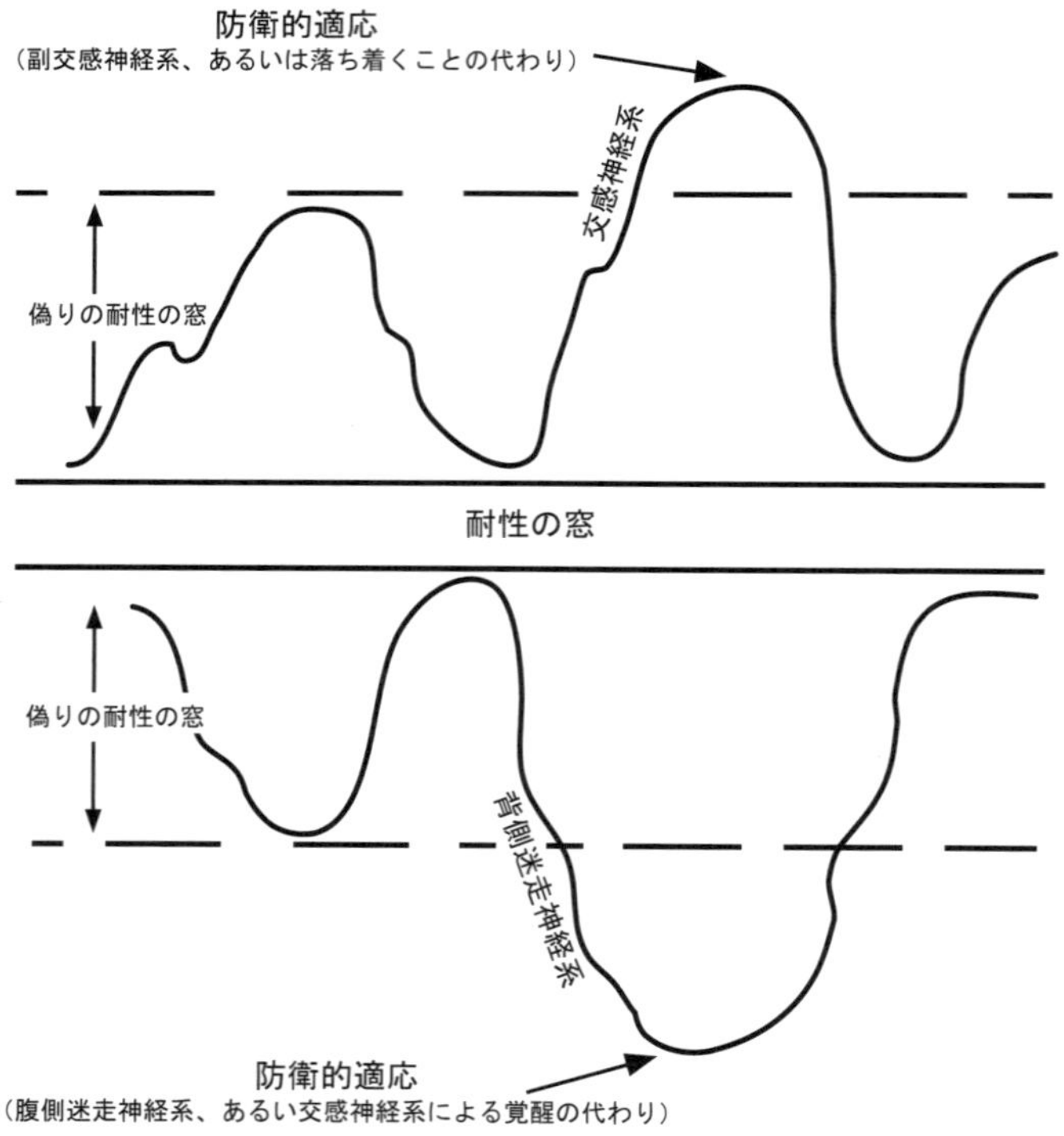

図 13：「耐性の窓」を中心に見た「偽りの耐性の窓」

である。自律神経系は、互恵的な働きをする範囲の外にあり、交感神経系と副交感神経系の両方が「**相互活性**」している。その場合、交感神経系による活性化が起こると、同時に背側迷走神経系も活性化し、**矛盾した生理反応**が巻き起こる。結果として、心身の反応が制御できなくなる。

副交感神経系の調整がうまくできないので、その代わりとして、過覚醒に取り組む戦略としての防衛的適応が用いられる。過覚醒状態では、まともに生活することはできない。したがって、その活性化を管理し、均衡をとる方法を見つけ、「偽りの耐性の窓」を作り出す。

第５章で記したように、防衛的適応は様々な形を取り得る。それは、生理的、行動的、感情的、理性的適応となる。たとえば、愛着も防衛的適応の一つであるし、過食なども強迫的な慰撫行為の一つとして考えられる。

また、背側迷走神経系の生理学的機能を過剰に用いて、**崩れ落ち、無感覚の中に入っていく**ことも、早期トラウマに関連する身体的戦略の一つと言える。凍りつきを引き起こす高いトーンの背側迷走神経系の働きによって引き起こされる生理学的状態は、慢性的な基盤として使われることは意図されていない。しかし、もし腹側迷走神経系を十分働かせることができない状態であれば、交感神経系を制御する、生理学的な反応として背側迷走神経系が使われる。第４章で記したように、睡眠、抱擁、その他の休息状態で起こる、恐れを伴わない不動を体験している時は、低いトーンの背側が優位である。しかしながら、健全な協働調整が欠落している中では、腹側迷走神経系の生理学的機能は使えず、代わりに背側迷走神経系を稼働させる。いったんこの「奇策」がうまくいくと、身体は、似たような状沈下において、繰り返し同じ神経回路を活用しようとする。これが癖になってしまうと、どのようなレベルの活性化であれ、交感神経系の覚醒を抑えるため、不動と極度の温存モードである背側迷走神経系の生理学的機能が慢性的に使われるようになっていく。これは、社会的な関わりや活動、あるいは自己調整機能を支持しないため、高いアロスタティック負荷をもたらす。言い換えれば、背側迷走神経系を多用する防衛的適応は、高い代償をもたらすのである。いつも生き残りをかけたぎりぎりの反応の中に留まっているので、他の生理学的機能を円滑に働かせるためのエネルギーは少なくなり、やがて自身を枯渇させてしまうのだ。

背側迷走神経系を多用する傾向は、早期トラウマの中で発達していく。これは一般的な生理学的戦略の一つで、ＡＣＥ研究の中で早期トラウマと関係があるとされた症状のいくつかと重なる。**背側迷走神経系への効果的な働きかけを学ぶことができれば、調整を促し、より大きなレジリエンスを獲得することにつながる**だろう。この章の後半でさらに詳細を紹介していく。

「偽りの耐性の窓」の上の方では、怒りやより抑えきれない激怒が体験され、過覚醒に関係するパニックやその他の反応が起こりえる。「偽りの耐性の窓」は最適な覚醒領域のはるか外側であることが多いので、その「偽りの耐性の窓」の中では、クライアントは調整が取れていないし、社会的なつながりのある行動を司る腹側迷走神経系がもたらす生理学的状態の中には入っていない。クライアントは、一見「耐性の窓」の中で機能しているように見えるかもしれないが、過度に刺激を感じている状態にある。

よって強力な防衛的適応であっても、健全な「耐性の窓」へクライアントを連れ戻すには十分ではなく、「偽りの耐性の窓」へと戻すのがせいぜいである。これは、自己調整の範囲内ではない。自己調整の体験がほとんどない人は、「偽りの耐性の窓」こそが、自分の本物の調整状態だと信じているかもしれない。この不適応な調整システムが、彼にとっては日常であり、彼が知るすべてなのだ。

クライアントが、本当は防衛的適応を用いているにもかかわらず、自らの反応を管理する能力がよく発達しているように見えると、臨床家は、騙されてしまう。臨床家は、クライアントが刺激を許容する能力を、誤解したり、判断を誤ったりしてしまう可能性がある。**クライアントが「偽りの耐性の窓」に戻っただけなのに、健全な調整に戻ったと思ってしまうかもしれない。**そうなると臨床家は、クライアントが過度に刺激された状態を何とかしようとして行っている防衛的適応を強化してしまうことになる。

同じことが、低覚醒側の「偽りの耐性の窓」でも起きる。この場合は、背側迷走神経系が優位になるので、腹側迷走神経系も、交感神経系もうまく働かず、恒常性を取り戻し、最適な覚醒領域へ戻る力が湧いてこない。「偽りの耐性の窓」の上部の領域と同様、ここでも自律神経系の互恵的な働きの範囲外にある状態で、この場合は、「**相互抑制**」が起きている。副交感神経系も、交感神経系も力を失った状態で、ここでもまた生理学的に相矛盾する状態が作られる。

ジェリーは五六歳の未婚の男性で、地方の印刷会社の植字工として働いている。彼はもう一人の工員と夜勤のシフトで働いている。ジェリーは低体重児として生まれ、人生の最初の二か月を新生児集中治療室で過ごした。ジェリーの両親は、ジェリーがほぼ六週間目になるまで、彼に触ることができなかった。彼は、二か月近く、愛あるタッチに触れることもなく、医療器具に囲まれていた。ジェリーの両親は農夫で、彼は一一人兄弟の五番目だった。農場での仕事があるため、彼らがジェリーを病院に訪ねることができるのは週に一日だけだった。両親が好んでそうしているわけではなかったが、この隔離期間がジェリーの感情的な発達に大きな影響を与えた。

家に戻った当初、ジェリーは「良い」赤ちゃんのように見えた。母親は、ジェリーは二歳になるまでほとんどの時間寝ていて、めったに泣かなかった、と語った。ジェリーの母親は、彼が三か月になる前に弟を妊娠した。母親は、ジェリーの欲求に応えるのに必要なエネルギーがなく、授乳の際には哺乳瓶を立てかけておいただけで、彼と関わりの時間を持つことはまれであった。

ジェリーは三歳になった頃から、ひどく乱暴になった。彼はよく家から逃げ出し、理由もなくおもちゃを壊した。学校に入ると、ＡＤＨＤ（注意欠如／多動性障害）と言われ、行動と気分を調整するために薬物治療を受けなければならなかった。彼は学習ができず、他の子どもたちとの関係を持つこともできなかった。

中学生になるとジェリーは、副作用がひどいのでもう薬は飲まない、と服薬を拒否した。彼の気分はすぐ激しく変わり、いつも過覚醒でイラついていた。彼は自分をリラックスさせようと、父のウオッカを飲み始めた。それにマリファナが加わった。日に数回酒を飲み、マリファナを吸うようになるまで、そう時間はかからなかった。教師たちは、彼を助けるのに何が良いのか判らなかったが、ともかく、彼は学校を卒業できた。

高校生の間、ジェリーは数回法に触れるいざこざを起こした。そして飲酒とマリファナ所持で逮捕されたが、彼はその行為をやめようとしなかった。気分が高揚し酔っている時だけしか、家族といることに耐えられなかった。物質乱用のために彼が静かにしていたので、家族の誰も、彼の感情的な苦しみに気づかなかった。こうしてジェリーは、両親が最も愛する役割である、「静かで、泣かずに眠っている乳幼児」を演じ続けた。

高校を卒業すると、何回か恋愛したが、付き合いは長く続かなかった。ジェリーの薬物乱用や激怒のために、恋愛はことごとくうまくいかなかった。女性たちは、ジェリーの怒りがどこへ向かうか判らなくて怖いと言った。植字工としての今の仕事を見つけるまで、ジェリーは仕事が続かず、社会の底辺で生きた。

ジェリーには、夜たった一人で働くのが向いているようだった。酒を飲んだりマリファナを吸ったりして、なんとか仕事を続けた。しかし仕事中、よく腹を立てたり、同僚を罵倒したりした。同僚は、アルコールと薬物乱用について彼を問い詰めたが、ジェリーは、自分は薬物依存者でもアルコール依存者でもないとはねのけた。

ジェリーは、否認と薬物を防衛的適応として使った。彼は、まだ幼い時から、交感神経系の覚醒を抑えるために、薬物によって人工的に副交感神経系のブレーキをかけるようになった。彼は「自然に副交感神経系が優位になって落ち着く」という体験をほとんどしていなかった。彼の自律神経系は調和の保たれた範囲から外れていた。ジェリーは自分の問題で他者を責めたが、実は心の中では、家族に受け入れられ愛されることを望んでいた。自然な「耐性の窓」を体験したことがなかったが、「偽りの耐性の窓」の中にいることはできた。この「偽りの耐性の窓」の片側は暗くて静かだったが、もう片側は怒りと激怒に溢れていた。彼は「偽りの耐性の窓」の中に留まるため、偽りの調整を引き起こす作用のある薬物を使った。

人生の最初の数週間、協働調整と落ち着かせてくれるなぐさめを受ける経験が欠けていたことから、ジェリーの生理学的機能は、背側の極度の温存モードを使う方向へ向かった。ひとたび家族のいる家に戻ると、声を上げないジェリーは、泣かない「良い」赤ちゃんなのだと誤解された。母親は、既に子どもの世話に圧倒されていたので、自分をあまり必要としないように見える赤ちゃんに安心した。

ジェリーが大人になった時、基本的な調整能力がないために自身の反応を管理することができないことが次第に明らかになっていった。彼は、薬を飲まない時の激しい調整不全に苦しむよりも、「穏やかな」体験を提供してくる薬物乱用を防衛的適応として採用した。

ジェリーの場合、愛着を修復し、継続的に協働調整することで、「耐性の窓」の中に留まれるよう働きかけることは、有効である。こうすることで、彼が自分の反応を調整する能力を高めることができるはずである。彼は、過覚醒側を鎮めるために、低覚醒側の防衛的適応を使っている。これは、背側迷走神経系の生理学的機能を極端に使いすぎている状態である。

ジェリーの場合、「偽りの耐性の窓」の過覚醒側でも防衛的適応が起こっていた。さらに、これが低覚醒側でも起きており、防衛的適応が、交感神経系や腹側迷走神経系の生理学的調整機能の代替物として使われていることが分かる。背側迷走神経系の凍りつき状態に伴う無感覚や無気力から抜け出すために、刺激物を乱用したり、自身を刺激する極端な行動を取ることも、一種の防衛的適応である。過剰な性衝動や、社会的つながりの感覚を欲するあまりに取られる強迫的な試みも、これに該当する。

それとは異なり、周囲には刺激がありすぎると感じ、防衛手段として社会的関わりを回避する方向にいくこともある。しかし、このような回避は、さらなる無感覚と無気力をもたらす。

「偽りの耐性の窓」の低覚醒側にいる人は、苦しみや絶望の感覚と闘い、もう少しで崩れ落ちる状態にいる。あるいは、ストレスにさらされることを制限し、限られた身体資源を温存する方法を見つけながら、自身のエネルギーを管理することに過度の時間を費やすこともある。

そして、**防衛的適応自体が「耐性の窓」をより狭め、さらなる防衛的適応を呼びこみ、それにより、生きるためのエネルギーが余計に吸い取られてしまうこともある。**たとえばACE研究に見られるように、早期トラウマに関係する症状のいくつかは、「偽りの耐性の窓」の力学を明確に説明している。「偽りの耐性の窓」の過覚醒の範囲において、防衛的適応戦術がうまく発達し、「偽りの耐性の窓」のもう一方の側である低覚醒もうまくカモフラージュできていると、クライアントも臨床家も、「安定して『耐性の窓』の中に留まっている」と誤った判断をしてしまう可能性がある。すると臨床家は、クライアントは負荷をかけても大丈夫な状態だと誤解したまま、もっと神経系に負荷を与えるような治療的介入をしてしまい、むしろ回復を遅らせてしまうかもしれない。

発達性トラウマにしばしばみられる「パターン」は、**交感神経系による過覚醒と背側迷走神経系による低覚醒の間を目まぐるしく行ったり来たりする状態**である。第5章で論じたように、これは、根本的な調整不全がある時に見られる典型的な反応である。この場合、クライアントは「偽りの耐性の窓」の上側と下側の間を行き来し、それぞれの状態に関連する症状を呈する。これは、複雑な防衛的適応のシステムを持っていることを示唆している。

「偽りの耐性の窓」では、生き残るための生理学的機能が常に酷使されており、このため特有の身体的症状が見られる。これはＡＣＥ得点が高いクライアントに見受けられる症状でもある。

「偽りの耐性の窓」の中にいる人たちのほとんどは、自身が本当は調整不全であることに気づいていない。彼らにとっては、この状態しか知らないのだから、本人はリラックスして落ち着いているつもりである。しかし、彼らは最適な覚醒範囲の外にいる。臨床家は経験を積み、こうした**防衛的適応を識別できる力**を蓄えて、クライアントが「耐性の窓」ではなく、実は「偽りの耐性の窓」にいることを見極めて、それに従って関わりを調整することが必要である。

ストレスに対処する能力を築き、「耐性の窓」を拡張する

「偽りの耐性の窓」に気づくことによって、我々は、クライアントの防衛的適応を強化しないようにすることが可能である。もし、クライアントが本当はいつも「耐性の窓」の外にいるのに、ストレスに対処する調整能力が十分にあると誤った推測のもと働きかけてしまうと、クライアントの防衛的適応を逆に強化してしまうことになる。

発達性トラウマにうまく取り組むためには、防衛的適応を知り、クライアントが最適な覚醒領域の上側にいるか下側にいるかを捉えることが重要である。このような場合は、何かを付け加えるより

も、むしろ**過剰な刺激を減らし、取り去り、**防衛的適応を行使する必要がなくなるようにすることが肝要である。つまり、クライアントを「耐性の窓」の中に留まらせようとして過剰に介入するのを止め、クライアントが防衛的適応をしなくてはならない状態に陥ることを回避するということである。同時に、自己調整能力を増すためのサポートを提供し、「耐性の窓」を拡張する。こうして防衛的適応の必要が無くなるように導く。次章では、調整のためのサポートについて論ずる。

社会的つながりを促進する生理学的状態に入ることが難しく、人とつながることを怯えているようなクライアントに対して、無理に社会的関わりや人とのつながりを持つように勧めることは、かえって負担となり、「偽りの耐性の窓」の反応を強化してしまうかもしれない。我々は、**臨床的な介入として提供する「人とのつながり」の在り方を考え直さなくてはならない。**

セッションの時、セラピストが、クライアントに自分とつながることを期待してしまう癖があるとしたら、それがクライアントにとっては、負担になる。その結果、クライアントを「偽りの耐性の窓」さえ超えたところへ追いやってしまう危険があるのだ。そうしてかえって、クライアントの過覚醒・低覚醒反応を増幅させてしまう。

クライアントを早く良くしようと焦って、クライアントにつながりを強制するのではなく、むしろ、**クライアントが、「無理に人とつながろうとしなくてよいのだ」、と思えるように、クライアントの負荷を取り除いていく**ことのほうが、効率的である。たとえば、クライアントとセラピーの部屋にある絵を見て、どう感じるかを聞いてみるのも良い。クライアントが、少しだけ臨床家とつながってみようと感じることができるまで、待つことも肝要である。クライアントが、ほんの少しつながろうとしたときに、臨床家がそれに応えるということを重ねていく、つまり無理につながりを求めるよりも、**つながろうと思えるような生理学的状態になれるように導いたほうが、むしろ効果的**なのだ。

愛着を修復したり、安全である場を作ったり、クライアントの自己調整の力を少しずつ増やすといった作業を丹念に行っていくことで、クライアントの「耐性の窓」を拡張することができる。それは、背側迷走神経系の生理学的機能に働きかけることでもある。

背側迷走神経系の生理学的機能に働きかける

先にも述べたように、早期トラウマがある場合、背側迷走神経系の温存の生理学的機能を過度に使う傾向がある。この場合、背側の生理学的機能は、「恐れを伴わない不動」をもたらすような低いトーンでは働いておらず、連続体のもっと端にある「凍りつき反応」、あるいは、「機能的凍りつき」が慢性的に起きている状態になっている。自律神経系は、互恵的範囲の外にあり、慢性的に相互活性や相互抑制が起きている。そのために、複雑な生理学的反応が起きている。

慢性的な「凍りつき」の生理学的状態は、自律神経系が慢性的な非補完的状態にあることを示している。これは、第６章で論じたＡＣＥ由来の症状と関係する。ここでは自然な調整を起こすことができないために、生理学的な防衛的適応が起きている。「耐性の窓」の中で見られるような自然な反応ではなく、どんな覚醒も支配下に置くために背側迷走神経系を酷使する。こうして「偽りの耐性の窓」を作り出し、そのために余計、「耐性の窓」が狭くなる。

このような調整不全が起きているクライアントは、ごく些細な刺激に対しても、しばしば背側迷走神経系の生理学的機能へと「落ちて」しまう。あるいは、一見安らかで、穏やかに見えるが、実は常に無感覚で低エネルギー状態にある。臨床家がこうしたクライアントに向き合うためには、より高いスキルが求められる。背側迷走神経系の生理学的機能は、解離を起こしているクライアントに典型的に見られるものでもある。「凍りつき」の生理学的機能に支配されていると、無感覚になり、切り離された感覚が生じる。

この慢性的な背側迷走神経系優位の状態は、慢性的に交感神経系が優位で過覚醒が起きている場合と対照的である。過覚醒のクライアントは、見た目にも落ち着かず、不安そうで、「闘争か、逃走か」という、より高いエネルギー的緊張によって引き起こされる身体的症状を持つ。これに対して、背側迷走神経系優位の場合は、落ち着いている状態との識別が難しい。クライアントは、往々にして自分自身の体験にも無感覚なので、「特に何もありません」「活性化は感じません」、などと言い続けるかもしれない。

交感神経系優位による過活性状態では、少しの刺激や問題でも、大きな混乱が引き起こされる可能性がある。一方、背側迷走神経系優位の状態では、少しの刺激が加わっただけで、さらに深い凍りつきに入る可能性がある。もし自律神経系が相互のバランスを欠いていたら、ひどく制御不能な状態となるだろう。

　この慢性的な背側の生理学的機能は、臨床現場ではよく遭遇する。生後の数年間で、腹側迷走神経系の機能を十分に発達させるための協働調整が得られなかった結果、背側迷走神経系優位の生理学的状態に入ってしまうクライアントが多いからだ。自律神経系が互恵的に働かなくなるのは、ACE得点の高さに比例し、さらにそれは無秩序型の愛着スタイルとも関係することが多い。こうした状態にあるクライアントは、周りの人々によって自分のつらさが癒されるとは感じていない。むしろ人間を脅威と感じており、自分を落ち着かせるために人とつながろうとはしない。ただ目を見つめ合うことさえ、恐ろしさを感じるかもしれない。こうしたクライアントは、社会的関わりによって腹側迷走神経系優位な状態に至ることができず、交感神経系による過覚醒を調整するために、背側迷走神経系の生理学的機能を多用する。そうすると、活性化を抑えるための「機能的凍りつき」に入る。

　ポージェスは、早期トラウマを持つクライアントは、ただ周囲の環境に目を向けるだけでも背側の生理学的機能に向かって突然飛び込むように、神経系が**誤配線《ごはいせん》**されていることがあると述べている。潜在的な危険を調べようとする行為そのものによって、凍りつき反応が突然引き起こされるのだ。臨床家はこれを考慮に入れて、介入方法を吟味する必要がある。このタイプのクライアントの場合、**セラピーにおいて安全であることを伝えるために使う典型的な関わり方が、実際には逆効果になる。**目を合わせようとしたり、臨床家がクライアントのために「ここ」にいることを示したり、部屋を見回してそこに何があるかに気づくよう促すことは、実はクライアントを「耐性の窓」から完全に離れたところへ追いやり、生理学的にも行動的にも防衛的適応を取らざるを得なくさせてしまう。こうなると、クライアントはさらにつながりを失い、解離し、あるいは極度の温存状態を使わざるを得なくなるのだ。

この場合に社会的な関わりを提供することは、腹側迷走神経系の発達を促す方法としては有効ではない。**社会的な関わりやつながりへの誘いは「滴定」**[*1]**すべき**である。ほんの少しだけ誘い、クライアントが「つながり」という新しい領域へそっと入っていく時、その反応を注意深く見守る必要がある。クライアントがもともと使っている背側の生理学的機能をうまく利用することで、安全であるという感覚や、恐れを伴わない不動化を感じてもらい、低いトーンの背側へと誘うことも有効である。これは、**「セラピストとつながらなくてもかまわないのだ」**と思ってもらうことで可能になる。前述したように、クライアントの反応を要求するような「足し算」ではなく、クライアントが社会的な関わりのシステムから感じる負荷を手放せるような**「引き算」**をしていくのだ。

たとえば臨床家は、一緒に休み、安らいでいてくれるようにクライアントを導くことができる。実際、十分に安全だと感じれば、クライアントがうたた寝することもあるだろう。あるいは、臨床家がクライアントにあれこれ質問をすることを止め、沈黙の時間を過ごしながら、**静かな協働調整**をすることも有効である。**ハンズオン**（訳注：触れること、タッチ）がなくてもこれは可能だが、もしクライアントが寛いだり安心するようだったら、ハンズオンを取り入れるのも良いだろう。この方法で、クライアントは、臨床家に**「見守られながら安らぐ」**という体験をする。これにより、「安全な場所」

と「安心の基盤」の感覚が提供され、クライアントは防衛を解き、凍りつきの生理状態ではなく、低いトーンの背側迷走神経系による生理学的機能の中で落ち着く感覚を味わうことができるだろう。もしクライアントが、休息ではなく解離を始めたら、臨床家は、クライアントに気づきを促し、部屋に戻るようそっと導くと良い。

臨床家が「見守って」いると、クライアントは十分な安心を感じ、居眠りしたり、自身の内なる感覚に気づこうとするかもしれない。クライアントに、「臨床家は十分共感してはいるが、侵入的ではない」、という感覚を持ってもらうことが重要である。

あるいは、臨床家が「**並行あそび**（訳注：parallel play 臨床家とクライアントが、介入しあわず、共にいながらも、別々の遊びをすること）をするのも良い。たとえば、臨床家が先週あった楽しかったことを絵に描こうと提案し、こちらからはたまに少しコメントをするだけで、クライアントがしたいようにさせる、といった作業も良いだろう。または、クライアントが聴きたい音楽を一緒に聴くこともできるだろう。もちろんこういった介入も、十分「滴定」し、クライアントがそのプロセスでくつろいでいるかを見極めながら行うことが鍵となる。

臨床家は、こうしたささやかな関わりを過小評価しがちである。クライアントのプロセスを導く際、非常に劇的であることが望ましいというような暗黙の了解があるかのようだ。しかし、発達性トラウマに働きかける初期の関わりは、常に協働調整を提供することなのである。**どんなに静かで小さくても、それはすべて効果を生む。**この方法は一緒にいて安心だという感覚を提供し、深い身体的協働調整の経験となり、傷ついた愛着を修復する。これを糸口として、クライアントが自分自身と安全につながるための長い道筋が見えてくる。

クライアントが、背側迷走神経系の低いトーンの働きによる、恐れを伴わない状態に静かに入れるようになってきたら、臨床家は、腹側迷走神経系による社会的関わりを、少しずつ、静かに導入していくと良い。クライアントを「耐性の窓」の中に留め、安心して社会的関わりを促進する生理学的状態へと入れるよう、少しずつ加減しながら、その能力をそっと拡げていくと良いだろう。

さらに正確な内受容感覚を築く

長期にわたる深刻な早期トラウマを被った人は、当然のことながら、常に周りに潜在的な脅威を探しながら生きていく術《すべ》を学習している。本章の最初に記したように、クライアントの調整能力を向上させ、レジリエンスを増すためには、「偽りの耐性の窓」ではなく、本物の「耐性の窓」に働きかける必要がある。

「偽りの耐性の窓」の目的は、本来なら「耐性の窓」が担ってくれる均衡の役割を、かりそめに提供することである。残念なことにクライアントは、「偽りの耐性の窓」が本物の調整ではないことに気づかないことが多い。さらに「偽りの耐性の窓」にいるクライアントは、小さなことであっても過剰に刺激され、すぐに「偽りの耐性の窓」のさらに外側へ出てしまう。そのために、突然、生き延びるための強い反応を示す。クライアントが激しい反応を示している時に、「耐性の窓」に戻り、その中に留まるよう働きかけるのは不適切である。こうした事態に有効な方法の一つとしては、**正確な内受容感覚を育むこと**である。これによってクライアントは、自身の反応に注意を払い、「耐性の窓」の外にいる時にはそれに気づき、臨床家の関わりに、より反応ができるようになるだろう。

トラウマに働きかける生物生理学的方法として一般的なものに、**クライアントに自身の感覚を追跡させる方法**がある。臨床家としては、クライアントが様々な感覚を味わい、自身が気づいている感覚を正確に報告するのは、当たり前のことだと考えるだろう。しかし、こうした明らかに簡単な課題も、早期トラウマを持つクライアントにはできないかもしれない。

我々は発達の過程で、「**自分について語るための自分自身の言語**」を持つようになる。自分はどんなふうだ、とか、自分は何者だ、と語る時に使う身体的言語もある。そうした言語は、早期の自身の体験や、他者との関係における自身の体験の文脈から発達する。それがもし発達性トラウマの文脈の中で起こったら、自身の身体を表す言語も、その文脈に沿ったものになる。

身体的言語は、苦痛、つらさ、危険、注意深さなど、生き延びることに意識を集中して形作られた感覚をもとに発達しているだろう。一方、安全な時、何かを味わい楽しんでいる時、すべてうまく行っている時など、肯定的体験についての身体的言語は、かなり限定されているだろう。長年、もしくは一度も安全な状態になったことがなければ、そのような状態を認識することは不可能である。

養育者から、自分が感じていることについて、適切に同調されることのない環境で、内受容感覚とそれに関する言語が発達したのであれば、当然ながら、安全の感覚を感じることはできず、自身が「耐性の窓」の中にいることに気づくことも難しく、調整が起こってきていることを感じるのも不可能だろう。クライアントが自分の体験を報告してきたとしても、最も基本的なことすら正確ではないかもしれない。**それ以前にまず、臨床家の問いかけが理解できないこともある**だろう。「最近、『安全だ』と感じたことはありますか？」といった単純な質問でも、クライアントは困惑するかもしれない。クライアントは自身の内面を見つめようとし、情報を探そうとするが、何も起こらない。「ええっと、そうですね。今までに安全を感じたことがあるかどうか？　それはよくわかりません」といった答えを臨床家は、よく聞くのではないだろうか。

発達性トラウマを扱う時に鍵となる要素の一つは、**クライアントがより健全で正確な内受容感覚を築くのを支援すること**である。最も一般的な方法としては、臨床家がクライアントと共に、何が観察されるかについて「気づきを照らし合わせる」ことである。たとえば臨床家が、クライアントの生理・身体的システムに起こった変化をクライアントに言ってみる。クライアントは自身の体験と照らし合わせてみる。「あなたが今、深呼吸をしたことに気づいたのですが、あなたは気づきましたか？　それはどんな感じでしたか？」。ハンズオンを用いていたら、臨床家は、自身の気づいたことを報告し、クライアントに質問してみる。「私の手の中で、あなたの筋肉が緩んだように感じます。そして今、そこに呼吸が入っていくのを感じます。あなたは何を感じましたか？」。

誰もが、幼い時に、身体的な状態について養育者からたくさんのフィードバックを受け取るべきである。たとえば、「おいしいね！　どうだい？　おいしいかい？」などといった言葉がけである。互いの感覚を比べ合う、というこの単純な作業は、欠くことのできない、身体的な「**養育のし直し**(reparenting)」と見なすこともできる。「私があなたの外側にいて、こんなことに気づきました。あなたは、何に気づいていますか？」というように、体験を報告し合う。これは、早期の協働調整に現れるべきだった大切な要素、つまり、「**私はこのように感じている。あなたはどのように感じているか？**」という相互交流に該当するのだ。

健全で正確な内受容感覚を育てるもう一つの方法は、クライアントに、**実は様々な種類の感覚があるのだ**、ということに気づいてもらえるよう援助することである。これは特に肯定的な感覚に関して、重要になるだろう。大半の時間を危険の中で過ごしていたら、そうではないものに気づく能力は限られてしまう。生き延びるためには、自分を傷つける可能性があるものに気づくことのほうが、ずっと重要だった。そのため、危険に対して注意を向けるように鍛錬されているのだ。

どんな感覚が楽しいか。好きか。もしそれを感じることができないようなら、どんな感覚が他よりは「まし」かに気づく方法を、臨床家は、クライアントに教える必要がある。その際、**クライアントが、感覚をどのように名付け、分類しているかを知ることが重要**となる。クライアントが「不快」という言葉で表現する感覚は、実は、「普通に」起きている何かの感覚であるかもしれない。背側の生理学的機能を使い過ぎて、慢性的に自身の体感に無感覚になっている場合は、身体を感じる体験が少ないかもしれない。そのため空腹でお腹が鳴るといった単純な感覚にさえ、警戒を示すことがある。

それが馴染みのない感覚だったら、クライアントはどう理解したらよいか、全く分からないだろう。常に意識が身体から切り離されている状態の人だったら、身体の感覚を感じること自体が「普通だ」とは思えないだろう。そして潜在的な危険をいつも探している眼鏡を通して、その感覚を解釈するだろう。

感覚を分類する能力——特に「脅威」と「ワクワクした興奮」を区別する能力は、健全な早期の体験において、他者との相互作用を通して獲得されるべきものである。感じるものに、共に名前を付け、好き嫌いを分け、その作業の中で我々は共有された身体的言語を作る。たとえば、ジェットコースターに乗る時の、胃が下がるような感覚を、好む人もいれば、好まない人もいる。嫌いなものの全てが、本質的に悪かったり危険だったりするわけではない。それは単なる好みなのである。そして、**すべての不快な感覚に警戒する必要がないことや、本当に好きなものにどうやって気づくかを学習していく。**

これが欠落しているのであれば、文字通り自分と対話する言語を習得し直す必要がある。これは臨床家として提供できる重要なものの一つである。クライアントが興味を持って感覚を探求するのを助けることは、一見単純で、遊んでいるだけのようにも見える。しかし、これによってクライアントは、内受容感覚を意味づけできるようになる。次章では、身体的なナラティブを変えることで、トラウマから回復し、さらにレジリエンスの充実を図ることについて論じる。

＊１　滴定：化学の容量分析などで物質の定量を行なうための操作をいう。一定体積の試料溶液に、既知濃度の標準溶液をビュレットで滴下して反応させ、反応が終了した時の標準溶液の滴下量を求めて試料溶液の濃度を算出するもの（精選版　日本国語大辞典　小学館）。

第8章　トラウマ地図：発達性トラウマのナラティブ

ナラティブは、人生における体験や自身の歴史を理解する方法の一つである。我々は、自身の文化的・性的アイデンティティ、記憶、人生経験等を通して、「自分」を理解する。そして、人生の「物語」を作ることで、経験してきた様々なことを統合させて、自分の人生の全体像を完成させる。こうした「物語」は、自身の成長過程、家系、そしてどのようにして自分は今の自分になったのかを、理解する助けになる。しかし、**トラウマの症状の一つ、そして心の病気のいくつかは、一貫した肯定的なナラティブを形成したり、思い出す能力を消失させてしまう**（Charon 2001; Gold, 2007)。

自己を語るナラティブは、心理的にも医学的にも重要で、診断や介入、回復のための情報を提供してくれる（Hirsh and Peterson, 2009)。特にトラウマのナラティブを語ることは、トラウマを生き延びた者の回復と癒しにとって重要である（Levine, 2010）。しかしこれは、出来事や感情を思い出して、言葉に出して語ることで癒される、といった単純なものではない。ナラティブは、生理学的システムにまで影響を与えており、深いレベルでの癒しが起こるのだ。クライアントにとって、セラピーは、自分自身の物語を他人に語る、初めての機会かもしれない。我々はもちろん、臨床家として、彼らの言葉と物語を聞くが、それとともに、**語っている時に、どのようなソマティックな体験をしているか、についても観察している**。本章では、言語的ナラティブと身体的ナラティブの両方について概説し、クライアントが自身のナラティブを取り戻し、より良く自身を調整し、癒しへと向かっていくことを可能にするサポートの在り方について論じる。

言語的ナラティブ

言語的ナラティブを理解する上で大切なことは、クライアントの人生の初期に起こった逆境は、発達の多くの側面に影響を与えるということである。初期の逆境体験により、記憶を統合する方法や、脳が体験を処理する方法も影響を受けている。人間には、潜在記憶と顕在記憶という二種類の長期記憶がある。潜在記憶は無意識のうちに形作られ、使われ、考え方や行動に影響を与える。潜在記憶の最も一般的なものの一つは、「手続き記憶」と呼ばれるものだ。これは、同じ作業を繰り返し行うと、もうそれについて考えなくても、その作業ができるようになる、というものである。一方、「宣言的記憶」あるいは「エピソード記憶」とも呼ばれる顕在記憶は、意識的思考を必要とし、事実や体験を思い出す意図的な作業を伴う。

幼い頃の記憶は、潜在記憶として、断片的なイメージから成り立っている。ある一連の出来事として経験していたとしても、記憶されるのは詳細なものではない。顕在記憶、あるいはエピソード記憶が持てるようになるのは、左脳が発達し、論理や意味づけの能力がついてくる三歳以降である。ごく幼い頃は神経系や脳が未熟な状態であり、したがって、成長した後のようにはまだ記憶を形成することができない。つまり、生後間もない頃には、言語的、エピソード的なナラティブを形成することはできないが、それに伴う強い感情は記憶されている可能性があるということである。特に、こうした早期の記憶が、強い身体的反応を持つ可能性は十分あり得る。だからこそ、**早期のトラウマを考える時は、身体的ナラティブが重要**なのである。

このように、子どもは早期の発達段階において、大人とは異なる方法で体験を記憶する。そのため、そこから現れてくる子どもの感情表現を、大人は誤解してしまうことがある。子どもが表現する断片的、印象的、隠喩的な表現を聞いた大人は、子どもは真実を誤って伝えていると捉えてしまうのだ。臨床家はセラピーにおいて、クライアントが自身の歴史を正確に報告していないと感じることがある。たとえばクライアントが、様々なイメージの断片が混ざり合った、潜在記憶について語っていたとする。その体験が起こった年齢から考えると、その表現は、きわめて正確なものであっても、聞く側からは、不正確だと判断されてしまう可能性があるのだ。潜在記憶は、明確で一貫性のあるナラティブを供給できず、その上、子どもが思い出す体験には、そこに関係する感情的な要素も含まれる。そのため、大人が同じ出来事を体験した場合と比べて、**何が起きたかという「事実」が正確でなく、大げさに伝えているとみなされるかもしれない**。

トラウマと記憶の関係については、広範な研究が行われており、過活性な状態では、脳は記憶の処理を異なる形で行うことが明らかにされている（van der Kolk, 1998）。成人でさえ、トラウマ的なストレスを受けると、現在の体験が、潜在記憶や他の関係ない出来事の断片と結びつき、これら全てが、あたかも一つのナラティブであるかのように表現される可能性がある。しかし実際は、もっと様々な年代で起こった出来事が、混在しているのかもしれない。子どもであれば、通常、出来事や感情は、混在した状態で記憶される。そしてトラウマが、この傾向をさらに強化する。

特に、生後六週間の前愛着期は、発達上の影響が長期に及ぶ可能性があり、最も脆弱な時期といえる。第4章に記したように、生後六週間に生理学的機能がストレスを受けるような体験があると、それは大きなインパクトを持つ。なぜなら、この時期は、腹側迷走神経系がまだ十分に有鞘化されておらず、自らの調整を養育者に強く頼っているからだ。人生の初期は、子どもが安全とつながりの感覚を発達させていく時期である。この時期の子どもは、自分が初めて示す欲求に対し、養育者が温かく寄り添う能力があるか否かに、大きく影響を受ける。もし養育者が、愛を示さず、つながる能力に欠けていたら、子どもは協働調整を経験できない。その結果、「世界は安全ではないし、頼るものもない」という感覚が、早期の潜在的「鋳型」に刻み込まれるかもしれない。その「鋳型」は、これから起こることによって、いくらかは修復されるだろう。しかし、基本的な部分は変わらず、後々も自身を語るナラティブに、常に影響を与え続けるだろう。

非言語的記憶が形成される期間は、三歳まで続くので、それまでの顕在記憶はごく少ないのが通常であるが、早期トラウマを体験した者たちの場合、**子ども時代の顕在記憶を一切持たない**ことも珍しくない。彼らは、恐れや孤独といったある種の感覚、または漠然とした感情を除いて、子ども時代の記憶が全くなく、まるで初めから大人としてこの惑星に来たかのように見えることもある。

発達性トラウマに働きかける臨床家たちは、次の基本的な姿勢を心に留めて、クライアントのナラティブを聴く必要があるだろう。つまり、「**あなたのことを見ています。あなたのことを聴いています。そして、あなたのことを信じています**」という姿勢である。クライアントの言語的なナラティブの内容がどんなものであれ、臨床家がそれを聴き、その物語を信じ、承認することが大切である。我々はナラティブを、個々の出来事を実際に再現しているものとは考えず、むしろクライアントの出来事に対する、**体験と反応**として考えるべきであろう。トラウマの神経生物学的モデルによれば、トラウマは出来事の中にあるのではなく、出来事への反応の中にある。したがって、ナラティブは、自身の歴史や体験に関する潜在的、および顕在的情報の両方を含むと考えるべきであろう。臨床家としては、潜在的なナラティブが、顕在的なものにどのような影響を与えているかに注意を払う必要がある。**クライアントがうまく表現できない部分のほうが、首尾一貫したナラティブよりも、さらに重要**かもしれない。

世代間のトラウマを扱う専門家であるレイラ・レビンソンは、「自身の物語を語ることは、癒しを助ける」と述べている（Levinson, 2011）。レビンソンは、ナラティブを一つにまとめ、分かち合う過程で、つらいエネルギーのいくらかが解放され、感情のエネルギーを外へと動かして、その体験を外在化できるとしている。個人的な苦難を語り、他者と共有することで、その物語は自分だけのものではなくなる。聞き手が、理解と共感を提供することで、**孤独感から解放され、共同体のものとなる**のだ。それは、癒しに必要な要素の一つである。

ナラティブを考える上で、ボウルビィによる「安全基地」の概念は、一つの助けとなる。子どもが探索行動をして新しいことを学んでいる時、養育者は子どもが戻って来られる場所、すなわち「安全基地」として機能する。この考え方をナラティブへの働きかけにあてはめれば、臨床家はまず安心の基盤であり、そして秘密を守る人として、トラウマ的な体験の**物語をおさめるための「いれもの」**の役割も担う。そうしてナラティブそのものの内容や、その「信憑性」にとらわれず、安全と保護を提供すれば、クライアントはセラピーを通して癒され、その物語は変わり、新しい意味を持つだろう。**新しいナラティブの創造が起きているということは、クライアントが回復していることの明らかな兆候**である。

言語的ナラティブは、クライアントにとって、癒しのサイクルの一部分に過ぎない。発達性トラウマの文脈の中では、ナラティブの概念はもっと広くとらえられるべきである。たとえば、生理学的な反応、つまり生理学的機能のナラティブが、自身の歴史を表現していることもあるかもしれない。言語的ナラティブの中に、神経系の苦しみを示すものが何も見つからなかったとしても、慢性的なストレスの兆候を探し、見つける必要がある。

前章で論じたように、クライアントの能力が「耐性の窓」の中で機能しているか、それとも防衛的適応を駆使しての「偽りの耐性の窓」の中にいるか、これをアセスメントすることによって、クライアントのナラティブには含まれていない、早期体験に関する多くの情報を得ることができるだろう。

同様に、養育者から安心を提供されない状況で、生き延びるためにやむを得ず自身の欲求を統制する防衛的適応が、愛着スタイルに表れてくるともいえる。逆に言えば、**クライアントの愛着スタイルを見ることで、幼い頃に安全だったか否かが判る**ということである。

先にも述べたように、発達性トラウマの最も基本的な定義は、クライアントのナラティブの中に次のように表出される。「幼かった時、悪いことが起きた。そして、その場にいて面倒を見てくれたり、助けてくれる人がいなかった」というものだ。なぜ養育者は慰め、守り、あるいは愛することができなかったのか、もしくは、しようとしなかったのか？　あるいは、養育者は助けようとしたのだが、うまくいかなかったのかもしれない。はたまた、養育者自身が、子どもにとっての恐怖や苦痛の源となっていたのかもしれない。早期トラウマには、実にたくさんのバリエーションがある。しかしこれらが本当に起きたことであっても、クライアントのナラティブでは、それらが正しく語られないことも多い。時にクライアントは、温かい愛ある両親と一緒だった幸福な子ども時代をナラティブとして描く。しかし、成長すると人と良い関係性を築くことができず、何をしても満足が得られない感覚があり、絶えず安全ではないと感じていたりする。このように幼い頃についてのナラティブと、今の状態にはギャップがある場合がある。

子どもは、実の親を非難するかわりに、他のところに投影してナラティブを形成することが多い。家族以外の何らかの力や健康状態、あるいは、実の親から離されたといった空想的な物語さえもある。大人になるにつれ、早期の逆境体験を、より直接的にナラティブにする能力が発達し、それに従ってナラティブは変化していく。

発達性トラウマは、非言語的発達段階において起こるので、本当のナラティブは、隠されたり、早期に起こった出来事と混ぜ合わされることも多い。そして、ナラティブが意識の底へと沈んでいく一方、それが人生の最後まで、主題として一貫して表出される。これは、意識してコントロールできない反応や行動へと我々を追い込む。

また、発達性トラウマのナラティブは、我々の生理学的機能、すなわち安全であったか否か、人とのつながり、または孤立した心身の感覚などと密接に絡まり合う。また**深い「恥」の感覚**と絡まることも多い。これは「自分そのものがどうしようもなく『恥』ずかしい存在である」という感覚であるが、それこそが、まさしく**早期トラウマが存在していることを示唆する証**である。「恥」に関しては、本章の後半で詳しく論じていく。

発達性トラウマのナラティブは、自身の歴史の三次元的地図である。しかし、これは新しい領域を探索する能力を制限してしまうことがある。では、次項で、その複雑な地図をどう読み取るか、さらに、クライアントが「安全」「つながり」「レジリエンス」といった要素を盛り込んだ新たなナラティブを作る方法を概説する。

身体的ナラティブ

発達性トラウマの重要な特徴の一つは、**言語能力が十分発達する前に起こる**、ということである。ごく早期のトラウマの場合、まだ非言語的段階にいるため、脳は記憶を十分形成できない。この段階では、心理療法で使われるようなナラティブを創造する能力は、著しく制限されている。人は後に、それらの早期体験にナラティブを上塗りし、そこに何らかの意味を後付けし、自分の感覚に合うようなものを作り出す。しかし、体験が起こった当時は、成熟した大人の脳が言語によってするようには、ナラティブを形成することができない。

言うまでもないが、我々の早期体験は、そもそも身体的なものである。身体は、アンテナのように、体験されている事象に関する気づきを集める。この段階の脳は、認知や、秩序立った思考に頼り、人生の体験を理解して意味づけができるほど発達していない。その代わり、内受容感覚を通して、自身と身体的に会話する。養育者とは喃語で会話をするかもしれないが、つながりや安全の体験の多くは、触れられ、なだめられるといった直接的な身体の体験を通して起こる。もう少し大きくなると、社会的つながりや、自身の社会的グループからのフィードバックが、もっと重要になるだろう。しかし、発達の最も初期段階では、我々は神経的・身体的なスポンジのようなもので、体験を全ていっぺんに吸収する。意識的に理性を通してそれらに意味づけをしないので、認識や気づきを経て、改めて自分を理解することを助けるようなナラティブは、まだ作れない状態にある。

つまり、**発達性トラウマのナラティブは、そもそも身体的ナラティブなのである。**我々の体験は、感覚器官、内受容感覚的気づき、そして快か不快か、など、あくまでも身体的な方法で起こる。もし意味づけするとすれば、かなり原始的で、ニュアンスを含まない「粗野な」ものになるだろう。どのような意味づけも、「空腹か？」「温かいか？」「つながっているか？」「愛されているか？」「不安か？」「安全か？」といった、生き延びるための根源的欲求でしかない。

身体的ナラティブは、直線的ではない。そして、言語的なナラティブのようには連続性を持って**整理統合されていない。**たとえ身体的ナラティブが一貫していても、いつも言語的に正確とは言い難い。身体的な体験は多様で、注意が引かれるような情報を、同時にいくつも体験したりする。身体的なナラティブは拡散しがちで、認識したり定義できるものというより、「～のような感じ」と表現されるような質を持つ。「**フェルトセンス**（felt sense　訳注：注意を向けてみるとそこにある、心理的な意味も含んだ、繊細な身体の感覚）」という言葉は、身体的ナラティブを表現するためによく使われる。安全か安全ではないかのフェルトセンスは、トラウマの主題となっている。フェルトセンスとは何かを、詳細かつ正確に定義するのは難しいが、実際に感じてみると、それが何なのか分かる。

さらに身体に根差したナラティブの難しさは、我々は「知っている」と感じていることにある。身体的なナラティブは、事実であり、ただ「知っている」何かだ、という感覚を持つことが多い。人間は生きて、呼吸し、自己に言及するシステムである。自身の内面を探り、どう感じているか気づくよう求められたら、たとえば気分が悪い日なら、不安で死にそうな感じがすると言うかもしれない。しかしどうやって、それが「不安で死にそうな感じ」であると判るのだろうか？　ここでクライアントが、「不安を感じるから、死にそうな気がするのだ！」と気づいたとする。この時、臨床家としては「あなたは、内面に目を向け、不安な感覚を持つと、それを、『死にそうだ』と考えたのですね」と応じるだろう。こうやって臨床家は、クライアントが自身の状態を明確にするのを助けようとする。これに対して、クライアントは、「いや、『考えた』のではなく、実際そのように『感じて』いるんです」と答えるかもしれない。

発達性トラウマに働きかける時の難しさは、身体的ナラティブに深く働きかける必要があるという点にある。トラウマ的な体験とは、どのように早期体験を切り抜け、生き延びたかということでもある。**神経系には、その生き延びたプロセスが、より大きく完全な地図を描くかのように、トラウマの痕跡として刻まれている**。それは同時に、生き延びた過程を自己、他者、環境と、どう統合させていったのかも示している。時を経て、この地図は、絶えず新しい体験を参照する基盤となる。我々は皆、自身の生きた体験に関するこうした「地図」、あるいはナラティブを持っている。発達性トラウマが起こった時、その「地図」、あるいはナラティブは、トラウマ的体験を基に再編成されるかもしれない。そうなると、トラウマ的体験が、人生の哲学となってしまうだろう。

身体的ナラティブはとても強力なので、本質的にはそれが人生のナラティブとなる。一方、病気のナラティブは、症状について何を感じているか、といった、短い説明的なものになるだろう。われわれは自身を理解するために、最近の出来事を織り込んで、ナラティブを更新し続けるだろう。

前章で、正確な内受容感覚がクライアントにとっていかに重要かを論じた。この理由の一つは、正確な内受容感覚なしには、クライアントが身体的ナラティブを更新することができないことにある。健全な調整機能へのアクセスが制限されているクライアントが、レジリエンスを築いていくためには、**身体的ナラティブを変えていくことが重要な要素の一つ**となる。したがって臨床家は、クライアントが自身の内受容感覚を洗練させ、強化し、言語的ナラティブ、身体的ナラティブを構築していくという多方面からの取り組みをサポートすることになる。

言語的ナラティブと身体的ナラティブの関係を理解する

ナラティブは多層的で、人生経験を統合し、意味づけするたびに、何度も作り直される。早期トラウマの文脈の中では、言語的ナラティブと身体的ナラティブが、「**トラウマ地図**」を形成していく。この「地図」は、生理学的・行動的反応や、自身、他者、外的環境に関する信念体系に基づいた、複雑で、しばしば繊細な地図であり、早期トラウマ体験に深い影響を受けている。

ナラティブは、体験を整理する方法なので、ナラティブを形成することは、自身が何者であるかを理解する助けとなる。自身を参照し、あるいは地図化しながら、人生の体験の中から生きる術《すべ》を見つけることを可能とする。その地図は、現在については正確な情報を提供する。なぜなら、**ここまで生き延びるために形成してきた記述**だからだ。内側から体験する時、人生についての自身の物語は正しいので、ナラティブはいつも、首尾一貫して「正しい」。他者から見たものと比べようが比べまいが、自身の主観的な体験としては、正確なのである。臨床家にとっては、ナラティブは、クライアントが何を体験しているかをより良く理解させてくれる。発達性トラウマに働きかける時に最も重要なことは、「私は見ていますよ」「私は聴いていますよ」「私は信じていますよ」、という姿勢を通じて、クライアントのナラティブを理解することである。

だからこそ、「**地図の再編成**（remapping）」は、時としてクライアントをより大きなレジリエンスに導く。古い地図が間違っているかどうかを問う必要はない。**新しい地図のほうが、人生を探求する時に役に立つ、新しい選択肢を提供してくれるのだ**。常に古い地図ばかりを見ていたら、古い領域の中で、同じ失望、傷つき、欲求不満を見つめ続けることになってしまう。

ロドニーは三人兄弟の末っ子だ。兄の一人は医師で、もう一人は科学者である。両親は、子どもたちがよい成績を取るように、常に多くの圧力をかけてきた。彼は学校で成績が良かったが、兄たちのように科学に興味を持たず、両親はそのことに失望した。両親の家にはロドニー兄弟の写真が数枚飾られているが、ロドニーの写真はない。彼が、今現在家族との間で体験していることに関するナラティブは、「自分は劣っていて、決して両親の期待に沿えない」である。彼は、絶えず不安とストレスを抱え、時にはパニック発作を起こす。しかし普段は、くすぶる不安とともに、何をしていようと「うまくやること」に焦点を当てて暮らしている。

ロドニーは、ソマティックな技法を用いるセラピストと、この問題に取り組んできた。しかし、自分のストレス症状以外の何にも気づくことができず、苦戦していた。たとえば、セラピストが、自分の呼吸に気づくよう促すと、セラピストが望むような方法で呼吸しているかどうかを心配し、その後、呼吸が縮こまってしまっているのに気づく。セラピストが、落ち着きを感じているかどうか気づくよう求めると、自分が感じているストレスの度合いが高いか、低いか、だけは気づくことができるが、落ち着くとはどういうことかわからない。セラピストが、何に気づいても良いのだと言ってくれても、彼は、「また失敗してしまった」、と感じるのである。

そこで、何か前向きなことが起きたらそれに気づき、その時、内側はどうなっているか気づく、という宿題を定期的に行ってみた。するとロドニーは、自身のストレスレベルの小さな違いに気づけるようになった。彼はまだ、リラックスして落ち着きを感じることができないが、「うまく」やっているかどうかの自己批判が少なくなり、自分の感覚に気づけるようになったと感じている。

発達性トラウマがあると、すべてのことを「トラウマ地図」を基本に解釈してしまう。したがってクライアントは、新しい感覚や体験があっても、それを古いトラウマの鋳型に照らし合わせて解釈してしまうのだ。安全、調整、レジリエンスの体験が乏しかったことから、彼の参照システムは、何を見てもトラウマに見えてしまい、その結果、ストレス反応を起こしてしまう。調整や、レジリエンスといった新しい感覚を努力しながら積み上げていったとしても、いざとなると、それらは間違っていると感じてしまうかもしれない。これは、今自分がインディアナポリスにいるのに、使い古した馴染みのあるロサンジェルスの地図を見ているようなもので、その古い馴染みの地図は、目の前の風景とは一致せず、困惑と失望が沸き起こってくる。

臨床家は、クライアントが新しい技能を発展させつつあることに気づくのを助けるために、十分に時間を費やす必要がある。たとえば、「困難な時も『耐性の窓』の中になんとか留まれている」「防衛的適応が減った」「自己調整能力が発達した」「自身の体験を語る内受容的語彙がより正確に発達した」、などは、すべて新しい技能である。

外的ＬＯＣは、防衛的適応の一つであるが、トラウマに基づくナラティブでは、この外的ＬＯＣが起こることが多い。内側の状態を変えられないのは、病気、水、毒素やアレルギーなどの外側の原因によると捉えられ、生理機能や日々の反応についてのナラティブは、クライアントのできないことの羅列になる。「レストランの音楽がうるさいので、落ち着けない」とか、「照明が明る過ぎるので、考えることができない」等である。

こうしたクライアントは、外部の環境が整うまで、自分は落ち着くことができないと感じていることが多い。地図を更新するためには、クライアントは、たとえ音楽がうるさく、光がまぶしくても、自分の反応を調整するための技能と戦略を発達させるための助けが必要なのである。「トラウマ地図を描き直す」のに必要なのは、クライアントが、外的環境によって左右されず、**どんな時でも落ち着いた感覚へとたどり着ける、新しい参照システムを創造すること**である。

「**病気のナラティブ**」も、発達性トラウマのナラティブとして一般的である。それは、ほとんどの場合、身体的ナラティブと言語的ナラティブの組み合わせである。第6章にあるように、早期トラウマは、成長後の病気や健康問題を引き起こす可能性がある。この場合、病気は、クライアントが「助けがなく、無力で、安全に欠け、調整不全な状態であること」を隠喩的に示すナラティブとなっていることが多い。病気のナラティブには、それぞれの「物語の流れ」、つまり症状がどのように始まり、どのように経過し、回復したか、あるいはしなかったか、が含まれている。身体的ナラティブは、病気や症状に関わる感覚、健康に対する信念、病気のナラティブの中にある脈絡などを提供するかもしれない。病気のナラティブ、あるいは短い説明的なナラティブは、苦しみを説明しようと形作られたトラウマのナラティブの一部であることが多い。

現代の医療システムでは、クライアントの病気のナラティブは、医学的に正確ではないと懐疑的に受け取られることが多い。なぜならそれは、医学検査のように、信用できる情報とはみなされないからである。こうしたナラティブは、個々の症状や、今までの処置の正確な報告というより、病気についてのクライアントの「物語」とみなされることが多いだろう。医学的な診断や治療方策の決定においては、医学検査やエビデンスベースの臨床データが最重視される。

とはいえ、医療関係者が病気のナラティブに懐疑的であるのも、もっともなことである。先行研究でも、病気のナラティブが、多くの要因の影響を受けることが明らかにされている。たとえば、患者の症状や診断結果に家族がどう反応するか、病気に関する文化や思想、患者による症状の否認、治癒を強く望んだりすること、患者が注目を欲することや自身の症状を誤解している等、様々な状況が考えられる。だが、ナラティブを医学的に研究している専門家が指摘しているように、患者のナラティブを懐疑的に捉える姿勢は、患者の「物語」を軽んじ、不正確で価値が置けないもの、あるいは、嘘だと決めつけてしまう危険がある（Shapiro, 2011）。

このように、病気のナラティブを軽んじる傾向から、それが持つ潜在的な豊かさが失われてきた。早期トラウマを体験したクライアントにとって、自身のナラティブの正当性を拒絶されることは、トラウマの再演になり得る。臨床家が、患者の病気のナラティブを注意深く聴き、積極的な興味を向けることで、彼らは、承認されていると感じ、落ち着きを取り戻していくだろう。

ＡＣＥ研究によって示されたように、**身体的な病気は、早期トラウマの副作用の一つ**である。先の章でも論じたが、もし、背側迷走神経系が慢性的に過活性だったら、エネルギーの温存を軸とする生理学的機能で日々を過ごすことになるだろう。こうして、クライアントは繰り返し病院通いをし、低エネルギー、消化機能の弱さ、低血圧を自身の病気のナラティブとするだろう。クライアントの症状が、医学的に適切に扱われることは大切だが、**より深いレベルのナラティブが探求される必要があることにも気づくべきである。**

クライアントが自らのACEによる症状を見つめ、身体的ナラティブとしてそれを理解し、新たな地図を構築することは、価値ある探求となり得る。クライアントによっては、ACE得点が高ければ高いほど、健康への負の影響があると学ぶことは、自らの力を回復する助けになり得る。第6章で紹介したマーガレットに起きたように、症状が早期トラウマに関係している可能性を理解することは有益である。

病気のナラティブ自体が、クライアントの防衛的適応や「偽りの耐性の窓」の維持を直接的に支持している場合もある。特に、極端な外的LOCを持つ場合、クライアントは、不快な感覚を、自分の神経系の調整不全によるものと理解するよりも、**病気のせいにするほうが安心なのかもしれない。**いずれにせよ、医学的な症状があるときは、十分な注意を払うことが肝要である。

発達性トラウマに働きかける時、臨床家は、言語的ナラティブだけではなく、絡み合った複雑な形のナラティブに出会うだろう。

「トラウマ地図」：生理と行動

通常我々は、クライアントの生理学的機能や行動は、クライアントのナラティブの一部であるとは考えない。しかし発達性トラウマにおいては、トラウマの体験は、生き延びるための防衛的適応に関係する生理学的反応や行動として表出される。そして、自身の環境や世界についての最も基本的な信念の中に深く埋め込まれる。これらの要素は、クライアントが自身の「トラウマ地図」としてのナラティブを理解する中で、十分注意を払っていく必要があるだろう。**臨床家は、クライアントの生理学的反応や行動は、「トラウマ地図」の表現なのだ、ということに気づくことが重要**である。

発達性トラウマは、早期の生き残りへの脅威と密接に結びついている。そのため、生き延びるための反応は、より成熟した行動の下に隠されて見えなくなっているかもしれない。トラウマの生理は、自己防衛の行動を駆り立て、そこには切迫感がある。そのためクライアントは、変化の過程を理解したり、他のナラティブを探求することに、興味と創造性を持ちにくくなる。生き延びるために役に立った反応は、今や適応的ではなくなり、むしろ回復と変化を妨げる。しかし、生き延びたいという欲求はパワフルで、その生理学的反応にまつわるあらゆるナラティブは強化される。そして、そのナラティブは、「真実である」と強烈に感じられることだろう。

生き残りにまつわるものは、あらゆる形のナラティブの中で重要な役割を果たすだろう。そして、早期の、生き延びるための努力に関係するものは何であれ、ナラティブの中に埋め込まれるだろう。なぜなら、その体験が、非言語の時期に起き、潜在記憶に刻まれたからだ。したがって臨床家は、体験の認知的な記憶やはっきりした物語がない中で、**あるトラウマ的な出来事の後遺症を説明する方法**を探さねばならない。それらは、歴史的な感覚として浸透し、生き延びるための反応として、折に触れてナラティブの主題として浮上してくるだろう。

脅威反応の古典的なモデルは「闘争／逃走」、または「凍りつき」の三つである。近年ポージェスは、彼の提唱するポリヴェーガル理論において、脅威反応の幅広い解釈を提示し、「**社会的関与**」を追加した。ポージェスによると、哺乳類は、脅威反応を緩和するために社会的関わりを持つよう試みるが、それが成功しない場合、生理学的な防衛反応である、「闘争／逃走」か「凍りつき」に切り替えるという。最近のセンサリーモーター心理療法モデルでは、社会的関わりの選択肢をさらに細分化し、「服従行動」や「助けを求めるための愛着行動」等に分類している。**社会的動物は、他者とのつながりを、防衛システムの一部として用いる**。社会的動物である我々にとって、人とのつながりは脅威反応の選択肢の一つでもある。我々が生き延びるためには、人とのつながりが非常に重要であり、欠かすことができないことがわかるだろう。

前述したように、自律神経系とそれに関わる生理学的機能は、生き延びるために、可動化、不動化、あるいは社会的関わりを選択する。生理学的システムが健全な発達を遂げ、的確に働くなら、様々な状況に応じて、適切な自己防衛行動をとることができる。第4章で述べたように、神経基盤は、その時に求められている適切な防衛反応を支持するだろう。社会的関わりを持つには、腹側迷走神経系を活性化させる生理学的状態に入り、「闘争／逃走」反応を採るためには、交感神経系を活性化させる生理学的状態に入り、生き延びるために極度のストレス下に置かれた時は、背側迷走神経系を活性化させる生理学的状態を作り出し、極限の温存状態である「凍りつき」反応を引き出すだろう。

一方、生理学的機能が、トラウマ性のストレス下で発達したら、「トラウマ地図」に基礎をおいて、生き延びるための行動や考え方をするようになるだろう。必死に生き残ろうとした経験を通して蓄積した、未解決で不適応な反応パターンを繰り返すことになってしまう。たとえば、ストレスを受けた時、助けやサポートに手を伸ばすより、凍りつくかもしれない。崩れ落ち、無力感に陥ることが、唯一の選択肢だとしたら、すぐに凍りつき反応に入ってしまうだろう。こうした早期の体験を基に形成された神経基盤を覆すことは、とても難しい。**より健全な愛着行動は、彼らの手の届くところにはなく、彼らは人とのつながりを持とうとしないだろう。**

次の例は生理学的・行動的反応パターンが、いかに自身のナラティブに影響を与え、トラウマ地図をさらに強化するかを示している。

ジョネルは四七歳で、夫のボブと四人の子どもを育てている。彼女は虐待的家庭環境で育った。母親は、娘のジョネルより、ジョネルの継父との関係のほうに関心があった。母親は、ジョネルに対し食べ物や水を与える、おむつを替える、といった基本的欲求を満たすことこそはしたものの、言葉を交わしたり、遊んだりすることはまれだった。やがてジョネルは、自分は望まれず、愛されないという感覚を持つようになった。

高校生の時、ジョネルはボブと出会った。彼は、学校でも家でも、彼女がかんしゃく玉を破裂させると、支えてあげた。ボブは、ジョネルがこういった爆発を起こしても、数日休息し、「小休止」

すれば、いつもの愛する彼女に戻ることを理解していた。

その後、ボブはジョネルに求婚し、二人の子どもをもうけた。ストレスと緊張が底に潜んでいても、みんな幸せだった。ジョネルは、「小休止」によって、家庭生活を続けられた。彼女はしばしば不安に圧倒されたが、「小休止」を持つことで、回復できた。

ある時、ジョネルとボブは、虐待を受けて育った二人の少女のことを聞いた。そして人を助ける良い機会だと思い、養子に迎える決心をした。しかし少女たちが一緒に住み始めた後すぐに、ジョネルの葛藤は高まり、自分の子どもたちとの関係が難しくなり、彼女は養子縁組をしたのは重大な間違いだったと感じ始めた。

ある夜、食卓で、絶えず言い争う少女たちの声を聞いているうちに、ジョネルの交感神経系の覚醒は「耐性の窓」を超えた。彼女は、まるで全員が自分を攻撃しているように感じ、家族全員に対してかんしゃく玉を破裂させた。考える間もなく、叫び声をあげながら、サラダボウルからケールをつかみ、家族全員に投げた。そのあとすぐ、ジョネルは家族に向かって攻撃的に振る舞ったことを「恥じる」感覚でいっぱいになり、崩れ落ち、泣いて謝った。

ボブはその晩、ジョネルがベッドに行く時、身体を支えてやった。彼女は圧倒され、疲弊し、回復するのに数日かかった。

ジョネルは早期のトラウマ体験のせいで、「耐性の窓」の外に出た時、サバイバル反応を統制することができないままだった。彼女の行動をナラティブにしてみると、「ジョネルは自身の過覚醒を統制することができなかった」、ということになるだろう。ボブは、ジョネルの助けになってきたし、彼女が時々かんしゃくを起こしてしまうことや、そこから回復するために「小休止」する必要があることを理解してくれた。しかし、この出来事を機会に、ジョネルは、ボブだけに頼るのではなく、長年にわたって繰り返してきたパターンを変えるために、専門家の助けを求めることにした。

第5章で論じた防衛的適応とは、過度の刺激、恐れ、圧倒される体験や生き延びるために駆り立てられた反応を、統制するために行われる不適切な反応である。「耐性の窓」を超えることが繰り返されると、「偽りの耐性の窓」の中で自身を安定させるため、防衛的適応が生まれるのである。**人は、自分がこうした統制戦略を用いていることに気づかないことが多い。**無意識のうちに、古い鋳型を基に防衛的適応が作動するのだ。自身の不適切な生理学的反応や行動を、時には反省することもあるかもしれないが、トラウマが影響しているということまでは理解しないだろう。

神経系の発達の視点からナラティブを見る

ナラティブに影響を与える生理学的機能の中には、神経系の発達も含まれる。人間の赤ちゃんは、食べ物を摂るなど、生き延びるための重要な機能は未発達な状態である。しかし、原始反射は、生き延びるために必要な機能を提供する。窒息しないように、呼吸と嚥下を調整したり、つながるために養育者を求め、抱かれることを助ける動きをしたり、環境に反応しようとしたりするが、**これらの原始反射が早期トラウマによって阻害されると、他の身体的システムの損壊と同様、その影響は成長後に隠れた形で現れる。**

原始反射は、発達の土台となるものである。もし原始反射が阻害されれば、その上に築かれるはずの発達にも影響する。吸啜反射や驚愕反射のような、いくつかの反射は、生涯にわたって残る。その他のもの、たとえば、頬を刺激された方に頭を向ける哺乳反射などは、成熟し、環境への行動や反応の中で行動が統合されていくにつれ、環境に対する自然な身振りや動き、反応の中へと消えていく。誕生時に現れる原始反射もあるし、特定の発達段階に現れる反射もある。そこで発達性トラウマに働きかける際、考慮に入れるべき反射について、次にまとめた。

モロー反射は、原始的な「闘争／逃走反応」に関係している。驚愕反応の原始的な変形で、まず腕を拡げ、それから引っ込める。誕生時に現れ、通常生後二～四か月の内に統合される。

未統合の兆候：**過敏症、多動、衝動制御力の低さ、感覚的負荷が大きい、社会・感情的な未成熟**

口唇探索反射は、食べ物と頬の刺激への自動的反応である。赤ちゃんは、食行動のために、頬をつつかれると、そちらの方へ頭を向ける。これは、誕生時に現れ、三～四か月で完全に統合される。

未統合の兆候：偏食、飲み込む際に唾液か他の液体をたらす、発声や発音の問題、指しゃぶり、あるいは指でつまむ

把握反射は、何かを掴むために指を自動的に握り、放さないことである。誕生時に現れ、生後五～六か月で完全に統合される。

未統合の兆候：運動の困難さ、不器用さ、字が汚い、あるいは書字障害

非対称性緊張性頸反射（ATNR）は、赤ちゃんが産道を通るのを助け、誕生後子どもが体側の（交差する形の）動きを発達させることを助ける。誕生時活性化し、生後六か月で統合される。

未統合の兆候：目と手の協動性が乏しい、手で書くことが困難、中心軸を交差するのが困難、読み書きを目で追う能力が乏しい

ギャラン反射あるいは脊柱ギャラン（spinal galant）は、背中が撫でられた側に揺れる。

未統合の兆候：集中力に乏しい、短期記憶に乏しい、片側あるいは両側の姿勢の問題、おねしょ、そわそわする

緊張性迷路反射（TLR）は、頭部を操り、主要な筋肉群を使って姿勢を安定させる。子宮内で活性化し、生後三年半で統合される。
　未統合の兆候：筋肉の低緊張、つま先歩き、バランス感覚が低い、乗り物酔い、空間認識に関する問題

ランドー反射は、姿勢の発達を助ける。幼児が自分で座り始める、生後四～五か月で活性化する。生後一年以内に統合される。
　未統合の兆候：運動技能の発達の遅れ

対称性緊張性頸反射（STNR）は、幼児の、はいはいの準備を助ける。通常、六～九か月で活性化する。
　未統合の兆候：筋肉の低緊張、目と手の協動性が乏しい、座っている間に倒れる傾向、じっと座って集中することができない

　こうした反射は、乳幼児が成長し、意図を持って動きを選択するようになるまでは、随意的な動きの代わりに用いられる。これらの初期の反射は原始反射と呼ばれ、脳幹が司る認知によらない自律的な動きである。脳が発達し、洗練されるにつれ、こうした自律的な反応の必要は減り、反射は、自身の身体の動きに統合される。原始反射が十分に統合されない場合を「**未統合の状態**」（retained　訳注：「残存している」とも表現される）と言う。

落下や頭部の外傷、長期的な入院、麻痺、毒物の摂取、その他の早期の深刻なストレスによって、原始反射は阻害され得る。時には、遺伝子異常が影響している場合もあるが、発達性トラウマも阻害要因の一つである。

原始反射の大半は、最初の一年間に統合されるが、統合されないと、神経系の発達に影響し、後に、社会性、運動の習得そして学習が困難になる。**未統合の反射があると、直接的に学習能力に影響し、内受容感覚に否定的な影を落とす**。

脳における神経系の発達は階層的で、複雑さが最も少ない脳から、最も複雑な辺縁系や皮質系の領域へと発達する。この発達は、順序立ったものである。健全な神経系の発達が起こったかどうかを査定する時、「**神経系の順序立った発達**（Neurosequencital development）」という言葉が使われる。神経系の発達は、見事に組織化されていて、それぞれの部分は異なる時期に発達し、お互いに独立的である。しかし機能的には独立していても、システムの異なる要素は、お互いにつながりあっており、協動するようにできている。

神経系ネットワークの基盤は、安全に生まれ出てくるために、子宮内でほぼ完全に組織化される。一方、認知の発達は、その後何年もかかって起こる。神経系の順序立った発達が健全でないと、その上に構築される発達は、全てぐらついた土台の上に築かれることになる。

神経系の発達によって「耐性の窓」も形成されていく。**発達性トラウマを引き起こす出来事は、神経系の発達も阻害する。**したがって、その後に起きてくる脳の発達も、発達の初期段階で何が起きたかに影響される。混乱や崩壊が早期に起きれば、後の発達への影響は深刻になる。逆に全てが滞りなく、システムが計画通りに働けば、脳の発達も問題なく進んでいく。もし、人生の早期に、脳の最も古い構造の発達が阻害されたら、それに続く全てのものは、崩壊した土台の上に築かれることになるだろう。

発達性トラウマを探求する際、**「タイミング」**はとりわけ重要な要素となる。神経系の発達の観点から見ると、生後1か月で起こったトラウマは、生後3年で起こったものとは違う影響を与える。生後1か月と3年では、子どもの神経系の発達の段階が異なるので、トラウマがより原始的なシステム（1か月）を破壊するか、より発達して成熟したシステム（3歳）を破壊するかの違いは大きい。子どもが繰り返しトラウマを体験したら、その子は将来、ストレスに対しより脆弱になるだろう。人生初期の肯定的な体験が、人との関係性を作る力や学習能力に、プラスの影響を与える一方、トラウマは、より否定的な影響を与えるだろう。

脳の発達は、使われた頻度に依存する（use-dependent）。早期の逆境体験は、外界の困難な事象に対応するために、システム自体を変化させ、脅威への気づきを高めるように「組み替えられ」、子どもを絶えず過覚醒状態に置く（Perry and Pollard 1998;Perry, 2004b）。

意図的に、あるいは不可抗力によって早期のネグレクトがあった場合、健全な神経系の発達に必要な欲求が、十分に満たされていないことが多い。子どもの健全な発達を確実にするためには、適切なタイミングにおいて、正しいやり方で、養育者との相互交流が十分に行われなくてはならない。これは、乳幼児の健全な発達に必要な、愛着形成の重要な一部である。神経系が順序立てて発達するためには、**安全な環境において、適切かつ十分な刺激が必要**なのだ。これが協働調整と自己調整を可能にする「核となる能力」を生み出す。「核となる能力」は、健全な相互交流の能力を強化する（Perry 2004b, 2006）。発達が阻害されると、そのタイミングやパターンによって、子どもの機能や、環境への適応力に影響が出る。

原始反射は本来、非言語的発達段階で活性化し、統合される。まだ自伝的または宣言的記憶がない段階で、原始反射が阻害されると、その体験自体を表すナラティブを持つことはできないにしても、**崩壊の影響によってできたナラティブが形成されるかもしれない**。

前出の表にあるように、原始反射が統合されなかった場合、学習問題、バランス感覚の乏しさ、筋肉の低緊張などが生じる。これらの原始反射の内、一つでも統合が完了されないものがあり、そのうえに、発達性トラウマがある場合は、**自身に関するナラティブが否定的**になりやすい（Perry, 2009）。たとえば、「自分は頭が悪い」「何もできない」「自分はどこか人とは違う」「自分は『よそ者』なのだ」などというナラティブが形成される。このような状態では、身体を使った遊びなどに、気楽に参加できなかったり、学習に遅れをきたしたりして、その結果、いじめられたり、からかわれたりするようになってしまうだろう。神経が順序立って発達できなかった場合、慢性的な、身体的「恥」の感覚を強く持ってしまうことが多い。ごく普通の環境になじめなかったり、勉強の遅れを体験すると、「自分は無能だ」という信念が深く刻みつけられる。

クライアントの神経系の発達を理解することは、治療計画を立てるのに大いに役立つだろう。成人に働きかける場合は、発達段階で獲得できなかった要素を代償するために形成された適応策は何なのかを見分けていく。「自分の神経系の発達が阻害されていた」ということを理解している人はほとんどいないが、神経系が深刻なレベルで破壊されていたら、おそらく何らかの病名の診断を受けているだろう。しかし、多くの場合、発達が阻害された体験は、クライアントの「地図」の中に埋め込まれていて、自身には見えない。勉強が遅れている根底にある、発達性トラウマや原始反射の未統合は見過ごされ、それが「恥」の体験と結びつき、「私は愚かだ」という信念を持つようになっているかもしれない。その後のナラティブは、神経系の健全な発達の阻害という事実を含んで展開していく。「自分はどこかおかしい」という感覚はあるものの、原因についての知識は全くないまま、自己を表すナラティブが形成されていく。

発達性トラウマに働きかけることは、暗闇の中を進むことに似ている。なぜなら臨床的な関わりの中で、頼りになる認知的な記憶もナラティブも存在しないからだ。そのため、**身体的な記憶や反応は、しばしば最高のガイドになる**。これらは、認知的な記憶や言語的なナラティブの手掛かりがなくても、参考になるナラティブを提供してくれるからだ。臨床家は、クライアントの早期の体験の中で、どのような歪みが生じたのかということを教えてくれる手掛かりを観察して、その内容を見極める能力を高めていく必要がある。神経系の階層的な発達に関する基礎的な理解が進めば、クライアントの治りたいという欲求に答えられるようになるだろう。もし、神経系の発達が深刻なレベルで阻害されていたら、神経系の発達を統合するのにふさわしい介入をクライアントが受け取れるようになるまで、できることは限られるだろう。

愛着：防衛的適応と行動システム

クライアントの「トラウマ地図」を理解するための要素として、愛着スタイル、あるいは愛着行動がある。これは、生き延びるための努力に関するナラティブの一部である。クライアントが人間関係に関するストレスをどのように扱っているかを観察することで、そのナラティブに、さらに詳しい説明がつけられるだろう。愛着に関する行動を、ナラティブとして見ていくと、様々なことがわかってくる。

ボウルビィは、初期の研究で、養育者が子どもの世話をすることができなかったり、子どもから離れているなどといった、養育者との分離において、子どもがどの程度のストレスを感じるかを観察した。分離といっても、子どもが部屋に一人で置き去りにされるといった物理的な分離もあれば、養育者が他のものに心を奪われていたり、子どもとつながりを作れない、といった類の分離もある。ボウルビィの養育者との分離に関する研究では、子どもは、養育者と引き離されると、泣いたり、息を止めたり、叫んだり、いなくなってしまった養育者と再びつながることを求めて、半狂乱で探し回る、といった反応をした。当時すでに、行動は感情的な苦痛と関係していると理解されていたが、ボウルビィは、人間だけがこの恐れを表現するのではなく、他の哺乳類も同じような苦しみを見せると考えた（Bowlby, 1973）。

ボウルビィは、こうした行動は「**支援、保護、共感と感情移入を提供する養育者からの分離に対する、乳幼児の適応的な反応である**」と考えた。子どもは食べ物や他の欲求に関して養育者に依存していることから、こうした強い近接欲求を持つのだろうとボウルビィは考えた。進化論から見れば、「子どもが成長し、生殖できる年齢まで生き延びる可能性を高めるために、子どもは近接欲求を持つ」と解釈される。ボウルビィは、生き延びようとする強い動機によって、養育者との近接を求めるこのシステムを、後年「**愛着行動システム**」と呼んだ。

「愛着行動システム」の考えでは、愛着スタイルは、生き延びることへの欲求から作られる反応と見なす。この考え方により、動物行動学的モデルと、感情の調整や人格に関する理論が結びつけられた。ボウルビィは愛着スタイルを「生き延びる」という、人間の根源的な欲求との関係で論じた。「愛着の対象は、どのくらい近くにいるか?」「養育者は、近くにいて、自分に注意を払い、世話をしてくれているか?」というように、子どもには生き延びたいという欲求があるという事実から、「近接性の維持」という概念が生まれた。

そして、小児期に安全と安心が一貫して得られると、子どもは、健全な人間関係を築く力を持ち、外的世界を探求できる安定型愛着を発達させる。安定した愛着があれば、自己調整の基礎的能力も備わるし、健全なレジリエンスを発達させることもできる。

しかし、一貫した安全と安心が得られなかったら、子どもは、不安型、あるいは両価型の愛着スタイルを発達させるだろう。これらの愛着スタイルは、養育者がつながりと安心の感覚を十分に提供してくれなかった時、生き延びようと葛藤するストレスをなんとか落ち着かせるための防衛的適応でもある。

もし子どもが、最初の養育者とつながりの感覚を築けないとしたら、恐れや不安を抱いたり、防衛に向かうだろう。恐れと不安の中で、子どもは、自分の欲求や不安に注目してくれるよう養育者に求め続ける。この不安によってさらに不安が昂じ、不安定型の愛着スタイルを発達させる。子どもは、自分の不安を鎮めるために、常に養育者と近接性を維持しようとして、絶えざる努力をし、やがて極端な外的ＬＯＣも形成される。

あるいは子どもが、より防衛反応を取ることが多いと、回避型の愛着スタイルを持つようになる。子どもは、つながりへの欲求を愛着対象に見せないようにしながら、近接性を維持しようとするだろう。この愛着スタイルは、二つの対立する衝動を持つ。不安を軽減するため、関係を持つことへの欲求と、関係によって生み出される不安への恐れである。

このような防衛的適応は、養育者が協働調整に必要な、一貫した世話を与えない時のストレスへの対処法である。

子どもが主たる養育者に近接性を求め続けねばならない時、こうした防衛的適応は強化される。そして関係性が最後まで再構築できないと、ついに崩壊の感覚へと入る。ボウルビィは後に、これらの状態を、「失望と抑うつ」という言葉で定義した。

「ソマティックな恥」

「恥」という概念を説明するための語彙は、現代社会において十分に進化していない。研究者や学者によっては、「恥」という言葉は単に、不健全で慢性的な、「有害な『恥』(toxic shame)」を意味すると考える。一方、「罪悪感」や「自責」は、向社会的な行動を支える、健全な社会的学習の一部でもある。ここでは、「健全で向社会的な『恥』」を「**健全な『恥』**」とし、それに対して、「慢性的で不適切な『恥』」を「**有害な『恥』**」とする。

「恥」は、人間の生き延びるための反応と同様、スペクトラムを形成している。健全な「恥」の体験が、スペクトラムの一方の端にあり、不健全で不適切な「恥」は、もう一方の端にある。最近は、「恥」や「恥のサイクル」に関しての情報が豊富にある。ブレネ・ブラウンは、「恥」をより幅広く解釈し、夥しい量の研究を成し遂げたし、いまや臨床家がセラピーの場で「恥」にどう働きかけるかに関しても様々な情報がある。

ここでは、「恥」の一側面である「**ソマティックな恥**(somatic shame)」について論じる。カウンセラー、教育者、およびソマティック・エクスペリエンシング®の指導者であるデビッド・デ・ローゼンロールは、「ソマティックな恥」と「**アイデンティティ・トラウマ**」という言葉を創った（de Rosenroll, 2017）。ソマティックな体験に浸透し、基本的な自己感覚に密接に織り込まれる、慢性的な「恥」の体験を、彼は「ソマティックな恥」と呼んだ。慢性化した「ソマティックな恥」は、**認知的には、非論理的で現実的ではないと分かっていても、変えたり取り除いたりできない感覚**として存在する。パニック障害や恐怖症は、しばしばこの「ソマティックな恥」の感覚を生み出す。我々は、自身の恐れはおおげさで現実的ではない、と分かっているが、それでも引き金が引かれると反応を制御できない。そして引き金について考えを巡らすことにさえ、「恥」を感じる。

「アイデンティティ・トラウマ」とは、「**基本的な自己感覚と基本的な身体的体験が、『恥』の体験を巡って構成されている**」、という考え方である。世代間のトラウマがこのような「アイデンティティ・トラウマ」を引き起こすこともある。ごく若い時にも、ジェンダーや脳の多様性により、人と違うという感覚を持ち、「自分はよそ者である」という意識を持つこともある。そして、そのことで周囲の者たちから「恥」をかかされることでも、「アイデンティティ・トラウマ」が生じる。個人の本質に関する慢性的な「恥」の体験が、自己感覚に深く織り込まれてしまうことは、不幸なことであるが、実はしばしば起こることで、発達性トラウマも、その潜在的な要素の一つだ。

「ソマティックな恥」、「アイデンティティ・トラウマ」、あるいは、その他の慢性的な「恥」は、深く身体に根差した体験をもたらす。「私が悪い」「私が問題だ」「私は愛せない」「私は無能だ」といった感覚は、「自分には最初からどこかに帰属するだけの価値がなかったのだ」、という間違った意識を生みやすい。「健全な『恥』」の体験では、「自分は間違った行動をとった。でもまだ、自分はこの集団にちゃんと帰属しているし、愛されている」と感じる。しかし、「不健全な『恥』」は、「自分そのものが問題で、自分は欠陥品である」と感じてしまうのだ。

アラン・ショアは、子どもたちを「恥」の体験から回復させるにあたり、養育者の重要性について説いている。彼は、「健全な『恥』」とは何か、それを回復するにはどうしたら良いか、そして「恥」と情動調整との関係についても言及している（Schore 2013; Burgo, 2012）。

「恥」は、副交感神経系の抑制機能と関係している。「健全な『恥』」とは、反社会的行動を禁じ、向社会的行動を支持する」ものである（Porges, 2011a）。子どもは、「恥」を体験しても、愛着対象の助けを得て、適切に関係性を修復でき、再び健全な関係性が回復されれば、「恥」は、社会的なルールへの気づきを促す。この体験により、自らの責任を認め、謝り、未来の行動を変えるといった、「適切な行動をとる」ことで、「恥」の体験から回復できることを学ぶ。そして養育者や、社会的グループとのつながりに、再び受け入れられ、帰属と安全の感覚を増すことができる（Schore, 1991）。

この文脈では、「健全な『恥』」は、生き延びるための欲求の分類の中に入る。「恥」は、本来抑制的な質を持つ。その影響力は非常に大きく、自己の欲求さえ抑制することができるほどに働く。「健全な「『恥』」においては、とても強く恥ずかしいと感じるので、わがままを抑制をしようと動機づけられるのだ。我々は、向社会的経験を習得しながら、ゆっくりと自己抑制の力を身に着けていく。もし全てがうまくいけば、やがては、他者に対して暴力的行為をしない等、コミュニティの健全な規則を習得し、帰属する集団の中で、良い市民としてどのように振る舞うかが分かるようになる。**「健全な『恥』」を体験することで、人は向社会的で利他的な行動をとる成熟した自己へと変容を遂げる**のだ。

原始社会では特に、集団に受け入れられることは生き延びるために重要であった。食べ物、住居、安全を与えてくれる部族から避けられたり、追い出されることは、時に死を意味した。したがって、向社会的行動を促進する「恥」の役割は、集団にとっても個人にとっても生き延びるための欲求の一部であるとするのは自然なことだ。現代文明の中でさえ、集団から受け入れられることは必要だ。受け入れられ帰属することは、世界の中で安全を感じるための基本である。先行研究によれば、トラウマ体験があったり、成長過程において自身を承認してくれる健全な「部族」がなかった子どもは、無力感を感じ、圧倒されやすい（Ludy-Dobson and Perry, 2010）。

このように「恥」の体験には、抑制機能がある。そのため、トラウマ体験と結びつくことがある。「恥」の抑制的な生理学的反応は本来の役割ではないものの、**トラウマによる過覚醒状態を管理するために、「役立つ」ことがある**。特に、強く活性化し、生き延びるために闘う反応が現れた場合、「恥」は、過活性を抑制する防衛的適応となり得る。この体験をナラティブで表すと、「もしも本当の自分が表に現われたら、誰かを殺してしまう」、ということになるだろう。このように、「恥」の抑制機能が、「本当の自分」を抑制するために用いられる。このような場合、「恥」は、攻撃の抑制と結びつき、健全で適切な闘争反応も一緒に抑制してしまう。あるいは、調整機能の代わりの役目を果たす「偽りの耐性の窓」の中で過ごすのを助長するほうに働くこともあるだろう。

「健全な『恥』」は、時間が限られていて、すぐに「つながり」と「愛」に戻る。母親は、子どもが熱湯の入ったポットに触れそうだったら、「ダメ！」と叫ぶだろう。その叫びに驚いて、子どもが泣き出したら、子どもに駆け寄り、あやし、声を荒げたことを謝る。この修正のサイクルは、愛着関係の維持にも似ている。自然なリズムの中で、安全で相互交流的な関係性が学習される。そこには、各自の責任と関係性の修復が含まれている。「恥」は社会的関係性の文脈の中で起こり、その中で修復されるべきものである。

しかし、虐待の場合、「恥」は、逆に健全な行動を抑制することになる。なぜなら、子どもが「嫌だ」と境界を示したり、自主性を発揮しても、罰せられてしまうからである。こうして、適切に行動したり、拒否したり、攻撃したりすることを抑制するようになる。すると「恥」の感覚は、自分に向かい、自分自身を恥ずかしく思うようになり、慢性的で不健全で有毒になるのだ。

早期における帰属や承認の経験が欠けていると、不健全な「恥」を持つことになり、「自分は本質的に価値がなく、愛されず、悪い存在」という感覚として現れる。同様に、エピジェネティクスや世代間のトラウマも「恥」の感覚につながることが多い。これらの身体的に深く刻まれた「恥」の鋳型を持つクライアントに、帰属と関係性の健全な感覚を見つけるよう助けることは非常に難しい。特に、帰属とつながりそのものが、「恥」の体験と結びついている場合には、健全な帰属感覚を持つようサポートすることは大きなチャレンジである。

「恥」、特に「ソマティックな恥」は、たとえそれが不健全であり、不適切であっても、**生き延びようとする強烈なサバイバル欲求**とつながっている。この点を理解することは、臨床家として極めて重要である。これはまた、強烈な抑制機能を持つ。そのため、クライアントが、「自己」と「自己の行動」に意味づけをするにあたり、強い歪みを生じさせる。

「恥」の体験は、認知的体験として始まることもある。「他者が自分に対して、あのような反応をするのは、なぜだろうか？　自分のしたことの、何が悪かったのか？」といった認知的な見直しをすることもあるだろう。しかし、「恥」は瞬く間に、抑制的な生理学的状態とつながってしまう。背側迷走神経系の生理学的状態を使うことが「習慣化」している場合、「恥」は、瞬時に原始的な反応システムである爬虫類脳の反応を引き起こし、認知的に処理する能力を遮断する。こうやって、背側迷走神経系の生理学的状態は、「恥」の体験を十分吟味し、乗り越えることを不可能にしてしまうことがある。つまり、秘密をつまびらかにしないための「番人」として機能してしまうのだ。

これは、クライアントの「地図」のもう一つの側面である。多くのクライアントにとって、「恥」は、彼らのナラティブを統合する際、身体的反応の中にあり、「恥」は、ある種の「**調整機能の代替物**」になっている。抑制的な生理学的状態に入るのではなく、抑制的な機能をもたらす「恥」の体験に入ってしまう。これは、ＡＣＥに関係する症状と同様に、健康に強く影響を及ぼす防衛的適応の一つと言ってよいだろう。

「ソマティックな恥」に働きかける

トラウマやトラウマに関係する「恥」の体験は、発達的見地から言うと、まだ養育者から分化していなかった時に起きたものなので、未分化な文脈の中で体験される。そのため、「恥」の体験が、様々な要素と混同されてしまう危険がある。ある行動を「恥」じるのではなく、自分の存在そのものを「恥」じてしまうのだ。そして**虐待においては、子どもを罰したり、締め出したり、屈辱を与えたり、黙らせるために意図的に「恥」を使う**。

バレリアは四二歳のヒスパニック系の女性で、一三歳の時、中学校から家に帰る途中、近所の少年たちからレイプされた。レイプ体験の後、すでに二九年が経った今でも、彼女のトラウマのナラティブは、強烈である。バレリアは人生に成功し、セラピストとなり、移民のための活動家として働いている。しかし、自身のレイプに関する深い「恥」の感覚を頻繁に体験し、それが、自己のアイデンティティの感覚にもつながっていた。

私は、レイプ以来一度も、安全だと感じたことがありません。一人になるのが怖いのです。そして、怖がっていることを「恥じて」います。アパートのドアの鍵や窓を繰り返しチェックしてしまいます。子どもの頃、学校では、普通の女の子ではありませんでした。太っていた上、ヒスパニック系ということで、いじめられました。当時は「ヒスパニック系」を表す侮蔑的な呼び方もされました。誰も、食堂で一緒に座ろうとさえしてくれませんでした。

自分のアパートから出られた日は、ほんの少し、恐れを我慢することができている時です。自分の近所でさえ、恐ろしくて出歩くことができず、自分が囚人になったように感じます。友達の一人が、一緒に歩いてくれていても、もし少年たちの口笛のような音が聞こえると、ひどい恐怖に陥ってしまいます。また、あの出来事が起こるように感じてしまうのです。

何年もかけて良くなってはきたのですが、まだ、急に悪くなるような感じもします。夜はほとんど眠れませんし、リラックスなんて、とても遠いものに思えます。自分には、幸せを願ったり、望む人生を送ろうと願う価値がないのではないか、と感じてしまいます。自分の人生は、恐ろしい映画のようだと感じることもあります。自分の人生を見つめてみると、手が汗ばみ、心臓がドキドキし、何か悪いことが起こる予感がします。まだ「恥」の感覚だらけで、あの少年たちに傷つけられるに値することを、自分がまたやってしまったのではないか、と恐ろしくなるのです。

仕事で少しでも何かうまくいくと、突然無力感に襲われ、苦しくなります。そして、今まで楽しいと感じたことも止めてしまうし、自分の仕事の成功を夢見て、キャリアアップに役立つよう努力してきたことも止めてしまうのです。

セラピストの助けで、バレリアは今までに体験してきた症状のそれぞれに伴う身体的な感覚を探求した。バレリアは、不安、ある特定の音に過敏に反応すること、ドアや窓にカギを掛けた時でさえ安全ではないと感じること、「恥」の中に収縮していく強い感覚、無力感、物事に無関心になること等を感じてみた。これまでは、バレリアの抑制的な生理学的状態は、活性化を自動的に抑えつけていた。しかし、身体感覚を感じる努力をした結果、無理に活性化を押さえつけることが少なくなり、より高次の脳である辺縁系や中脳を用いて、「恥」の体験を味わうことができるようになってきた。この段階までくると、バレリアが、今まで自分にさえ隠してきた「秘密」の体験があることに気づき、圧倒される可能性があることを、セラピストは予測しておかなくてはならない。

バレリアは、異なる感覚や、それに伴う意味、生理学的反応、自身の考えなどを、ゆっくり、順を追って探求していった。すると、より深い拒絶と恐怖を感じ始めた。一三歳になる前に、彼女の体験を決定づけてきた深い「ソマティックな恥」のナラティブを見つけたのだ。彼女は、忘れていた子ども時代の体験に気づいた。

他の子どもたちにからかわれ、泣いていると、父は私のことを醜いと言いました。私は、小さい頃から、父に好かれておらず、いつも怒りを向けられていると感じていました。父は私を怒鳴りつけ、「悪い子だ」と言ってつねりました。父がこんなに自分を憎むほど、自分が何をしたのか、本当に理解できませんでした。他の子どもたちは、自分では気づいていない本当の私のことを知っていて、私が実は悪い人間なのをみんなが知っているのではないか、という感じがしていました。私が引っ込み思案になると、子どもたちは私のことをもっとひどくいじめるようになりました。そして、この終わることのない屈辱から逃げ出す方法はないと感じていました。

まだ私が幼かった頃に、父は家族を捨てて出ていきました。今では、そうではないと判ってはいますが、私は、父が出て行ったのは、自分のせいだと思っていました。母は暮らしていくのに精いっぱいで、食べるものがなかったこともありました。父のことは、ほとんど覚えていません。父と過ごした時間や、父が私に対して、どんなに卑劣だったかは忘れてしまいました。レイプ体験について考えると、とても小さかった時によく感じていたのと同じ、激しい「恥」の感覚が襲ってきます。悪い子だったために罰せられた、と感じるのを、実は望んでいたかのようです。

バレリアにとって、早期に体験した父の不機嫌や怒りの感覚が、後のレイプ体験と重なり、さらに強い「恥」の感覚へと発展した。そして小さな少女が抱えていた「自分は悪い子だ」という信念が、「自分はレイプされて当然だ」という感覚につながった。父との関係性における「恥」の体験の記憶は、バレリアには隠されていて、意識的に扱えなかったので、彼女はそれをレイプという出来事と結びつけた。父との体験は抑圧し、自身のナラティブからほとんど全部消していた。子ども時代の体験を洗いなおしてみると、別の発達性トラウマがあったことが判り、この状態では、後に起こったレイプ体験から、十分に回復できないことは、不思議ではないと思えるようになった。

彼女はまた、ラテン系としてのアイデンティティも、早期の「恥」の体験に否定的な影響を与えたことを理解した。彼女のラテン系としてのアイデンティティは、クラスの仲間が彼女をいじめたり辱めるのに使われ、それも早期の「恥」の感覚と結びつき、さらに自身の価値観を損ない、幸せな人生を望む感覚を阻害した。

バレリアは、セラピーを受けるまで、レイプの体験を、父から受けた早期トラウマと切り離すことはできなかった。それらは、無意識のうちに密接に絡み合い、それぞれの否定的な影響を増幅させていた。セラピストと共に、早期の歴史と後のレイプの複雑な結びつきを探求することで、バレリアは、解決に大きく近づいた。そして、彼女が本来持っている能力や強さをきちんと正確に反映するように、ナラティブを変えることができるようになった。

クライアントは、「恥」の力学がどのように早期の「地図」を形成するかを理解すると、「恥」に基づくトラウマのナラティブを変えていくことができる。その根底には、健全な「生き延びたい」という衝動がある。一方で、「恥」は、こうした根源的衝動でさえも抑制してしまう。**この、「生きたい」という衝動を、「恥」と切り離すことができると、回復へと大きく前進できる。**第11章では、トラウマ体験がどのように結びつき、組み合わさるかを説明し、クライアントを回復へと導くための、トラウマの力学に働きかける方法を詳述する。

第9章　新しい地図を創る：「調整！」「調整！」そして「調整！」

本章では、臨床家が、発達性トラウマによる症状や防衛的適応に苦しむ人々にセッションを提供する際に、**「『調整』ベースのアプローチ」**を用いることの重要性について論じる。ACEスコアが高かったり、自律神経系が互恵的範囲内になく、相互活性したり、相互抑制しているクライアントにとって、「『調整』ベースのアプローチ」は、特に重要となる。

ACE研究では、一万七千人以上の参加者のうち、三分の二の人に、少なくとも一つのACE体験があると報告されている。その中の八七％は、複数のACE体験を持っていた（ACES Too High 2017）。クライアントに根本的な調整不全があったり、少し刺激しただけでトラウマを再体験してしまう危険がある場合、「『調整』ベースのアプローチ」を導入する時は、十分なタイトレーション（滴定）を行い、初めは小さな変化を起こさせ、介入の度合いを少しずつ増加させていくことが望ましい。我々の目的は、クライアントが、初めに**小さな足場を築くのを助ける**ことである。そして、小さな努力を続けることで、クライアントは、回復を維持する能力と「調整」する力を増すことができるようになるだろう。

「調整」に焦点を当てるということは、脳幹を中心とした、**最も早期に発達する原始的な脳の部分に働きかける**ことを意味する。つまりボトムアップである。調整能力を提供することは、神経系の発達を促進する基礎を築き、クライアントの初期発達に欠けていたプロセスを提供することになる。

「調整」に働きかける技法を習得した臨床家は、この精妙な関わり方は、まるで「何もしていないよう」に感じる、と言う。「調整」に働きかけるということは、発達性トラウマを体験したクライアントと共に行う、最も重要で基礎的な作業である。**「何もしていないよう」に静かだが、実は非常に大きな変化を起こさせている**。言葉を形成し始める前に、アルファベットを習う必要があるのと同じように、それは、後の取り組みの基盤であり、全てのものの核となる。

発達性トラウマがあると、安全の感覚を持ち、協働調整の状態に入ることができない。これは発達性トラウマの最も大きな問題である。これができないために、自己調整能力がうまく育たず、健全な「調整」の代わりに、防衛的適応策を用いざるを得なくなる。早期に発達が阻害されると、クライアントの協働調整力が全く育っていない場合がある。生後最初の数週間において、適切な養育に欠けた場合、養育者とつながったり、協働調整することは不可能になる。

第７章では，「偽りの耐性の窓」の中で機能していると，本物の「耐性の窓」を見つけ，拡げることが難しくなることを論じた。ここで言う「調整」とは，活性化した時に神経系を落ち着かせるための調整能力を指す。「偽りの耐性の窓」の中では，自らの反応の範囲を狭めることで覚醒を調整し，偽りの安定した感覚を作り出す。しかし，こうした「調整」は，偽りに過ぎず，柔軟性やレジリエンスがあり，能力を最大限に生かすことができる健全な「耐性の窓」の中で機能しているわけではない。「偽りの耐性の窓」を維持するための防衛的適応においては，より多くのエネルギーを必要とする。そのため，さらに柔軟性が損なわれ，脆弱性を包み込む能力が失われる。

こうしたことが起きている場合，クライアントの症状や，仮の調整感覚を維持するための防衛的適応に直接働きかける前に，**よりバランスの取れた「調整」を導入することが，セラピーの最初の目標となる。「調整」は，健全な「耐性の窓」を取り戻す鍵**である。「調整」なくしては，たとえ臨床家が介入しても，その働きかけはクライアントのシステム全体の中で十分統合されないだろう。基礎的な「調整」ができていないと，クライアントは，高レベルの活性化のために，重度の調整不全に陥る。このような調整不全は，かつてクライアントの発達の多くの側面に影響を与えてきた。したがって，健全な「調整」を提供することに焦点を合わせることで，レジリエンスの基礎が築かれ，確立する。協働調整を試みる前に，クライアントは，少なくともある程度，ストレスを感じることなく自身を落ち着かせることができなくてはならない。

深刻な早期の発達性トラウマや愛着の破綻を経験した者にとって，安全は，馴染みのない概念であ

る。安全であるとは、養育者が、親切で、自身の自己調整を維持しながらも、子どもの発達欲求に応じることができる能力を有しているかを、識別する能力も含んでいる。臨床家は、まず最初に、クライアントが自己調整能力をつけていくことをサポートする必要がある。そして、セッションが進んでいった後の段階で、クライアントとのつながりを提供し、協働調整を試みると良いだろう。協働調整は、安全という感覚を感じるための扉を開ける。

セラピールームに安全基地を作り出し、クライアントに安心の基盤を提供することは、クライアントがより大きなレジリエンスを獲得する道を切り開く。発達性トラウマに働きかける時は、「『調整』への取り組み」を、少なくとも数か月続ける必要があるし、数年かかることも珍しくない。そのようなクライアントに働きかける際の見通しは、「調整」「調整」「調整」……そしてさらに「調整」である。クライアントは、安全で解放された感覚で世界を体験することを可能にする、新しい地図を必要としている。その地図は、トラウマや繰り返される恐怖体験に基づくものではなく、「調整」とレジリエンスに基づくものであるべきだ。

クライアントは、より良い「調整」ができるようになるにつれ、何が必要であるかが明確になり、人生に何が足りないかが分かるようになる。クライアントの「調整」やつながりへの欲求に応えることは、早期の欠乏の記憶や、十分に欲求に応えてもらえなかった体験を解消するのを助ける。ある意味、臨床家は、クライアントを養育し直し、彼が早期の愛着の崩壊を修復するのを助けているのだ。セラピーの最初のアプローチとして調整作業を行うという考え方は、臨床家によっては、馴染みがないかもしれない。発達性トラウマのスペクトラムの中でも、重篤な状態にいるクライアントは、症状の複雑さゆえ、臨床家にとって難しい挑戦になり得る。そして、こういう状態のクライアントに対して、「調整」を身に着けてもらうという取り組みなど、役に立たないと思えるかもしれない。しかし、臨床家が発達性トラウマの全貌を把握すれば、「調整」こそが、クライアントへの最も大きな援助になることが分かるだろう。

本書の前半では、発達性トラウマの力学を説明し、従来とは異なるアプローチを紹介した。ここからは、「調整」という考え方を、クライアントとどのように理解するか、相互作業をどう意味づけ、そして、トラウマを変容への潜在的な要素としてどのように扱うかを示していく。

クライアントに「調整」とレジリエンスの能力を提供するための方法は、多岐にわたる。ここからは、臨床家に「『調整』ベースのアプローチ」によって可能となるいくつかの例を挙げる。

「調整」について：臨床家、臨床の環境、そして予測性

発達性トラウマを経験したクライアントに働きかけるにあたり、協働調整を提供することは、臨床家の重要な役割の一つである。早期では、生理機能の「調整」を養育者に頼るしかないが、クライアントは、この時期に協働調整を得られなかった。したがって彼らは、神経系の健全な発達に欠かすことができない、自己調整や協働調整の能力を醸成することもできなかった。

クライアントが、幼少期に得られなかったことを、臨床の場で体験してもらうことは有効である。

先に記したように、絶えず「耐性の窓」の外側で機能しているクライアントは、活性化を鎮めるための、副次的なシステムを発達させているだろう。そのシステムによって「偽りの耐性の窓」が作られ、そこにいる限り、臨床家にもクライアント自身にも、クライアントの感情や感覚は、一見うまく調整されているように見える。しかし、実際は健全な「調整」は行われていない。HPA（視床下部―脳下垂体―副腎）軸は、ストレス反応を制御し、多くの生理学的プロセスの「調整」を助けている。クライアントが「偽りの耐性の窓」の中にいる時は、HPA軸が高度に活性化し、心拍と呼吸に影響を与え、他の生理学的反応にも影響を及ぼしているはずである。しかし、臨床家がそれを発見することは難しいだろう。このため臨床家は、クライアントの底に潜む、こうした特異的な生理学的状態を識別できるよう、観察技術を磨かなくてはならない。

子どもは、ある程度、自身を落ち着かせる能力を備えて生まれてくる。中枢神経システムが機能していると、騒音や明るい光から顔をそむけ、親指やその他の指をしゃぶったりする。そして、アラン・ショアは、「親が赤ちゃんとの会話に使う独特な話し方（子音と母音を引き延ばして歌う声）が、協働調整をもたらす」と述べている。ショアは、「『調整』が外側（他者への依存）から内側（自己調整能力）へ移行することが、早期の発達の鍵となる」と考えた（Schore, 2001）。

二〇〇七年に、アラン・フォーゲルとアンドレア・ガービーは、協働調整を、「**行動と意図を相互調整し続ける協調行為である**」と定義した（Fogel and Garvey, 2007,1）。この定義からも分かるように、協働調整は決して一人では成し得ない。これには、お互いのやり取りによって、他者がどのように反応し調整するかを判断し、自分もまたそれに応答していくという、反応と「調整」の能力が必要である。この「**協働調整のダンス**」こそが、親と子が、「今・ここ」で、お互いに素早いフィードバックを与え、それが次の相互作用を決定する、親と子の「調整」のフィールドとなる。

この協働調整のダンスは、人間関係において一生を通して継続する。だからこそ、このダンスを習う機会がなかった者にとって、どれほど人生が困難になるかは想像に難くない。この協働調整のダンスを通して、我々は高次の思考能力を発達させる。こうした協働調整のダンスをうまく踊ることができると、周囲の人や物事から刺激を受けた時、考えもなくすぐに行動するのではなく、自分の感情を統制し、間合いを取り、礼儀正しく共感的な反応をしながら、相手と良い関係を保つことができる。また、サバラとハザンは、「**すぐに、近くにいる他者という『リソース』を使うことができる能力は、感情調整の近道である**」と述べている（Sbarra and Hazan 2008, 157）。この近道は、実は苦労して自分自身の調整を図るよりも、素早く働く。この調整行動は、思考脳を迂回し、より深いレベルの生理学的反応につながる。これは、より効率的な「調整」の近道なのだ。

発達性トラウマに働きかける時、臨床家自身の自己調整と協働調整の能力が、セラピーの成否を決めると言っても過言ではない。臨床家は、ここでは養育者に代わる役割をすることとなる。臨床家は、クライアントの「安全の基地」となり、ともに「調整」のための新しい神経回路を発達させる。最初は臨床家が協働調整を提供しても、クライアントはそれをうまく「吸収する」ことができないかもしれない。そして、「偽りの耐性の窓」は、協働調整を助けるより、むしろ防衛反応を引き起こすだろう。「安全基地」の感覚を作り上げるには、時間と信頼関係が必要だ。クライアントが臨床家との協働調整のダンスに十分に反応するには、しばらく時間がかかるだろう。深刻な調整不全がある場合は、数か月、一年、あるいは数年を要するだろう。**協働調整を提供し続けることは重要であり、繰り返しは協働調整をマスターするための最短距離となる。**

健全な家庭環境では、子どもは、養育者との協働調整を何年にもわたって体験する。子どもが健全な「安全基地」の体験を持つと、自分がストレスを受けたり脅かされた時には、養育者からなだめてもらいたいという自然な欲求を持ち、親密な触れ合いを当然のものとして、協働調整を求めるようになる。大人にとっても、健全な関係性を持つということの中には、協働調整も含まれるだろう。

「調整」に焦点を当てるということは、一貫して協働調整を提供し続けることである。それによりクライアントは、他者が協働調整を提供していることに気づくことができるようになり、それに反応する能力が向上し始める。クライアントが無意識の内に、自身の呼吸のリズムを、臨床家の呼吸のリズムに合わせる、といった、**何かごく単純なことが起き始める**かもしれない。このようにクライアントは、**臨床家との関係性の中で、協働調整の「場」がある**ことを感じ始める。また、クライアントのナラティブの中に、微妙な変化が起きてくることもある。

ここで**臨床家は、自分自身の愛着スタイルにも注意を向ける必要がある。**なぜなら、クライアントに協働調整や相互関係を提供する時に、自身の愛着スタイルが影響するからである。たとえば、クライアントが協働調整の誘いに、すぐに反応しないからといって、臨床家がすぐに協働調整の提供を止めてしまうと、クライアントは、早期の愛着のトラウマの再演を体験するかもしれない。これについては、第11章でさらに詳しく論じる。

発達性トラウマが、生理学的反応と行動の調整能力に影響を与えるだけでなく、それらに関係する行動を駆り立てる衝動の源になることを理解することが重要である。早期トラウマを持つ者たちは、守られているという安全な感覚を全く体験したことがないことがよくある。そのような場合、特に人との関係性の中で、何が安全なのかを理解するための参照システムを持っていないことが多い。たとえば、臨床家に対して、警戒し、懐疑的な態度を取るクライアントもいるだろう。隠された意図を探ろうとして、警戒した表情をしているかもしれない。早期トラウマを持つ者たちは、しばしば、行動、コミュニケーション、声の調子、顔の表情や仕草の不一致を、非常に敏感に受け取るシステムを発達させてきた。彼らは、失望させられたり、見捨てられたり、聴いてもらえないかもしれないという兆候があれば、瞬時に見つけるだろう。

そして、彼らは、安全であるか否かを判断するのに、自らの内受容感覚に基づいた安全感覚を使うより、外的要素を用いることが多い。臨床家は、クライアントが臨床家の意図や意味を判断するための、適切な語彙を発達させてこなかったことを理解する必要がある。**臨床家は、常に一貫性を持ち、行動と意図を正確に合致させようと努めなければならない**。我々は、クライアントに、予測可能性と透明性を提供するとともに、明確な境界線を引く必要がある。

クライアントにとって、調整不全が重篤であるほど、予測可能性の必要性は高まる。クライアントの調整不全が大きく、混乱していたり、制御不能な状態であるほど、安全感覚と落ち着くための予測可能な外的環境が要求される。クライアント自身は、他の人が自分に対して変な反応をすることが問題なのだ、と思っているかもしれない。そのため、なぜ自分にとってセラピーが必要なのかを十分に理解していないことも多い。あるいは、自分の子どもにセラピーを受けさせようと、専門家を探している場合もあるだろう。このようなクライアントは、予測が難しかったり、変化したりすることにマイナスの影響を受けやすい。したがって、**安全感覚を発達させるためには、むしろ単純なルールを徹底することのほうが、効果が大きいこともある。**時間通りにセッションを始め、終了する、セッションが終わる一〇分前にはクライアントにそれを伝える、頻繁に予約をキャンセルしない、休暇のために予約を延期する必要がある時は、クライアントに繰り返し伝える、といった、**境界線と予測可能性を丁寧に守る**ことで、クライアントが落ち着き、信頼と安全感覚を見出すことができることもあるだろう。クライアントによっては、セラピールームの中の全てのものが、いつも同じ場所にあるといった、単純なことが助けになるかもしれない。

セッションが終結する頃には、ここまで用心深くする必要はなくなるだろうが、発達性トラウマに苦しむクライアントに、定期的にセッションを提供している臨床家の多くは、こういった管理を臨床の一部として徹底している。クライアントの行動を、コントロール、否認、あるいは治療抵抗だと解釈して、安易に切り捨てるのではなく、これらは、彼らの調整不全を示す状態として理解するべきであろう。「調整」や内的ＬＯＣの能力がまだ十分でない時は、外的環境において秩序を保つことが重要である。

早期トラウマを持つ者たちは、しばしば、軍隊、警察、聖職、医療といった、高度に組織立てられた環境で成功する。明確な階層、行動規範、寝食の時間管理によって、秩序正しい安全の感覚を持つことができ、落ち着くからだ。セラピーの設定の中に、そのような予測性をいくらか取り入れることで、クライアントを安心させることができれば、より深い働きかけを始めることもできるだろう。

「調整」の生理学的反応

発達性トラウマがあると、「調整」の欠如はあらゆるレベルに影響を与える。第4章の「ポリヴェーガル理論」に関する説明で示したように、人間には、いくつかの行動パターンを支えている重要な神経基盤がある。だからこそ、こうした重要な基盤が、十分発達しているか否かを確認する必要がある。**なぜなら適切な生理学的機能、特に自律神経系の「調整」なくしては、その他のシステムを深く変化させるようにクライアントを援助することは難しいからだ。**

例を挙げれば、もしクライアントが、腹側迷走神経系が活発に働いている時の生理学的状態に入ることができなかったら、そのような状態にいるクライアントに、健全な社会的関わりを提供することは難しい。これは、必ずしもクライアントが社会的なつながりを持ちたくないと思っているわけではない。**誰かとつながろうとすると、それに反するような生理学的反応が起きてしまい、それに乗っ取られてしまう**のである。また、もし、交感神経系が優位なら、心の中では、常に危険と脅威に関することを考えているだろう。クライアントは、自身の防衛的適応をうまく使って、「逃げろ!」と叫んでいる頭の中の声を、なんとか無視し、セラピーに留まることもできるかもしれない。しかし、脅威にさらされていると感じるような状態では、社会的なつながりを持つことは難しいだろう。

もしクライアントの自律神経系が互恵的範囲内になかったら、生理学的機能の再調整は、さらに難しくなるだろう。このような時は、クライアントの反応システムから負荷を取り除いてやらなければならない。さもないと、クライアントの「偽りの耐性の窓」が、いたずらに強化され、防衛的適応を増すことになってしまう。臨床家は、誤って「偽りの耐性の窓」を強化するのではなく、**クライアントが、よりうまく「耐性の窓」の内に留まることができるように援助する必要がある**だろう。

臨床家は、クライアントを「偽りの耐性の窓」に留め置く、防衛的適応の必要性を減らし、「調整」を助けるように努めていくことが重要なのである。

ウィルは一四歳で、世界中の人々に腹を立てているようだ。ウィルは、何をやったところで、人は自分を言葉や暴力で攻撃するだろう、と言う。ウィルのナラティブから分かるのは、ウィルが、身体的にも言語的にも、人生に希望を見出せないということだ。ウィルは両親と暮らしているが、二人とも仕事で不在がちであり、彼は家で一人で過ごすことが多い。学校では他の子たちとつながろうとしても喧嘩に終わり、仲間に入れてもらえなくなってしまった。両親は、自分たちは忙しくてウィルに手助けをしてやれず、彼には助けが必要だと判断し、青少年専門のセラピストの予約を取った。両親とも、外すことができない約束が多く、ウィルのセラピーのために時間を割くことはできなかった。セラピーが始まってすぐ、セラピストには、ウィルのナラティブが防衛的適応として働いていることが分かった。彼は何度も、人生の罠にはまってしまった、と言った。ウィルのセラピストは彼を見、聴き、信じた。ウィルのセラピストは、ウィルが、生きるのがつらく、いつも怒っていて、幸せではないと語ったのを、しっかりと受け止めた。セラピーでは、ウィルが自分の反応をよりうまく「調整」するための方法を探った。そのうちに、ウィルは、反応する前に少なくとも「ちょっと立ち止まる」感覚が持てるようになった。こうして、一瞬立ち止まることができるようになり、ウィルは自身の状況を観察し、解決法を考えることもできるようになった。それでもまだ、とっさに激しく怒りをぶつけてしまうことは収まらなかった。

最初ウィルは、解決法など何もないように感じた。世界は悪であり、自分も悪であり、決して何も変わらないだろう、と考えていた。しかし、その後、小さな変化が起こり始めた。「立ち止まる」と、もっと違う生き方がしたいと思っていたことに気づくことができるようになった。また、感情が激してしまった時には、落ち着いている時の自分とは違うこともわかるようになった。ウィルは、実はひどく孤独だと感じていることにも気づいた。しかしその孤独を感じる代わりに、瞬時に怒りを爆発させていた。セラピストの助けを受けて、ウィルは、祖母のことを思い出した。祖母は、他の州に住んでいるが、いつもウィルのことを気にかけていた。彼は、祖母とインターネットのビデオチャットでお喋りするのが楽しみだった。そこでセラピストは、祖母の全面的な協力を得て、彼が家で一人になる時は、祖母が、彼を「耐性の窓」の中に留まれるよう助けるようにする、という計画を立てた。

ウィルが一時間以上一人の時はいつでも祖母をビデオチャットに呼び出し、二人でお喋りすることにした。彼が一人で食事しなくて良いように、祖母は食事中もビデオチャットで会話してくれた。この関わりによって、ウィルは「耐性の窓」の中に留まるようになってきた。こうして、孤独こそが自身の怒りの根源だったということを理解した。一人の時は、祖母とお喋りできるという体験を通して、実は自分の中には、常に誰かとつながりたいという強い衝動があったことに気づいた。つながることを切望していたが、怒りのせいで分からなかったのだ。

ウィルは新しいナラティブを創ることができた。「自分は、物理的には一人かもしれないが、ビデオチャットのお喋りを通して、おばあちゃんがいつも一緒にいてくれる」、というナラティブである。ウィルは、自分の感情を、とっさに抑える能力を高めていき、あまり短気を起こさなくなってきた。級友の一人とは、関係を修復することができた。そして、学校の外でも、社会的な時間を持ち始めている。ウィルの母は、その級友の両親に、実は、ウィルは長い時間家で一人で過ごしているのだということを打ち明けた。すると、その級友の両親は、少なくとも週一回は、ウィルを自分たちの家へ夕食に招くようにしてくれた。

クライアントは、「偽りの耐性の窓」のせいで、「調整」を見失っていた。このような場合は、ごく単純な関わり方をすることが、クライアントにとって最も重要となる。

臨床家は、「闘争／逃走反応」を引き起こす交感神経系が活性化した時の反応について、クライアント自身がそれを理解し、意味づけを変えていくのを助ける必要がある。もちろん、クライアントは、不安を感じたり、自分の反応を制御できないと感じるような状態になることは望まない。しかし、そこから抜け出し、より良い「調整」に向かうために、こうした**過覚醒の状態の嫌な感じを、少しだけ探求する必要がある**だろう。もしクライアントが、恐怖の感覚が増していく体験から常に逃げていたら、「調整」能力を高めることは難しい。

クライアントが「危険」であるとレッテル貼りしたものは、実は本物の危険ではないことが多い。言い換えれば、クライアントが活性化し不安を感じることが、クライアントにとっての危険ということになっている。実際のところ、それらの反応は、クライアントが生き延びるためにどれだけ過酷に闘ってきたかを示している。**クライアントが感じているのは、実は、生き延びるための闘いの中に封**

じ込められた、自身の活力だ。不幸なことに、その戦いはとても長く続いた。そのため、アロスタティック負荷が増し、ついに自身の活力を利用することができないような神経系の状態になってしまったのだ。

「調整」を提供することで、その活力をそっと、そして徐々に、安全に解き放つことができる。それによってクライアントは、再び活力を取り戻すことができる。これは、臨床家が行う「調整」の作業の中でも、高度な技術を要する。クライアントの、一度は封じ込められた生きるための活力を再び使えるようにするために、そして活力に満ちた生理学的状態に不安なく入れるよう、十分コントロールされた方法で、優しく働きかけるのだ。この完了に向かう作業は、第11章でさらに詳しく論じる。

「調整」という文脈の中で、行動を考える

行動という側面から、「調整」について理解することもできる。**生き延びようとする衝動は、人を突き動かす。**「生き残りをかけたモード」に入ってしまうと、それは我々の理性を乗っ取り、考えるよりも先に行動を取らせてしまう。先に論じたように、「生き残りをかけたモード」の生理学的状態では、脳や感覚システムが劇的に変化する。生き延びようとする衝動が続いている限り、他の状況では現れない言動が起こり、それを抑制するのを難しくさせる。

問題行動は、保護者が子どもにセラピーを受けさせる一番の理由だ。親か教師か、または直接の家

族ではない誰かが、子どもの問題行動を目撃した時も、彼らの注意を惹く。調整不全を持つ子どもや大人に与えられる一般的な診断としては、「注意欠陥／多動性障害」、「反抗挑戦性障害」、「スペクトラム障害（訳注：自閉スペクトラム障害をはじめ、スペクトラムのなかに含まれる様々な障害）」、「不安症」、「攻撃的行動」などであろう。これらの障害の多くには、効力の強い処方薬が出され、特に長期間使用した場合、深刻な副作用に悩まされることもある。

生き延びるための反応に乗っ取られているときの問題行動の一例は、攻撃性である。温厚で慎重な人でさえ、脅かされていると感じたら攻撃的になる。そして限界を超えると、一気に「生き残りをかけたモード」に入っていくだろう。実際、本当に生命が脅かされているのならば、もちろん、そうなる必要がある。しかし、職場で、同僚から耳の痛いアドバイスをされている時や、教室で、先生が「言うことを聞きなさい」と言っているような場面で、「生き残りをかけたモード」に入ることは、得策ではない。もしクライアントの生理学的状態が、慢性的に「生き残りをかけたモード」に入っていたら、少しでも安全ではないと感じるようなことが起きると、激しく反応しないようにすることは難しい。

このような場合、**生理学的状態の「調整」に焦点を当てることは有効**だ。クライアントが、脅かされたと思い、「生き残りをかけたモード」になるような生理学的状態が起き、激しく反応してしまうというサイクルを少し軽くすることができるからだ。生き延びるための生理学的状態によって突き動かされるのを、少し和らげることができると、クライアントは、より多くの行動の選択肢を持つことになる。これによって、投薬量を減らすことができるかもしれないし、断薬も夢ではない。

それ以上に、**クライアントが今までの自分の行動を、自身の脅威反応であり、防衛的適応策だったのだと理解できると、その反応の中にある選択肢に気づくことができる。**それに気づいて、行動を選択できるようになると、「耐性の窓」が拡がり、いろいろなことができるようになるのだ。

また、早期に協働調整が適正に行われなかったことで、今その影響を受けている、ということを理解することも有益だろう。幼い頃は、「生き残りをかけたモード」を駆使して生き延びてきた。それは、生存には重要な役割を演じたが、その同じ行動が、今や不協和音や孤立を引き起こしているのだ、と理解することは、大いに助けになるだろう。

子どもは、協働調整の過程で相互交流を体験する。ここで恩恵を受けるのは、子どもだけではない。養育者もまた、子どもとのつながりや、関係性を育むことから幸福を感じる。こうして、協働調整を通して、養育者も子どもも、共に自分の「調整」能力を高めていく。この過程を通して、子どもは、主体性や自己効力感を高め、自己調整力を醸成していく。しかし一方で、子どもが、自身の行動に養育者が反応してくれると学ぶと、それを、親密な相互交流だけではなく、防衛的適応として使うこともある。なぜなら、**子どもは、養育者の弱みを知り、その「ボタン」を押すことができる**からだ。親密さが過剰で、それが脅威に感じられる時、その「ボタン」を押すと、親、あるいは、後にはパートナーが、自分から遠ざかり、離れてくれる。

また、子どもは、養育者が健全な協働調整をしてくれない時は、どんな反応でも得ようとする。これは子どもの潜在的な防衛的適応でもある。不適切な反応であっても、ないよりはまし、というわけで、子どもは、自分の存在意義を確かめるために、養育者から何らかの反応を求めるのだ。

したがって、「調整」を扱うときには、この「**疑似的な協働調整**」、あるいは、「**代替的自己調整**」の発達は、について取り組む必要が出てくる。まずクライアントに、防衛的適応と「偽りの耐性の窓」の発達は、幼い時に、自分で自分を落ち着かせるために身に着けた、生き延びるための戦略の一つであった、と理解させることが大切だ。しかし、たとえ偽りであっても、何らかの安全感覚を体験できた「偽りの耐性の窓」から、いきなりクライアントを本物の「耐性の窓」へと移動させようと試みると、うまくいかないだろう。これは、小さな段階を踏み、少しずつ取り組んでいくべきものなのだ。

早期の生き延びるための戦略に取り組んでいる時、生き延びるための努力を完了する感覚へとクライアントが入っていこうとするのに、それがうまくいかないことがある。それは、クライアントが「耐性の窓」を通り過ぎて、さらにその向こうの「偽りの耐性の窓」へと移動してしまったからである。クライアントに、自身の防衛的適応が反応していることを理解してもらい、それが現れる兆候に気づくように助けることは役に立つ。

社会的交流という「調整」に向けて

早期トラウマがあると、人との関わりを楽しみ、穏やかに機能できなくなってしまう。それは、感覚システムが過覚醒か、あるいは低覚醒のいずれかの状態になってしまうからである。光、音、匂い、味覚などが強烈に感じられ、刺激過多で耐えられないと感じるかもしれない。一方で、スペクトラムの反対側では、自身の体験に無感覚になったり、周囲の環境から切り離されたような感覚になることも起こる。

自己調整と協働調整が阻害されると、子どもの場合、学習能力も影響を受ける。子どもは、観察をしながら社会的スキルを身に着ける。幼い時、私たちは養育者を観察し、彼らが社会的状況でどのように反応し、相互作用しているかを学ぶ。そこで良いお手本に出会えないと、社会的交流をする能力や、社会的スキルを発達させる機会は失われてしまう。

一般的に、**孤立はトラウマの典型的な副作用**である。発達性トラウマでは、環境や状況より、「人」が脅威の源となることが多い。生まれてからこの方、根源的に安全が欠けた状況にあり、安全な人とそうではない人を識別する能力も限られている場合、人が集まる社会的状況は、潜在的脅威に満ちている感じがするだろう。そして、その場合、人を避けることが、最も有効な解決法になる。

調整能力が増すにつれて、社会的つながりのための新しい可能性が模索できるようになる。しかし、社会的関係性を導いていく基本的なスキルは、まだあまり発達してはいないだろう。生理学的反応が調整され、人々が怖い感覚が少なくなり、人に興味を持てるようになると、クライアントが社会的につながる準備ができる。そのための基本的な調整能力を身につけられるよう、クライアントを援助する必要がある。臨床家は、クライアントが、安全を感じながら、社会的関わりを少しずつ始められるように支えていくことが肝要だ。

「調整」とレジリエンス

「調整作業」がうまくいくと、クライアントは「耐性の窓」の中で過ごす時間が増え始め、それによってさらなる「調整」とレジリエンスを獲得していく。だが、そのレジリエンスと「調整」はしばしば、穏やかな質を持っている。何か劇的なものを期待していたとすると、クライアントの中には、落胆する者もいるだろう。「穏やかさ」は、クライアントにとって未知の状態である。発達性トラウマを持つ者にとって、「未知」のものは、本質的に脅威なのである。さらに、発達性トラウマを生き抜いてきた者たちにとっては、「穏やかさ」は、内的にも、外的にも危険に感じることが多い。**静かなのは、何か悪いことが起こる前兆かもしれないし、脅威がどこにあるのかという手掛かりが掴めず、不安に感じる**だろう。また、「穏やかさ」には馴染みがなく、実は心地よくなかったのだということに、気づいてしまうかもしれない。よって、簡単には理解できないため、それがストレスになることもあるだろう。

クライアントは、安全、安心、「調整」が取れた状態になりたいと、憧れ続けてきた。にもかかわらず、こうした状態を初めて体験すると、明らかな、もしくは微妙なレベルで、これは間違っているとか、危険であると感じたりする。これは、今まで訪れたことのない領域の新しい地図である。それは、**トラウマ地図ではなく、レジリエンスを軸にした、新しい領域の地図**なのだ。

中世の時代の地図では、未知の領域には、「ここに竜がいる」という印が付けられた。クライアントも、馴染みがなかった「調整」状態を体験した時は、自身の地図に、同じように竜の印をつけるだろう。彼らは、高度に発達した「危険地図」を持っている。そして、安全と「調整」の体験は馴染みがないので、新しいものは何であれ、潜在的な危険と見なすことが多い。この場合、クライアントが徐々に馴染めるよう、より肯定的な状態を、少しずつ取り入れていく必要がある。

クライアントが、新しい内受容感覚の言語を発達させるよう助けることも重要である。この新しい言語は、「調整」が取れていて、危険のない状態の感覚である。クライアントは、危険に気を配ることが習慣になっている。したがって、安全、つながり、「調整」を示す、より静かな状態に気づき、それを習得するには、時間が掛かるだろう。レジリエンスをゆっくり積み重ねていくことが、自律神経系の予測性を向上させる。それにより、広い範囲の行動の選択ができるようになる。

「調整」とレジリエンスを発達させるには、神経系の覚醒を少しだけ体験し、また安全な状態へと戻ることを繰り返す必要がある。クライアントがトラウマのナラティブに入った時、または、「耐性の窓」から押し出されるような、何らかの刺激があった時、活性化が起こる。はじめは、クライアントは、安定した状態に戻るために、多くの支えが必要だろう。しかし回数を重ねる毎に、ほんのわずかな努力で、安定した状態に戻れるようになる。この繰り返し自体が、レジリエンスを築く。

レジリエンス研究によると、レジリエンスは、困難に効果的に対処することで高まるという。しかし、**困難は、対応可能な範囲内であるべきだ**。それは、「三匹のクマ」の話と少し似ている（訳注：イギリスの有名な童話で、程良い状態が一番であることを教えている）。多すぎず、少なすぎず、ちょうど良いというのが重要だ。調整能力を拡げるのに、ちょうどよい課題が必要だが、圧倒されたり、その課題に失敗するのではないかと不安になるほど大きなものでは逆効果である。**レジリエンスを築くための「調整」作業は、快適な領域をわずかに超えた、適度なレベルで行われなければならない**。

働きかけを続けるにつれ、クライアントは自身の活力が戻ってきて、アロスタティック負荷が著しく軽減するのを体験するだろう。その証拠として、感染症や炎症を撃退する能力の増加、睡眠や生理周期の改善、活力の亢進などが起こる。安全であるという感覚が増し、人生に取り組み、社会的に関わり、より前向きになって自己主張できるような、エネルギーの高まりを感じるようになるだろう。より良く「調整」が取れた状態に入り、アロスタティック負荷が低減すると、最適な健康を保てるように、身体が効率よくエネルギーを分配できるようになる。少なくとも、高いＡＣＥスコアに関連するいくつかの影響が軽減され、修復もされるだろう。

臨床家は、身体的・生理学的レジリエンスの回復を目指し、身体的ナラティブや病気のナラティブの変化のための支えを提供する。あるいは、臨床家の職域にもよるが、友達の作り方や、会話の仕方、社会的な合図の読み方について、基礎的なスキルが必要な時は、クライアントの変化のために、生理学的、感情的、精神的にクライアントを支えていくよう尽力するだろう。臨床家として、自身の強みを知り、さらに必要なものは何かを理解できたら、クライアントにより良い「調整」を届けるべく、さらなる方策を導入できるだろう。

ナラティブ：新しい「調整」の地図

発達性トラウマがあるということは、絶え間ない逆境の中で生きてきたことを意味する。しかし、彼らは、**逆境にあっても生き延びてきた強さ**を持っている。そこで、その力にアクセスし、より大きなレジリエンスの感覚へと向かうこともできるのだ。

「調整」と、レジリエンスの構築に焦点を当てることによって、クライアントは、地図を刷新し、新しい領域についてのナラティブを創り始める。能力がさらに増していき、自身を取り巻く世界への探索が増えていくことで、自身に関するナラティブを、さらに変えていくことができるだろう。**なぜ自分が生まれたのか。自分は何者であるか。なぜ、自分は自分を守ろうと振る舞うのか**。こうした人生の課題に取り組むときに、ナラティブは始まる。能力が増すにつれて、ナラティブは変化し、問題があっても、それにうまく対処できたという感覚や、好奇心や、探索する喜びを味わう。時には、安全とつながりの感覚を得ることができるかもしれない。かつてのナラティブは、「私は、常に不安で、不幸だ」だった。しかし今は、「**私は思っていたより強く、より良いバランスで課題に取り組み、成功することができる**」になっているはずだ。

それと同時に、身体的なナラティブも変化し始めるだろう。文字通り、症状が軽快するはずだ。炎症、痛み、偏頭痛などが軽減するだろう。病気のナラティブも変わり、もっと肯定的な信念を含むようになるだろう。それは、物心ついたころから、ずっと付きまとってきた痛みや症状からの解放を含むかもしれない。

「調整」とレジリエンスに、より近づくことは、人生に深い影響を与えるだろう。そして、クライアントが肯定的な変化を体験するのは有意義なことである。しかし、トラウマを軸にした人生を離れて、「調整」とレジリエンスが増してきたとしても、トラウマにからめとられた人生を送ってきた者には、それでもまだ夥しい量の、見当識の喪失が残存する、ということを臨床家は覚えておきたい。この本の最後の章で論じるが、治療計画の中には、クライアントが活力にアクセスしていく力を、うまくコントロールすることも含まれる。これは、実は非常にデリケートな課題である。クライアントは、長年、思うようにならない人生を生きてきた。その状態のほうが、彼にとっては馴染みがある。そして、希望や夢に近づいていくことには、恐怖を覚える可能性がある。あるクライアントはこう言った。

「もし、自分を癒すことに焦点を当てて過ごさなくてよくなったら、自分は何をすればいいのだろう？」

第10章　タッチの役割

初期の発達におけるタッチの役割

タッチは、人間の健全な発達だけではなく、生き延びるためにも重要な役割を果たす。一九七一年、アシュレー・モンタギューは主著『Touching: The human significance of the skin』[*1]を出版した。これは、**乳幼児期の健全な発達において、皮膚と皮膚との触れ合いがいかに重要か**を詳細に論じた、初期の著作のうちの一つである。

モンタギューは、乳幼児期に注目した。ある孤児院では、子どもの生存のための基本的な身体的欲求は満たされていたにもかかわらず、死亡率が三〇—四〇パーセントもあった。そこでモンタギューは、高い死亡率の原因は、養育者による適切な刺激を用いた養育が不十分なことと、タッチを含む身体的な接触に欠けていることであると論じた（Montague, 1971）。これに加えて、最近の研究により、特に人生の最初の数日から数週間の、皮膚と皮膚の接触の重要性が明らかになった。これは「カンガルーケア」として知られている。皮膚と皮膚の接触は、母乳育児や乳児の体重増加を促すために必要な、母子の絆を強め、双方の免疫機能を高め、ホルモンの安定が図られることが明らかにされている（Bigelow et al., 2014）。

低体重児は、保育器の中にいるより、皮膚と皮膚の接触がある方が、体温調整が向上する。皮膚と皮膚の接触は、子どもが生き延びる上で大きな役割を果たす。出産したばかりの母親の胸の皮膚体温が、身体のその他の部位より二度ほど高く、赤ちゃんが甘えたり、母乳を飲む間、赤ちゃんの体温を効果的に維持してくれるようになっている。

ルーマニアの孤児たちを対象にした研究では、孤児院で過ごした時期が四か月以下である乳児に比べ、八か月以上過ごした子どもたちは、その一二年後もコルチゾールの数値が高く、オキシトシンとバソプレシンなどの、絆と感情調整に関係するホルモンの数値が低いことが明らかにされている（Nelson et al., 2011）。無論、タッチだけが影響したわけではない。発達に影響する要素は多岐にわたり、様々なネグレクトが、後の発達に影響しているのは言うまでもない。

いずれにせよ、子どもにとって、皮膚と皮膚の接触は、発達や将来の健康に著しい違いを生むことを示唆する研究は数多くある。特に新生児にとっては、**タッチは神経系を落ち着かせ、眠りを改善させる**（Bigelow et al., 2014）。また、タッチは養育者と子どもの両方に絆を育み、生理的な変化を促進し、より良い調整を提供する。タッチ研究所（Touch Research Institute）のティファニー・フィールドによると、マッサージセラピーは、新生児にとっても、大人にとっても、以下の恩恵をもたらす(Field, 1998, 2017)。

・早産児の体重増加を促す
・集中力を高める
・うつ症状を緩和する
・痛みを減らす
・ストレスホルモンを減らす
・免疫機能を高める

皮膚と皮膚の接触は、子宮の外における最初の協働調整の体験であり、相互交流を学習する上で不可欠な基盤となる。養育者が赤ちゃんに、タッチを含めて積極的に関わる時、赤ちゃんはより良く成長する。タッチを頻繁に行う文化もあるし、そうでない文化もあるが、子どもにタッチすることは世界共通である。初期に、養育者と積極的なタッチや身体的つながりの体験を持つことで、自己調整やレジリエンスの構築に関する重要なものが提供される。

タッチは、内受容感覚を発達させる。先に述べたように、ポージェスは、内受容感覚を「子どもの第六感」とし、生き延びるために重要な役割を果たすとしている（Porges, 1993）。第2章で論じたように、正確な内受容感覚は、生理学的システムの調整を助け、安全とつながりの知覚を促し、レジリエンスの土台となる。

そして先の章で論じたように、協働調整を通して、養育者が子どもに影響を及ぼすだけではなく、子ども自身も養育者に影響を与えることができることを学ぶ。つまり子どもは、環境やそれを共有する人々に対し、自らが積極的な影響を与えることができることを知るのである。養育者たちは、赤ちゃんに触れ、抱くことを楽しむ。養育者と赤ちゃんの間で繰り返される最も一般的なサイクルの一つは、「**微笑みのサイクル**」である。これに関しては、見知らぬ他人と赤ちゃんの間でさえ起こりうる。赤ちゃんが微笑むと、養育者は微笑み返す。赤ちゃんは、自分がこの「微笑みのサイクル」の主体であることを学び始める。

タッチと協働調整には、共通点がある。赤ちゃんは、自身を調整する方法を学ぶだけではなく、自分が養育者の調整に影響を与えられることを学ぶのだ。人生の初期に、赤ちゃんは自分の働きかけにより、養育者が、心拍や呼吸、筋緊張の変化などの身体的反応を起こすことを身体で感じる。また、触覚反応を含む微細な身体的手掛かりから、様々なことを知覚する。フィールドによると、**健全なタッチは、共感の発達を助け、子どもの周囲に存在している社会的な合図を理解する能力を高める**という（Field, 2014）。

出生後すぐに協働調整の体験を十分に持つことができれば、子どもは、「気づき」の感受性をより効果的に発達させることができる。それは、落ち着き、豊かな喜びや安全感覚への気づきなどである。前述のとおり、自律神経系の基礎的な発達は、人生の初期段階で起こり、養育者が注意深く反応してくれることが必要である。養育者は文字通り、子どものレジリエンスを「養育」するのだ。

先行研究からも、皮膚と皮膚の接触がないネグレクトは、しばしば人生を通して発達に深く影響する（Carter and Sanderson, 1995）。このような場合、ストレス物質が分泌され、心身に否定的な影響を及ぼし、免疫システムもうまく機能せず、生理学的・感情的な反応もうまく調整できなくなる。

子どもにとって、長期にわたるネグレクトは、身体的・性的虐待と同様に大きな影響を与える。長期にわたるネグレクトにさらされると、脳の構造と化学的活動が変化し、活発さと構造的連結が減少することが、ＭＲＩやＰＥＴスキャンの結果から明らかにされている。そして初期のネグレクトや虐待があると、ストレスにさらされたときに過敏に反応するほか、他者からの慈悲や親切に反応する能力が育たない（Shonkoff and Phillips, 2000; Shonkoff, Boyce,Cameron, et al., 2004; Shonkoff et al, 2012）。

つまり、**健全で適切で滋養的なタッチが欠けていることでも、発達性トラウマが起こりえるのだ。**

たとえば、家庭で、虐待やネグレクトがあった場合、触れられるという体験は安全ではなく、暴力的な意味合いを持つものとなろう。ＡＣＥ質問紙には、養育の中での接触の阻害というカテゴリーがいくつかある。しかし、第６章で論じたように、不適切養育などのＡＣＥ体験だけが、タッチの不足の原因ではない。その他にも、孤児院で長く生活し、適切なケアが受けられなかったりすれば、タッチの体験は欠乏する。また、皮膚と皮膚の触れ合いについての肯定的な影響に関する理解がなかったり、養育者一人に対する子どもの割合が高く、一人一人が十分な世話を受ける時間が無い国々もあるだろう。こうした子どもたちには、ルーマニアの孤児研究で明らかにされたような現象が起こるかもしれない。

ルーマニアの独裁者、ニコライ・チャウシェスクが失脚した後の二〇〇〇年、ナザン・A・フォックス、チャールス・A・ネルソンとチャールス・H・ゼアナらは、トゥラネ大学、メリーランド大学、ボストン子ども病院の協同研究としてブカレスト・プロジェクトを始めた。当時ルーマニアでは、一七万人以上の子どもたちが施設で暮らしていた。戦乱が長引き、子どもたちを世話する大人がいなかったので、施設の子どもたちは年齢ごとに隔離された。これは、うまくすれば養育者の代わりを務められたかもしれない年上の兄弟達が、近くにいなかったことを意味する。

ブカレスト・プロジェクトでは、生まれた時から孤児院におり、そこで困窮した生活をしていた一三六人のルーマニアの子どもたちを観察した。子どもたちの約半数に当たる六八名は、孤児院から里親の家庭に移された。研究の一環として、里親が募集され、子どもたちの世話のための給付金が支払われた。残りの半数の子どもたちは、同じ孤児院に残され、何の介入も受けなかった。子どもたちは、六か月から三歳で、平均月齢二二か月だった。

この研究では、孤児院に入れられたことがなく、少なくとも一人の生みの親と一緒に暮らしている子どもたちを健常群とした。研究者たちは、研究対象の全ての子どもたちを何年も頻繁に訪れ、調査した。その結果、孤児院の子どもたちには重大な差異が見られた。認知機能、運動技能発達と言語能力の遅滞、精神疾患、社会感情的行動に関する欠陥が目立ち、運動技能発達が乏しいのは、そこに**身体的タッチと養育者からの刺激の不足が直接的に関係していた**のだ。孤児院にとどまった施設群、里親群、健常群とも、脳の電気的な活動を測るためEEGテストを受けたが、施設で育った子どもたちの多くが、脳の活動レベルが著しく低く、活動のパターンも特異的な様相を示すことが観察された。

一方、里親のもとに移された子どもたちの間では、改善が見られた。より高レベルの言語能力、より高いＩＱ、より洗練された社会感情的機能が備わっていることが明らかになった。子どもたちの中には、里親と安定した愛着を形成し、感情を表現できるようになっていた者もいた。里親群は施設に残された子どもたちと比べて、ずっと良い状態だったが、それでも、健常群に比べるとはるかに遅滞が大きかった。さらに、**子どもを孤児院から里親の家庭に移す時期**が、改善レベルに影響することも判明した。二歳に達するより前に里親の家庭に移った者たちは、最も大きく改善した。八歳の誕生日までに里親の世話を受けられた子どもたちの脳活動は、健常群の子どもたちの脳活動と同等になった(Bos et al., 2009)。

ＭＲＩによる構造検査によっても、違いが浮き彫りにされた。施設にいる子どもたちは、脳全体の容積が低く、灰白質と白質が小さかった。灰白質はニューロンの細胞体から作られており、白質は、神経線維がニューロン間に信号を伝達する脳の一部を形成している。施設生活の歴史は、脳の機能に著しく影響を与えた（Bos et al., 2011）。しかし里親のもとへと移された子どもたちは、時間をかけて白質の一部が再生したが、灰白質には成長が見られなかった。

このネグレクトに関する研究は、子どもが協働調整してくれる親や養育者による、愛あるタッチや応答がないまま育つと、何が起こるかについて多くのことを示唆している。しかしまた、修復が可能だということも記しておこう。最近の研究では、脳には、生涯にわたり、可塑性が備わっていることが証明されている。それは、**セラピーによるさらなる調整やタッチがあれば、ネグレクトによってダメージを受けた神経・生理学的な構造についても、修復が可能であることを意味する**。

オレゴン大学の心理学教授フィリップ・フィッシャー博士は、社会的、経済的に最下層のコミュニティにおいて、養子に関する研究を行った。これは、ブカレスト・プロジェクトが開始されたのと時を同じくする。フィッシャーの研究は、合衆国で養子になった子どもたちに焦点を当てた。そして、子どもたちの問題行動の原因は、初期の身体的虐待であると結論づけた。後に、フィッシャーは、自身の研究による発見が、ブカレスト・プロジェクトの発見と類似していることに気づいた。

さらにフィッシャーは、この研究を通して、神経生理学的な仕組みに関する新たな発見をした。健康な人は、二四時間周期において、コルチゾールの数値は朝最も高く、一日を通して下降する。そこでフィッシャーは、研究前に、アメリカの孤児院の子どもたちのコルチゾールホルモンの数値は高い、という仮説を立てていた。しかし、結果はその反対であった。彼らのコルチゾールの値は、朝も低く、一日を通して低かったのだ（Weir, 2014, 36）。フィッシャーは後に、コルチゾールの調整不全と初期のネグレクトに相関性があることを発見した。「朝コルチゾール値が低く、一日中低いまま留まるというパターンは、ネグレクトの指標であるように思われる。それは、かなり信頼性のあるマーカーになる」とフィッシャーは述べている（Weir, 2014, 36）。したがって**何らかの発達性トラウマを持つ者は、しばしば、一日中コルチゾール値が低い**。コルチゾール値の崩壊は、トラウマ症状の一つである。このような慢性的な低数値は、生理学的機能が長期間に渡ってトラウマ的ストレスにさらされた証である、と見なされる。

フィッシャーの研究によると、よく面倒を見てくれる養育者の養子になった子どもは、正常なコルチゾール値を持つ傾向がある。しかし、ストレスを感じている養育者の養子になった子どもは、孤児院の子どもたちと比べて、コルチゾール値にさほど変化はない（Fisher et al., 2007）。「適切な養育が受けれらず、家庭内に高いストレスがある場合、コルチゾールの値は低くなる」とフィッシャーは言う（Weir, 2014, 36）。

ネグレクトと虐待は、発達性トラウマの明らかな原因だ。一方、それ程はっきりとしないまでも、影響がある要因もある。病気と入院が長期化した場合も、発達性トラウマの余波のような症状が多く現れる。**最近は、医療関係者の間でも、養育的なタッチは子どもの健康にとって重要であるということが理解されている**。多くの病院は、養育者と子どもたちの皮膚と皮膚の接触が促進されるよう努力している。しかし、これは、医学界では比較的新しいことなのである。昔の病院では、タッチが欠けていた。そのために、遠い昔の子ども時代に長期入院したことが、発達性トラウマの症状をもたらしたということを知って、救われる人々も多くいることだろう。そして、子どもの医学的症状に関しても、適切で安全なタッチを用いることでそれが改善する可能性もある。

深刻な初期のネグレクトでさえ、修復の可能性がある、というのは朗報であろう。**臨界期を過ぎていても、調整を行うことで、健康と幸福に何らかの肯定的な影響を与えることができる**のだ。適切で健全、かつ安全な治療的タッチは、修復と調整を起こし得る方法となり得る。ルーマニアの孤児たちでさえ、愛ある家庭の養子となると、多くの子どもたちは、時間はかかったものの、良い変化を示した。長期にわたり孤児院で生活したことによる深刻な影響があった子どもも、全てではないが、状態が好転した者もいた。

ノバ・スコティアの聖フランシス・ザビエル大学の心理学教授である、アン・ビゲロー博士は、母と幼児の皮膚と皮膚の接触研究を行っている。彼女は、多くの学問領域にわたるチームの研究者の一人である。「適切な身体的タッチや感情的な関わりを持てない環境からやって来た子どもたちに、何ができるか」、という質問にビゲロー博士は次のように答えた。「**大切なのは、その子どもたちが受け取ることができなかったものを、与えることです**」(Harmon, 2010)。

この言葉は、本書をうまく要約している。発達性トラウマに効果的に働きかけるためにも、身体的観点からの効果的な働きかけが必要だ、と著者たちは強く感じている。治療的タッチがすべてのケースにおいて必須なわけではない。しかし、**治療的なタッチは、安全で適切なタッチを体験できなかったために発症した発達性トラウマを癒す、最も強力な方法の一つである**し、発達性トラウマを癒す様々な取り組みの一つとして、常に考慮に入れられるべきである。もちろん、あらゆる対話方式やその他のセラピーと同様、治療的タッチは逆効果にもなり得る。したがって、適切に注意深く使われるべきである。

発達性トラウマに働きかける際の身体的アプローチと治療的タッチの技法

トラウマに働きかけるソマティックな技法は、文字通り、身体に根差したものである。その成否は、臨床家がクライアントの身体的コミュニケーションを理解する技能に、大きくかかっている。クライアントの身体的状態を直接体験することはできないが、その状態を理解できる言葉に翻訳することは可能である。クライアントが、自分に何が起きているか言葉で報告する時、「どんな言葉が使われるか、何を言っているか、何を言っていないか」ではなく、彼らの表現の仕方に注目することが大切だ。クライアントは、時には**言語ではない手掛かり**を使って、内的体験を語ることもある。仕草、姿勢、呼吸のリズム、震え、重心を変える、循環器系の働きの微妙な変化などである。これらは、**クライアントがトラウマと再交渉する過程を理解する信号**となる。こういった身体的な表現は、微細なので、セラピストは、身体的コミュニケーションを理解する能力をできる限り高めなくてはならない。

クライアントの微細な身体的変化を、鋭敏に察知するには、臨床家の聴覚・視覚・運動感覚・嗅覚・

触覚という、五つの感覚を総動員しなくてはならない。この文脈では、**治療的タッチは、臨床家がクライアントの再交渉の進み具合を観察するために使う手段でもある。**クライアントが、自らの内的体験とどのようにコミュニケーションしているかが、身体組織の微妙な変化として現れる時がある。したがって、その身体組織に触れることが、他のどのような方法より観察しやすいこともある。対話形式において、臨床家がクライアントの言葉を手掛かりにするのと同じように、熟練した治療的タッチの臨床家は、クライアントの情報を収集するために、こうした直接的な身体組織の観察を行う。両者の間では、単に、観察の仕方が異なるだけである。発達性トラウマにソマティックな手法を用いる場合、治療的タッチの使用は必須ではないが、これを適切に使えば、また別の可能性が開かれる。

セラピーに、もし治療的タッチを含めるのなら、その影響もまた考慮に入れなくてはならない。心理療法やカウンセリングの現場に、治療的タッチを統合することは、新しい試みであり、時に論争の的になる。心理療法家やカウンセラーが、治療的タッチを用いるのであれば、あらゆる法的・倫理的境界を遵守する必要がある。

臨床家が使う治療的タッチの量やタイプは、いくつかの異なる要素を考慮しなくてはならない。免許・資格、実践の設定、クライアントの症状、臨床家の実践様式、などである。もし、付随的な方法ではなく、主たるアプローチとして治療的タッチを用いるのであれば、クライアントの同意書に、治療的タッチの使用に関する項目を含めることを勧める。臨床記録には、使用する目的に関する情報を含め、それがケア計画全体にどう効果があるかを記しておく必要があるだろう。クライアントへの同意書だけでなく、セッションが進行中であるときも、治療的タッチに関する同意を常に確認することも重要である。

治療的タッチが、法的にも倫理的にも認められている時でさえ、使うべきではない時や、細心の注意と予測をもって使わねばならない時がある。同様に、クライアントの変化の過程を支えるために、特に役立つ時もある。あらゆる実践における治療的タッチの使用に関する、二つの主要な禁忌は以下である。

1. クライアントが、治療的タッチの使用において、抵抗を示し、同意しない、あるいは、その目的を理解しない場合

2. 臨床家が、クライアントに触れるのを躊躇する場合

クライアントも臨床家も、共に、治療的タッチをセラピーに統合することに合意できている時のみ、それを使用すべきである。発達性トラウマの文脈の中では、治療的タッチは、早期トラウマの癒しの目的で用いられる。したがって臨床家が、治療的タッチが役立つかどうか確信がない場合、またはクライアントか臨床家、あるいは双方に躊躇があるなら、他の方法のほうがより効果的だろう。

第11章で、これにも関係するソマティックな転移とソマティックな逆転移について、さらに詳しく

論じる。健全なタッチに関する、臨床家自身の体験や理解を含め、自らの歴史が、クライアントへの働きかけにどのように影響するかを理解することは、臨床家にとって重要である。

○心理療法やカウンセリングの設定で、治療的タッチを使用してはならない場合

・身体的な創傷の処置や治療の目的で、治療的タッチを用いてはならない。ただし、創傷の治療ではなく、創傷に関係する生理学的、あるいはトラウマ的ストレス症状に働きかけるために、シンプルな治療的タッチを用いることは問題ない

・性的覚醒を目的としたり、あるいは、どんな形であれクライアントとの性的な相互作用を目的とする場合

・クライアントに危害を与える可能性がある場合

・臨床家が治療的タッチの目的をよく理解しておらず、クライアントにもその目的を明瞭に説明できない場合

・クライアントが治療的タッチの使用に明確に賛成しなかったり、治療的タッチの目的に明確に同意しなかった場合
・臨床家自身が、セラピーの関係性の中で起こる、転移や逆転移の力学に混乱したり、圧倒されていると感じる場合
・クライアントが変化の過程に入るより、むしろそれを避けるために、習慣的に治療的タッチを選択している場合
・クライアントが変化の過程に入るのを避けるために、臨床家が治療的タッチを用いている場合。特に、クライアントが変化する過程が、臨床家にとって不快なため、クライアントに恩恵をもたらすというより、むしろ、臨床家を安心させるために用いている場合
・臨床家が、他に何もできることを思いつかないため、ただ治療的タッチを用いている場合
・臨床家の技能水準が、特定のクライアントの治療的タッチに必要性とされる複雑な要件に合致しない場合。クライアントの症状が複雑で微細なほど、臨床家はより多くの経験を持ち、訓練

を受けている必要がある

○治療的タッチの使用に注意が必要な場合

・クライアントが、特に養育者から、タッチに関する否定的な働きかけを受けた歴史を持つ場合。特に、早期体験において、顕著な「ソマティックな『恥』」を体験している場合

・クライアントが適切なタッチを受けた体験が、あまりに限られているので、目的を誤解する危険性が高い場合

・クライアントの発達が十分でないために、タッチに関して必要な、適切な同意をすることができない場合。これは、他の分野では機能が高くても、セラピー的関係性で発達の問題を扱う場面になると、リソースを十分発揮できないタイプのクライアントを含む

・クライアントが適切な境界を見極めるのに困難を抱えている場合

・治療的タッチが原因で、クライアントが圧倒され、過度に活性化する場合

・文化の違いによって、タッチがどう解釈されるかを推し量るのが難しい場合

○適切な治療的タッチが、特に有効である場合

・言語習得以前の発達段階で起きた、長期入院などの、早期の身体的原因による発達性トラウマに働きかける場合。クライアントが身体症状を主訴としている場合、特に有効である

・クライアントが、適切で優しい治療的タッチと、過去に体験したか不適切で害を及ぼすタッチを区別する方法を学び始めている場合

・クライアントが、安全感覚を感じ、協働調整に入っていくのを促進するのに役立つ場合

・クライアントの変化の過程を、自身の心、身体の全ての層にわたって統合するために、治療的タッチが役立つ場合

・クライアントが自身の活性化を統制できるように、リソースに十分留まるために治療的タッチが役立つ場合

・言葉の壁がある、または、言語障害のため、話し言葉の使用が制限されている場合。この場合、臨床家は、治療的タッチの使用についての、明快な承諾を得ていなければならず、治療的タッチの進行中も、クライアントが安心していることを確かめるべく、注意深く触れ、対応する

本書を通して論じてきたように、発達性トラウマは、様々なレベルにおいて健全な発達を阻害する。治療的タッチが、適切、安全、かつ倫理的に用いられれば、**愛着の崩壊を修復し、より健全で正確な内受容感覚を構築し、安全とつながりの感覚を作り出し、協働調整と自己調整に入りやすくし、慢性的な「ソマティックな『恥』」を修正するために役立つ**。いつ、どのように、どんなタイプのタッチを用いるのかが、効果的に決定できると、治療的タッチは、適切な境界や主体性の感覚をもたらす。そして、治療的タッチは、初期の発達段階では得られなかったものを提供し、タッチの使用や身体指向のセラピーを受けるクライアントたちに、さらなる選択肢を提供することを可能にする。

アムリアは三五歳で、既婚で三人の幼い子どもがいる。彼女は、早期の医療トラウマを持っている。幼い頃、入院を繰り返し、何度も養育者から引き離された。アムリアは病院に着いた瞬間から泣き叫んだので、看護師たちは皆、彼女が病院に来たことがすぐに分かった。アムリアが泣き叫び続けるので、担当になった看護師の多くが苦戦した。

アムリアは、風邪やインフルエンザに罹患しやすかったが、大人になるにつれて改善していった。自分の生活や家族を管理する方法や、食事に気をつけ、十分休息することで何とか生活を保つことができた。いくつか小さな病気はあったものの、彼女は、健康を保っていた。そこに思いがけないことが起こった。

三年前にアムリアの父親が亡くなり、その後、アムリアの母エレナは、一人で暮らしていた。しかし、高いところから落ち、腰を痛めてしまった。エレナは緊急の外科手術を受けねばならず、その後六週間入院した。アムリアは、三人の子どもの世話をしながら、できる限り母のそばにいて面倒を見た。

アムリアは、自分の中にわずかに残ったエネルギーが、枯渇するのを感じた。エレナは退院すると、アムリアとその家族と共に暮らすことになった。エレナは引き続き、歩行や日々の生活に支えが必要だった。介護をしながら六か月経つと、アムリアの健康は、急速に悪化した。隣人が、彼女の生理学的機能がもう少し整うようにと、タッチセラピーを行っているソマティック指向のセラピストを勧めてくれた。

セラピーを始める前は、アムリアは、自身の身体がシャットダウンし、脱力していくように感じる、と言っていた。初回、約束に二〇分遅れた。エネルギーがなく、外出が大変だった、と言った。結婚生活には希望がなく、夫には、何の性的魅力も感じないと語った。ひどくイライラし、子どもたちを頻繁に怒鳴った。それから体重が落ち始め、周りの世界に何の関心も示さなくなった。

セラピストはアムリアに、医者にアドレナリン値とコルチゾール値を検査してもらうように言った。結果は衝撃的だった。深刻なアドレナリン欠乏だった。この、ひどく疲れて動けない状態は、子どもの頃入院していた時の状態と似ていた。昔の悪い記憶がよみがえり、彼女は再び、健康について絶望を感じていた。

しかし、セラピストは、アムリアがエネルギーを取り戻せると信じ、楽天的だった。何年もうまくやっていたのだから、これはただの一時的なぶり返しで、生理学的機能の調整を適切に支えれば、彼女のHPA軸の化学反応を正常化できる、と臨床家は考えた。アムリアは、ソマティックなセラピーを受けながら、自分の身体システムを支えるために、東洋医学を行っている臨床家のところにも通った。

アムリアの身体は、臨床家の治療的タッチに、すぐ反応し始めた。最もリラックスを感じたのは、彼女の腎臓と副腎が、やさしく触れられたときだった。彼女は、調整を再び見出すのに、この腎・

副腎タッチが、いかに効果的かをはっきりと感じた。アムリアは、深い充足と休息の感覚を味わった。すると、実は今まで、こうして警戒を手放し、落ち着いた感覚を味わうことはなかったことに気づいた。

治療的タッチと伝統的な東洋医学の働きかけを六か月間受けた後、アドレナリン値とコルチゾール値を再び測ると、まだ正常値よりは低いものの、かなり改善が見られた。アムリアが調整へと向かっていることは明らかだった。

治療的タッチは、臨床家による関わりをさらに広げる助けになる。心理療法でのタッチの使用に関する研究では、**臨床に治療的タッチを統合している臨床家のほうが、クライアントの満足感が高いことが明らかになっている**。治療的タッチをしてもらったクライアントは、臨床家がより自分に関心を持ち、深く理解されているという感覚があると報告している（Horton et al., 1995）。

発達性トラウマに働きかける際、治療的タッチをセラピーに適切に統合すると肯定的な結果をもたらす。また、臨床家の治療的タッチは、クライアントが身体的気づきの能力を構築することに、実践的で直接的な影響を与える。治療的タッチでは、クライアントは、自身の「内側」の身体感覚に注意を向けるよう促される。そして、臨床家と共に、内なる感覚を見出し、原因を見極め、原因に関連する感覚を潜在的に調整する能力を高める。すると、**繊細な内受容感覚を感じ取る技能が発達し、次第**

に自分でも使えるようになる。

臨床家の中には、クライアントへの身体的タッチを決して使わない者もいるだろう。臨床の範囲、クライアントのタイプ、職域や設定に伴うタッチの使用制限、あるいは、使用について双方がどう感じるか、などを考えると、治療的タッチが簡単に実行できるものではないことが判る。発達性トラウマを修復するためには、タッチだけではなく、ほかにも選択肢はたくさんある。

実際のタッチを使うのではなく、臨床家とクライアントが、「**タッチへの気づき**」を使うこともできる。これは、**あたかもタッチされているかのように、クライアントに集中してもらう方法**である。クライアントと臨床家は、まるでタッチが起きているように感じながら、どのような変化が起こるかに気づいていく。実際の治療的タッチでなくても、臨床家が温かい姿勢をもってそこにいれば、つながりの感覚と協働調整の提供を可能にする。イメージでの誘導も、クライアントの注意を身体に向けるためには効果的だ。臨床家が、クライアントに、イメージに基づいて感覚や反応への気づきを促すと、クライアントは、自身の内的体験を表現したり、想像ができる。こうして内受容感覚を高め、内的体験を報告する能力を洗練させていく。

物理的な接触のあるなしにかかわらず、「**協働調整への気づき**」は、発達性トラウマに働きかける際に、常に必要である。クライアントのそばに座り、その呼吸に気づいているだけでも、調整能力の発達を助けることができる。あるいは、臨床家がクライアントの肩にそっと触れ、そこに呼吸が流れているか、そうでないかに気づくだけでも、調整への入り口になる。

「調整」をサポートする

発達心理学の研究によって、子どもは、注目、同調や応答性に反応することが判っている。**ミラーニューロン**は、自分が見ている相手の顔の表情や身振りなどを反映する。また、相手のミラーニューロンも、こちらの表情などに反応する。赤ちゃんは、誰かが自分の表現や身振りを真似るとそれに気づく。そして、これは、誕生後数時間という早い段階でも起こる可能性があるとする研究もある(Bigelow and Walden, 2009;Meltzoff and Moore, 1983)。生後四か月までに、母親が関わり、赤ちゃんがやっていることを同じようにやって見せないと、赤ちゃんは異なった反応をするようになる。**赤ちゃんの応答性の発達は、どれくらい相互作用と応答性を養育者から受け取るかに左右される。**たとえば、抑うつの母親が赤ちゃんに反応しない等、母親の応答性の欠如によって、子どもは明らかな影響を受ける。

もし母親が抑うつ状態にあり、赤ちゃんに感情的に関われなかったら、その赤ちゃんは、自身について学ぶことができない。赤ちゃんは、最も親しい一人の人に馴れるので、応答性が低いうつ状態の母親と一緒なら、最も反応しない者に最も反応するようになる。それは危険な要素となり得る。赤ちゃんが悪いのではない。赤ちゃんは、体験している相手にただ反応しているだけなのだ(Harmon, 2010)。

乳幼児は、触覚や身体的システムを通して、なだめられ、そして刺激を受けるようにできている。適切な刺激や慰めが起こらないと、初期発達は苦しみの連続になる。臨床家として我々は、失われた要素を修復し、最初の調整やレジリエンスの体験のチャンスを提供する。治療的タッチは、まさに、協働調整、慰め、なだめ、つながりの感覚をもたらす人間のコミュニケーションの一つの形である。

そして、**臨床家として、自分自身の調整状態を十分理解する必要がある**。なぜなら、発達性トラウマの修復を行うのであれば、臨床家は微細な身体的コミュニケーションを用いていく必要があり、その際には、自らの調整の在り方が問われるからだ。クライアントの傍で、臨床家が自らのプレゼンスを保ち、よく調整された状態でいれば、クライアントは「疎通を試す交信を通して（訳注：著者は「ping」というネットワークの用語を使い、調整の場でのやり取りを表現している）」、協働調整の場にいることに気づく。クライアントは、「私は安全か？」「私たちは安全か？」という問いを行い、その答えを自ら得る。このとき、**我々臨床家の生理学的反応が、発達性トラウマの修復における最初の介入手段となる**。これは、一般的には介入とは見なされないかもしれない。しかし、クライアントに調整を提供し、レジリエンスを築くのを助けるためには、無くてはならないものである。

＊1　Touching:The human significance of the skin：原著副題は「人間の皮膚の重要性」。邦訳版は『タッチング――親と子のふれあい――』（一九七七年、平凡社刊、佐藤信行・方代共訳）。

第11章　戦略と道筋

ソマティックなアプローチを用いて発達性トラウマに働きかけるのは、様々な手法の一つに過ぎない。トラウマの影響について理解し、トラウマという新たな視点を獲得したことで、社会福祉サービス、養子縁組システム、犯罪司法制度、医療処置、自殺防止、精神医学や心理療法など、多くの分野で大きな変化が起きた。

ソマティック・エクスペリエンシング®（SE™）療法やセンサリーモーター心理療法といった、トラウマに働きかける神経生理学的モデルは、身体に焦点を当てた治療の範囲を拡大させた。トラウマを十分理解したうえで行われるアプローチは、発展途上ではあるが、**この分野にソマティックな観点を取り入れることで、トラウマに起因する身体症状に苦しむ人々のために、ケアの選択肢を提供す**

ることができるようになってきている。

本章では、ソマティックなアプローチ以外のものも含めて、発達性トラウマを体験した者が回復する中で扱うべきことを提示していく。臨床の場によって、臨床家たちは実に様々な手法を用いるだろう。本章では、どの種の治療を提供するかといったことより、クライアントの変化の過程を支える戦略を示し、介入に関する判断の仕方や変化の機会の捉え方などを提示していく。加えて、クライアントが「耐性の窓」の中にいるかどうかを査定する際、心に留めるべき重要な点も概説する。

発達性トラウマがクライアントにどのような影響を与えるのかを理解するだけでも、臨床家やその他のケアを提供する者たちは、自らの業務の内容をさらに改善することができるだろう。調整という観点を持ち続けることも、症状の解釈などに今までとは違う関わりをもたらすだろう。

治療戦略

序文に記したように、本書では、発達性トラウマの治療で使われる基本的な構造について概説している。ここでは、発達性トラウマに働きかける際に、最も効果的な治療戦略について論じる。

1．早期のトラウマが及ぼしている影響を理解し、クライアントが何を必要としているかが適切に判断できるようになること。個人の症状を、生理学的、感情的、身体的、社会的、精神的観点においいて理解すべきである。早期トラウマの影響は多岐にわたるため，職域によっては，扱うことができない側面もあるだろう。したがって，すべて一か所で全体像を把握するのは難しいかもしれない。しかし，それぞれの情報が収集されれば，発達性トラウマによって崩壊したシステムのパズルの断片を合わせ，一つの絵を完成させることができる。

2．クライアントの調整と安全を知覚する能力，及び関連するソマティックな症状をアセスメントすること。発達性トラウマに働きかける基本は，いつも調整に焦点を当てることから始まる。クライアントが，トラウマを被る前の時点で，ある程度の自己調整の能力を持っていたか否かをアセスメントする。これによって，自己調整能力を支える他の働きかけを同時進行できるかどうか，あるいは，クライアントは自己調整能力を全く持ち合わせておらず，ゼロからの出発になるのかが分かる。治療目標に加えて，クライアントのナラティブは，治療の優先順位を決めるのに極めて重要である。ナラティブから言語的，身体的，生理学的，行動的，社会的な面を捉えることで，彼らにはどの部分の能力が失われているかを理解できる。

もちろん，クライアントの治療目標も，どこに働きかけるかに関する大切な情報である。症状を軽減したいとクライアントが望んでいる時に，調整ベースのアプローチを受け入れてもらうには，早い段階で，クライアントを心理教育することも必要である。

3.「調整！ 調整！ 調整！」を心に留めること。 発達性トラウマに働きかける際、クライアントの調整能力を支えることは、あらゆる側面で必要である。クライアントによっては、調整が取れるようになるまで、長くかかる者もいるだろう。様々な介入方法を導入できるようになるところまで調整力をつけるのに、一年、あるいはそれ以上かかることも稀ではない。「耐性の窓」に、ほんの少しでも留まる力があるクライアントは、いろいろな介入を受け入れる準備ができており、治癒も早い。そして、その場合、調整は主に介入の背景で行われる。

4. 防衛的適応と「偽りの耐性の窓」に注意を払うこと。 調整への働きかけが進むにつれ、クライアントが統制のために使ってきた適応策にも、注意が必要になるだろう。クライアントが「耐性の窓」の外で、どのような防衛的適応を習慣的に用いているかに気づくことは、臨床家にもクライアントにとっても役立つことが多い。しかし、それらの防衛戦略があることに気づき、「偽りの耐性の窓」と本物の「耐性の窓」の違いを見極める力がついてくると、かえって難しい局面が訪れることもある。自分の防衛戦略に気づくようになるにつれ、自分を本当の「耐性の窓」の外に留めてきた戦略を手放したくないと思うことがある。

クライアントの「耐性の窓」がかなり狭く、調整を疑似的に引き起こす「偽りの耐性の窓」を維持するために、防衛的適応を使いこなしてきたということは、そのクライアントは、自分を十分乗りこなしてきたということになる。このような場合、クライアントは、ありのままの狭い「耐性の窓」より、はるかに高い能力を持っていると信じている。何でも「やりすぎ」の傾向がある「偽りの耐性の窓」に順応しているクライアントは、本当の「耐性の窓」が拡がるよう働きかけるにつれ、本来の「耐性の窓」の制限の中に留まることに混乱し、イライラするだろう。この時、クライアントを教育することは重要である。なぜなら、ただ防衛戦略を強化するより、本当の「耐性の窓」を拡大するほうが、恩恵が多いからだ。

5．内受容感覚をさらに洗練させること。これは通常、調整への働きかけや、防衛的適応を和らげるための働きかけと同時に行う。より正確な内受容感覚を持つようになると、調整能力が拡大し、安全感覚を持つことができるようになる。そして協働調整を行い、自分の内的体験により正確に気づき、それをセッションの中で適切に臨床家に報告することが可能になるだろう。

6．ナラティブを変えること。これは、4番と5番の二つの働きかけと同時に起こることがある。クライアントによっては、自身の体験に注意を向ける力がついてきたことや、ナラティブが変化してきていることに気づくように導く必要がある。クライアントの症状が変化してきたと気づくように支援することも大切だ。クライアントが、自分が変化していることを、ごく当たり前のことと感じるようになったら、それは相当治癒が進んでいることの証拠であるが、こういう段階に入ると、自分が回復への大きな一歩を成し遂げたことに気づかず、進歩していることを忘れてしまう危険もある。したがって、適正な指摘をして、気づかせることも大切である。

7．調整に注目し続けること。 取り組みが進むにつれ、再び、調整に十分に注意を向ける段階が来ることが多い。クライアントが本物の「耐性の窓」を拡張し、腹側迷走神経系を働かせ、身体的な体験を敏感に感じ、安全の感覚を発達させた時、自分が獲得してきたものを統合するために、再び調整に目を向ける必要が出てくる。

8．個々の症状に働きかけること。 クライアントが、臨床家が期待する段階まで能力を築いた頃には、言わば「タンスの裏まで掃除する」（訳注：徹底的にトラウマに取り組む）準備ができていると言える。ストレスがかかり、一時「耐性の窓」から出てしまっても、そのあと確実に「耐性の窓」に戻って来る能力が十分に発達し、閾値を超えて防衛的適応や「偽りの耐性の窓」へ入って行くことがなくなると、臨床家は、もっと多様な働きかけをすることができるようになる。同様に、クライアントは協働調整を提供する者につながり続けながら、自分をいまだに悩ませている個々の症状に取り組むことができる。

治療的タッチと「調整」

最後に、治療における戦略について、重要な点を述べておく。本書の著者達は、発達性トラウマの癒しに治療的タッチを取り入れることを専門とし、調整を提供している。**我々が臨床で最もよく使い、臨床家にも教えている手法は、タッチを通して「腎臓／副腎システム」を支えること**である。肋骨の根元近く、背中の中心より少し下に優しく触り、ちょうど肋骨の中にある「腎臓／副腎構造」へと「意図」を向ける。それにより、ストレスホルモンの分泌を司っているHPA軸の中でも、特に重要な「腎臓／副腎システム」の構造とつながる感覚を提供できる。その治療的タッチのやり方であるが、まずは、物理的な圧を掛けず、意識を向け、つながりの感覚を持つ。通常、クライアントを仰臥位にするが、心地よい状態であれば、座位での「腎／副腎システム」へのタッチでも、仰臥位と同様の効果がある。この単純な接触によって、臨床家はクライアントの呼吸に気づき、背部の筋肉が緊張しているか、あるいは緩んでいるかに気づくことができる。クライアントは、恐れと関連する腎臓領域が支えられることで、協働調整の感覚を得ることができる。

発達性トラウマに働きかける治療的タッチの介入について、詳細に記すことは本書では行わない。しかし、もし自分の職域に適していると感じるなら、上記の単純な技法を試し、調整の技法の一つとして加え、役立てることをお勧めする。

実践に治療的タッチを取り入れない臨床家が調整に働きかける場合は、特に最初のうちは、クライアントが本当の「耐性の窓」の内に留まっているかを確認しながら、少しずつ変化を増していくようにすると良いだろう。トラウマに働きかける際、生物・生理学的モデルを使っている者たちにとっては、そのモデルの基礎段階に、自律神経系の調整に焦点を当てることが、すでに含まれており、こうした方法にも慣れているだろう。より伝統的なセラピーの手法を使っている臨床家にとっては、調整という概念を取り入れることは、今までの介入の在り方を大きく変える体験になるだろう。例を挙げると、腹側迷走神経系がまだうまく使えず、社会的関与に対して強いストレスを感じているクライアントには、社会的つながりによる負荷をかけないといった心遣いが必要になることだ。

アプガースコア

前述したように、クライアントが、「偽りの耐性の窓」の中にいるのか、「耐性の窓」の中にいるのかに気づくことは、調整を支えるために重要である。臨床家は、これを判断できるようになるよう、自己のスキルを鍛錬する必要がある。クライアントが、過覚醒状態か、低覚醒状態にあるかを判断するために、生理学的な反応を常に観察することもその一つである。その指標に、**アプガースコア**がある。

アプガースコアは当初、子どもの生存率を改善し、その生存能力の普遍的な計測をするために、一九五二年バージニア・アプガーによって導入された。アプガーテストは、赤ちゃんが出生という大変な体験に対し、どの程度の耐性を持つか測定するため、まず生後一分に行われる。次に、赤ちゃんが子宮外の生活に適応するレベルを判断するため、生後五分に再び行われる。各査定項目に対し、0〜2の3件法で回答する。

指標は、覚えやすい頭文字で構成されている。皮膚の色（Appearance）、心拍数（Pulse）、反応性（Grimace）、活動性（Activity）、呼吸数（Respiration）である。五つがそれぞれ計測され、0点は最も低く、1点がその次、2点は最も高いレベルである。

医療チームは、新生児の以下の状態について採点する：

1．**皮膚色：**（0）全身蒼白、チアノーゼ（青紫色）
（1）体幹ピンク色、四肢チアノーゼ（青紫色）
（2）全身ピンク色

2．**心拍数：**（0）心拍無し
（1）心拍が少ない〔訳注：または、100/分以下、100/分以上〕

（2）心拍が正常

3．刺激に対する反射：（そっとつねるなど、穏やかな刺激に対して、顔をしかめる、反射正否刺激性などが指標として使われる）

（0）反応がない

（1）顔をしかめる

（2）顔をしかめる、しかめっ面と咳、くしゃみ、強く泣く

4．筋緊張：（0）弛緩している

（1）いくらか筋緊張がある［訳注：または、腕や足を曲げている］

（2）活発な動き［訳注：または、手足を活発に動かす］

5．呼　吸：（0）呼吸していない

（1）遅い、あるいは不規則な呼吸

（2）良く泣き、呼吸する

得点が高いほど、新生児は子宮の外の環境に適応し、よく機能している。7から9の総合得点は、

新生児が健全であることを示す（生まれたばかりの赤ちゃんは、ほとんどの場合最初は手足が青く、それが正常と見なされるので、10点は稀である）。7点以下であると、新生児のアプガースコアを上げるために、医療的措置が施される。気道から羊水を吸引したり、心拍数を上げるための物理的刺激、その他の介入などが行われる。アプガースコアが低いほど、赤ちゃんは子宮外に適応するための助けを必要とする。生後一分のアプガースコアが低くても、生後五分の時点で改善することが多い。

アプガースコアが低かったからといって、必ずしも成長後に健康問題を抱えるわけではない。アプガースコアは、新生児に直ちに医療的処置をする必要があるかどうかを査定するためのものだ。この情報が医療チームに共有され、危険な状態か否かの判断基準となり、必要なら医療的介入が行われる。

クライアントが生まれる時難産だった場合、臨床家にとっては、アプガースコアが参考になる。**アプガースコアが低かったクライアントは、セッションの中で、出産前後の苦痛を再演する可能性がある。**たとえば、トラウマとの再交渉に当たって、生理学的退行が起き、一時的に呼吸数と筋緊張がアプガースコアの最低値に戻るといった現象が起きるかもしれない。もしクライアントの出生が非常に困難なものであったとか、出生直後に医学的な介入を体験していたことがすでに判っていたら、セッションの間、クライアントのアプガースコアを注意深く観察すべきである。なぜなら、セッションの中でトラウマに働きかけている時、出生時の苦しい状態に類似した生理学的状態が現れた時、出生時の苦しみが予告なく再現される可能性があるのだ。これを、「カプリング」（訳注：結合する）と呼ぶ。「カプリング」の力学に関しては、あらゆる類型のトラウマと関連するため、この章の後半で詳細に論じる。

出生時に関係する特定のトラウマは別として、発達性トラウマに働きかけるセッションでは、クライアントの生理学的状態を素早く査定する指標として、アプガースコアを使うことができる。新生児の状態の査定だけではなく、**トラウマとの再交渉を行う成人クライアントのセッション中に、クライアントの状態を観察し、査定するのにアプガースコアを用いることは有効である。**クライアントのアプガースコアが劇的に低減していたら、ストレス状態が高まっている証拠である。今行っている介入は、当該のクライアントが自分の生理学的反応を適切にコントロールできる範囲を超えていないか、再考する必要があるかもしれない。前述のように、発達性トラウマを持つクライアントの多くは、すぐに背側迷走神経系の生理学的機能に頼る「癖」を持っている。したがって、クライアントが刺激過多になっていないかを判断するときに、臨床家が、交感神経系の反応だけを見ていたら、大切なものを見落とす可能性がある。クライアントによっては、ストレス下では、むしろ無反応になってしまう者も多いが、そういう状態を正確に把握することができなくなってしまう。

ストレス反応のネットワークは、生まれるとすぐに急速に発達を始める。ストレス反応システムは、空腹、渇き、寒さ、脅威などのために、子どもが苦しんでいるという合図を送る。養育者は、子どものストレス反応システムの発達のために、違ったパターンの体性感覚と神経入力を提供する。子どもは、食べさせてもらい、あやしてもらうといった、母親あるいは養育者とのやりとりで、苦痛を和らげてもらい、ホメオスタシスを取り戻す。そしてそれが生き延びることを促進する。この点で、子どもは面倒を見てくれる人に依存しており、養育者が外的なストレス調整者になる。
こういった**早期の養育者との相互作用は、安全、脅威、慰撫、などに関する子どもの反応システムの鋳型となる。**ある人が、安心で一緒にいて楽しめるのか、あるいは信用がおけず危険なのかを判断する力も、そこから育っていく。これらの早期体験が、人と関わるための最初の神経基盤を作り出す。その相互作用が乏しければ、その影響は残りの人生にずっと作用し続ける。臨床家は、クライアントの中に、こうした神経基盤やパターンが必ずあることを実体験するだろう。クライアントのアプガースコアをいつも考慮することで、クライアントのストレス反応に的確に対処し、クライアントの「耐性の窓」の中で関わり続ける良い習慣が発達する。

カプリング力学

「**カプリング力学**」の概念は、様々な心理的・生理的モデルの中で、数十年にわたって使われてきた。「カプリング力学」とは、**意味不明に見える行動が、複雑な心理・生理学的仕組みを通して、一貫した全体となって現れる**という概念である。ピーター・ラヴィーンは、SE™療法において、生き残ろうとする努力と、圧倒される体験の中で起きるソマティックな反応、そしてその他の様々な反応が、「**オーバー・カプリング**」、または「**アンダー・カプリング**」した時の力学を、トラウマの回復モデルに統合した。これは、ショック・トラウマと関係して、最もよく論じられる。たとえば、自動車事故に巻き込まれ、重傷を負った人は、その後車の運転のことを考えると不安になるだろう。運転のイメージと、事故以来未完了になっている自己防衛反応のために起きてくるストレス反応とが「オーバー・カプリング」しているからだ。

これらの**過度に結合した、あるいは、強烈に関連づけられた反応**は、「オーバー・カプリング」と言われ、これがあるとリラックスしながら周囲の環境に柔軟に反応する能力が損なわれる。事故に巻き込まれた人にとって、「運転」と「不安」が同じものになってしまい、あたかもその二つが一体化したもののように機能している。このクライアントにとって、運転の体験を不安の感覚から切り離すことが助けになる。SE™療法のような生物・生理学的トラウマ回復モデルでは、トラウマを引き起こした体験の再交渉の一つの方法として、「オーバー・カプリング」に働きかけることが行われる。

「カプリング力学」は様々な様相を呈し、複雑である。本書に、「カプリング力学」をトラウマの再交渉として用いる方法を詳細に述べるのは、紙幅の都合上不可能である。しかし、ここでは、発達性トラウマに働きかける際、よく起こる現象への対処法として、このモデルの基礎を臨床家に紹介し、概説する。

「カプリング力学」には、基本的に二つの形がある。

「**オーバー・カプリング（over-coupling）**」：元々は結合していなかった要素が、何らかの方法で、結びついている状態。ある反応が起きると、必ず次の反応が起き、それが起きるとまた次、というように、一気に反応が加速する。パニック障害などが良い例である。先に述べた、運転の体験と不安の感覚のように、二つの要素が分かちがたく結びつき、お互い別々だと見なされるべき時に、あたかも一つのものであるかのように認識される。

「アンダー・カプリング（under coupling）」：一緒であるはずの要素が、つながっていない状態。実際はつながっているのに、二つの考えや二つの体験が分離している。たとえば、前述の自動車事故に巻き込まれたクライアントが、不安のためにセラピーにやって来ても、自動車事故によって不安に悩まされるようになったことは自覚していない。彼は運転を避けるが、不安のためにそうしていることに気づかない。自動車事故に関係する彼の反応は、「アンダー・カプリング」しており、結びつきがない。解離は、「アンダー・カプリング」の一つである。

「カプリング力学」は、強度のストレスを体験した時の自然な副反応として、頻繁に起こる。我々は、**強烈なストレスに満ちた体験の中で、偶然同時に起こったことを結合させることがある**。たとえば、何か恐ろしいことが起きた時に、そこにあった匂いは、後に、実際の脅威が存在しない時にも、感情をかき乱す。身体・生理学的に、原因と結果の関係性を錯覚したり、様々な要素の関係性を誤認すると、自然にこうしたカプリングが起こる。あるいは、トラウマ的な出来事の間、解離していたため、**体験の様々な要素がお互いの関連性を失って記憶されたり、自己感覚とのつながりが失われ、バ**

ラバラになってしまうこともある。

心理療法の分野では、これはすでによく知られている概念で、臨床家の多くは、解離状態や過度の結合状態に働きかけるセッションを行っていることだろう。心理学の分野では、解離は心理的プロセスと見なされている。

トラウマへの再交渉において、カプリングが存在するということは、とりもなおさず、カプリング力学の中に、圧倒されるほど強烈なトラウマ体験が「包み込まれ」ていることを意味する。そして、その「包み込まれ」ている強烈な記憶に、二度と圧倒されないように、うまくいくかいかないかは程度の差こそあるものの、何とか安定を保つための二次的なシステムを形成している。こうした「カプリング力学」に働きかける際、二つの基本的なルールがある。

1.「アンダー・カプリング」した要素が、再びクライアントの中でつながりを取り戻す時は、必ず、「アンダー・カプリング」によってばらばらになっていたものが動き出し、クライアントの気づきとなり、記憶の中に戻ってくるだろう。「アンダー・カプリング」していたために、アクセスできなかった、クライアントの生き残ろうとする力が、セラピールームの中に立ち現れてくるだろう。

2.「オーバー・カプリング」していた要素が、成功裏に分離され、それぞれの要素に分かれる時は、必ず、今までは絡み合っていた、生き残ろうとするための反応が動き出し、記憶が甦り、反応の流れが再び起こり始めるだろう。

「カプリング力学は」、生き延びるための力を管理するプロセスとして考えることができる。**自分を安定させ、直面するには苦しすぎる出来事の記憶や身体的記憶を遠ざける方法**だ。「オーバー・カプリング」も、「アンダー・カプリング」も、一見全く違って見えるが、苦しい体験の記憶を遠ざける目的においては同じものだ。この二つは同じ力動が異なる現れ方をしているだけである。

この二つの形を取る「カプリング力学」の在り方は多様であり、一つの体験の中にも「オーバー・カプリング」と、「アンダー・カプリング」の両方が存在することもある。トラウマ的な体験の、ある部分とは「オーバー・カプリング」し、他の部分とは「アンダー・カプリング」することもあり得る。これが、トラウマの再交渉の取り組みが、複雑になり得る理由の一つである。

発達性トラウマに働きかける際、「カプリング力学」は、少し異なる形で二つの現れ方をする。これらの基本的なあり方に効果的に働きかけられると、本章の後半で論じるように、クライアントを完了へと向けて導くことができ、彼らがより大きな調整とレジリエンスを獲得することができるだろう。

一つ目の形は、比較的単純なものである。反応のサイクル、あるいは反応連鎖に現れる「カプリング力学」には、トラウマ体験の結果として形成された**相互結合のサイクル**、つまり「オーバー・カプリング」が起きてくる場合と、繰り返される**断絶のサイクル**、つまり「アンダー・カプリング」が起きてくる場合がある。時を経て、これらの反応パターンは極めて複雑になり、原形をとどめなくなっている。最初の反応は、トラウマへの適切な反応だったかもしれないが、時と共に次第に不適応になっていく。

「オーバー・カプリング」に関しては、あるトリガーが特定の反応を誘発する。そしてその反応が何度も繰り返されるために、もはや違う反応が全くできなくなるまで強化される。トリガーには、実に多くの種類がある。環境や生理学的なものから、フラッシュバック、匂い、あるいは思考などである。同様に、トリガーへの反応も多くの分類がある。ソマティックな生理学的反応、記憶、ソマティックなパターン、あるいは行動などである。

「オーバー・カプリング」の典型的なものとしては、ある匂いが、性的暴行の記憶やフラッシュバックを引き起こし、その結果、パニック発作、偏頭痛、気が狂ったように逃げようとする反応、そして圧倒的な「恥」の感覚などが起こるというものがある。「アンダー・カプリング」においては、本来あるべきつながりが存在していない。先の例で言うと、ある匂いを嗅ぐと、胸がドキドキし、偏頭痛が起きるが、それは、部屋の換気が悪いせいだ、とか、照明が明る過ぎるからだなどと言う。反応システムが過度に結合するか、そこにあるべき関連づけがないか、いずれにせよこれらの習慣化した反応は、トラウマ的な体験において、未解決になったままの生き延びるための反応を、完了させる能力を妨げ、生き延びるための反応を「今・ここ」に統合することができないため、トラウマと再交渉する能力を妨げる。

発達性トラウマにおいては、ストレス反応サイクルの、最初のトリガーはもう判らなくなっていることが多い。まれに、トリガーと反応の関係性が明確で、推論できることもあるが、ストレス反応サイクルは、時と共に複雑に変化していき、最初の反応とは似ても似つかないものになっていることが多い。あるいは行動を取ることで反応するのではなく、神経系の調整不全として現れてきており、偏頭痛や他の慢性的な身体症状が予期せず起きてくる、といった、**ソマティックな「カプリング力学」**となっている可能性もある。この場合、トリガー自体は忘れられ、連鎖反応自体が複雑に発達していき、どのようなナラティブにも結びつかなくなる。

カプリング力学の二つ目の形は、体験の「**パッケージング**（packaging）」である。強烈な体験によって「圧倒されること」を避けるため、**クライアントが圧倒された体験を扱いやすいように操作すること**である。困難な状況では、適切な反応だったものは、時を経て不適切な防衛的適応へと変形する。実際、カプリング力学は、防衛的適応の一つである。

圧倒的な体験を、汚く臭い洗濯物が溢れている家に喩えてみよう。洗濯物は至る所に散らばり、家具を覆い、食事を用意したくても邪魔になり、部屋から部屋へ移動するのを妨げる。その匂いに悩まされ、自分たちの家がもはや自分たちのものではないように感じられる。手短に言えば、洗濯物は生活に侵入し、そのため、絶えず圧倒されるような感情と直面せざるを得ず、クライアントの日常を乗っ取っている。この場合、「オーバー・カプリング」を用いた反応は、大きなスーツケースを見つけ、汚い洗濯物を全部その中に詰め、タンスの奥に突っ込んでドアを閉めるようなものだ。散乱していた汚れ物は、全て忘れることができる。スーツケースが一つあれば良いのだ。それを開けない限りは管理ができている、ということになる。

「アンダー・カプリング」の場合、この例では、洗濯物を隣の塀を超えて放り出したり、いくつかは地下室に投げ入れ、いくつかはベッドの下にしまい込み、いくつかは車のトランクに入れるのと同じだろう。片方だけになってしまった靴下が、一足か二足あるだけで、ベッドの下や車のトランクの中を見ない限りは、それほど悩ましいことは起きない。

もちろん、「カプリング力学」は、汚れた洗濯物のように単純で分かり易いものではない。トラウマの体験が圧倒的だったので、自己感覚の中に統合できず、「カプリング力学」を用い、それを「覆い隠し」、とりあえず「生きていく」ということだけは、こなし続けているのだ。

「オーバー・カプリング」では、**圧倒的な体験を扱いやすいように圧縮**する。その体験の中にある、どんな要素にも二度と気づかなくて済むように、様々なことを一つに固く結び付ける。このような状態では、ある出来事の一つの側面を他の面と区別することは、ほとんど、あるいは全くできない。圧倒的な体験の多くの要素を、操作できる一つか二つに単純化する。「学校が怖い」という言葉一つの中には、クライアントが、登校時に危険な場所を通り抜けなければならなかった体験、学校でいじめられた体験、悪い成績を取ったために家で殴られた体験、教師に性的に虐待された体験等の全てが含まれているかもしれない。クライアントは、なぜ「学校が怖いのか」を説明できる個々の出来事の顕在記憶は持ち合わせていないだろう。したがって、ナラティブにそれらの要素を入れることを、意識的に、あるいは積極的に避けているのかもしれない。「オーバー・カップリング」は精巧なので、「怖い」は、ただ学校に関係する全般的な恐怖感情となり、恐れと苦痛が強く組み合わさり、詳細はぼやけてしまう。

「アンダー・カプリング」では、あまりにつらく**圧倒される体験については、切り離してしまう。**体験は高度に区別化され、一つのことが他とどう関係しているのか、つながりを理解することができない状態になる。たとえば、ある人が配偶者と別れ話をし、苦悩と怒りに圧倒されて家を飛び出し、直後に交通事故を起こしたとする。後に配偶者との別れ話はナラティブから抜け落ち、その代わりに彼は、毎日、事故を起こした交差点を通るたびに、自分に腹を立てる。文字通り、別れ話のことはすっかり忘れているのかもしれない。あるいは、それが起きたのは違う日だと思い込んでいるのかもしれない。そうやって、耐え難い要素を切り離し、本当は何が大切なことだったのかが、判らなくなっている。

こうした戦略は、基本的に同じ目的を持っている。自分を混乱させることで、圧倒されるような出来事を切り離しておく、ということだ。「アンダー・カプリング」も、「オーバー・カプリング」とは異なる方法を取るだけで、体験を操作したいという隠れた意図は同じである。トラウマの根底にある圧倒的な無力感の記憶、ソマティックな感覚、ナラティブの一部、受け入れがたい他人、生理学的反応などと自分を隔てるために、「カプリング力学」が用いられる。「力学」という言葉は適切だ。なぜなら、**生き延びようとする強烈な反応が未完了になっており、その激烈な反応が日々顔を出す**ため、それをどうにかやり過ごそうとあの手この手で対応するように迫られているからである。

カプリングがあると、人は体験から学ぶことができなくなる。もし全てのことが同じであるとするなら、過去の様々な体験の機微を理解したり、それが及ぼす微細な影響をつぶさに納得したり、物事の微妙なニュアンスを学ぶことは不可能だろう。逆に、全てのことが単独で存在し、他と一切関係していなかったら、主題を見極め、一つの状況に関する知識を他の似たような状況に置き換えることや、一つのことがどのようにその他と結びついているのかを理解することは困難である。

自分自身を自分の体験から遠ざけることは、ある程度有効なので、我々は無意識にこの防衛的適応を利用する。こうして「カプリング力学」が成功裏に機能し始めると、バレリアが父親の恥ずべき行動をすっかり忘れていたように、ある体験の中にあった様々な要素が見えなくなる。このような場合、**臨床家は、クライアントが「オーバー・カプリング」あるいは、「アンダー・カプリング」している要素に気づくのを助け、それらの要素が統合され、完了に向かうのを導くことが大切だ。**先ほどの例に出てきた、タンスの奥にしまわれたスーツケースは、空ではない。生き延びるための反応、記憶、感覚、そしてトラウマ体験が抱え込む生理学的過活性状態などの、未完了になっている要素が全部詰まっている。「オーバー・カプリング」では、生き延びるための力を強く抑圧し、その高いエネルギーの力を失わせようと最大の試みをする。

「学校が怖い」というクライアントのナラティブに働きかける際、一気にそれぞれの「怖い」要素に取り組もうとしたら、おそらくクライアントは圧倒されるだろう。したがって、臨床家は、クライアントが「耐性の窓」の中に留まれるよう注意しながら、ゆっくりとセッションを進めるべきである。同様に、別れ話に端を発する自動車事故のケースでも、クライアントを再び圧倒させることなく、「アンダー・カプリング」の要素を統合するためには、タイトレーション（滴定）しながら少しずつ進め、クライアントが「耐性の窓」のうちに留まるよう注意を払う必要がある。

例示してきたケースは、早期トラウマの年齢範囲を超えて起こった出来事である。それに対して、発達性トラウマの場合、生命が危機にさらされた体験は、とても低い年齢で起きている。子どもは、まだ養育者から完全に分離されておらず、身体的、感情的、生理的、精神的に十分発達していない時に、圧倒的な出来事が起きる。この場合、「カプリング力学」は、自己ナラティブの本質である、ソマティックな自己感覚や反応の中に埋没してしまう。そのため、ナラティブを紐解いていくのは難しい。臨床家は、「カプリング力学」の存在を示す微細な手掛かりを見極める、洗練された技能を開発しなければならない。「カプリング力学」は、クライアントの反応の中に隠されていて、彼らの行動、生理学的反応、考え方を知らず知らずに操作している。

セッションでは、クライアントが、「**一つの体験の中で、ある要素と別の要素の間に、本来あるべき区別がない**」、つまり「オーバー・カプリング」していることに気づくように導き、さらにその要素と、別の要素の違いを見つけるよう支えていく。臨床家も、研鑽を積めば、これができるようになっていく。通常、「オーバー・カプリング」に働きかけるより、「アンダー・カプリング」に働きかける方が難しい。前述のように、発達性トラウマのナラティブは、ソマティックなレベルに深く入り込んでいることが多いので、早期トラウマに関係した「カプリング力学」に働きかける時は、微細な身体状態を観察し、そこに働きかけることになる。

では、カプリングに働きかけるにはどこから始めるのか、という問いに対しては、**「とにかく、やってみるしかない」**と答えることしかできない。特に早期トラウマの場合、カプリングが、生後間もない時期から起きているので、クライアントが自分の体験を整理するすべての側面、つまりクライアントの生き方そのものにカプリングが影響している。**感覚、症状、異なった体験への反応について、何は同じで、何は違うのかをクライアントに気づいてもらうといった単純なことが、実は「カプリング力学」に変化を与える。**「オーバー・カプリング」が起こっていたら、一つのことと他のことの間の微妙な差異に気づくよう、クライアントを促す。これによって、過度に結びついた要素が別々のものであることを見極めるために必要な、識別する力を築いていく。物事が、本来別々であるはずなのに、どのように結びついているのか、クライアントの気づきを促す。臨床家は、自分の気づきをフィードバックすることで、クライアントが一つの体験をその他の体験と区別するのを、助けることができる。たとえば、「仕事で、プレゼンテーションがうまくできたという体験を思い出している時のあなたの姿勢は、学校のことを思い出している時とは全然違いますね」などである。

対照的に、「アンダー・カプリング」では、もしクライアントが、あるものが同じカテゴリーに属するものだと気づくことができれば、今まで関連づけがなかった物事につながりを見出せる。本来なら一緒にあるべき物事が、どのようにつながりを欠いているかに気づくことができる能力を育てるのだ。臨床家はまた、自分の観察力を通して、たとえば「あなたが、事故後に体験した無力感について話す様子は、前妻について話す時の様子と似ていますね」などとフィードバックすると良い。このように、クライアントが自分の体験、感覚、思考を、同じ箱や、異なる箱に入れる分類の仕方への気づきを促し、「オーバー・カプリング」と「アンダー・カプリング」の「癖」に注意を促すのである。

この技術を習得することは、臨床家にとっては容易ではない。「カプリング力学」は、クライアントが自身の根底にある体験を見極めるのを妨害するだけではなく、**臨床家をも、その隠れた真実から遠ざける**。「カプリング力学」への対処法を体得するには、実践が必要だ。本書では、「カプリング力学」の紹介をしたに過ぎないが、この概念があることを知るだけでも、クライアントの変化に寄与できるだろう。

早期トラウマと結合しやすい、最も一般的な要素の一つは、「恥」である。第8章で論じたように、「恥」には、生き延びる上で、重要な役割がある。しかしながら、早期体験と絡まり合い、レジリエンスの発達を妨げる可能性もある。

「カプリング力学」に働きかけるのと同様に、「ソマティックな恥」、あるいはアイデンティティ・トラウマへの取り組みは、**ゆっくり、慎重に行わなくてはならない**。「恥」は、不適応を引き起こし、強い反応を引き起こす。「恥」に関係する要素への働きかけの到達点は、クライアントが「恥」を、健全な衝動や行動から「**アンカプリング**」する（訳注：uncouple　カプリングを外す）のを支え、つながりや帰属の感覚を回復することである。この「アンカプリング」という切り離しの作業は、クライアントが、生き延びるためのソマティックな状態と「ソマティックな恥」の違いを知って区別することも含む。

発達性トラウマへの働きかけと同様に、最初の段階は、「耐性の窓」の調整と回復に焦点を当てる。クライアントが、自己調整のレベルを上げ、「耐性の窓」の内で過ごす能力を獲得していくにつれ、ソマティックな抑制を担う「恥」は必要なくなるだろう。それによって、「恥」と「生き延びるための努力」の切り離しが、容易になることが多い。もちろん、深いレベルの「恥」への働きかけは時間を要する。

完了への働きかけ

SE™のような、生物・生理学的モデルでは、ショック・トラウマを再交渉していく。**生き延びることに成功したという感覚を統合すべく、脅威反応の完了に焦点を当てる。**それは、健全に環境への**オリエンテーション**（訳注：定位づけ）ができるようになり、脅威にさらされている時のみに効果的な、「闘争／逃走」という自己防衛反応を完了する感覚を発達させ、その生理学的反応を脱活性化するよう導き、休息へと統合するのを助けていく。トラウマを癒すための重要な要素の一つとして、未完了の自己防衛反応を完了させることを提唱したのは、ピーター・ラヴィーンであり、これは、彼がトラウマからの回復の分野で成し遂げた、偉大な貢献の一つである（Levine and Frederick, 1997）。

ラヴィーンは、自律神経系と身体の相互関係について、ゲルホーンの文献に影響され、生物が脅威のない生理状態に戻るために、**生き延びるための反応を解放する必要がある**ことに注目した（Gellhorn, 1967）。「完了への働きかけ」を行うと、生き延びるための努力が適切に完了される。すると、理論的には、自然に「耐性の窓」へと戻ることが期待できる。

これは、ショック・トラウマを解消する効果的な方法で、**臨床家が、ショック・トラウマと発達性トラウマにおける完了の質的違いを理解すれば、この原理は発達性トラウマにも応用できる。**

発達性トラウマの場合、個々の脅威反応の完了は簡単ではない。なぜなら、積極的な自己防衛ができない時に、トラウマになるような出来事が起きたからだ。三歳児でさえ、「闘争／逃走」の能力はかなり限られている。生き延びる手段の中でも、幼い時に使えるものはそう多くはなく、主に養育者に頼ることしかない。臨床家が発達性トラウマに関して「完了への働きかけ」をする際は、この概念を発達の文脈で考慮しなくてはならない。最も基本的なことであるが、発達性トラウマに関しての完了とは、「安全の感覚にアクセスし、安全の感覚を獲得する」ということだ。かつて幼い時に、苦痛から離れ、つながり、絆、あるいは、安全へと向かおうとした時に、それがうまくいかず、崩れ落ちたり、歪められた衝動を持ったことに対して働きかけ、未完了の衝動を完了していく。ここで説明している、未完了の自己防衛反応の完了とは、「**安全感覚を手に入れること**」である。

加えて、発達性トラウマの文脈では、「完了」は、深くソマティックなものとなる。ストレス下で、覚醒をうまく操ろうとするソマティックな戦略は、高度に洗練されている。前述したように背側迷走神経系の使い過ぎは、その最も一般的なものの一つである。「偽りの耐性の窓」で行われる防衛的適応でも、**根底には、未完了の自己防衛反応を完了させ、調整に至ろうとする衝動がある。**防衛的適応では、これが真の調整ではなく、偽りの調整状態であるところが異なるだけである。

また、「完了」は、快感や安全を感じる状態に入ることも含む。発達性トラウマでは、全ての行動は、脅威を知覚し、警戒する行動に集約されてしまう。その過程を通過するときに、快感、つながり、安全、創造性、適応性といった一連のものが制限される。安全やつながりなどは、レジリエンスの特徴でもある。したがって、これらの特性が制限されたら、当然自分のレジリエンスを知覚することも制限される。

クライアントに、時間をかけて、「**成功**」や「**嬉しい体験**」、あるいは少なくとも「**悪くない／怖くない体験**」などの**ソマティックな内受容感覚に、気づいてもらうことは、生き延びるための努力を完了する感覚へとつながる力強い方法**である。「もし、『成功している』とか、『喜ばしい』といった感覚を持ったら、それがいい感じであることは何で分かりますか?」という質問は、クライアントが「成功」と定義づけているほとんどあらゆる特質について使える大切なものである。「もし安全を感じたとしたら、なぜそうだと分かりますか?」「その人があなたに良くなってほしいと願っていることは、どういうところからわかりますか?」「困難な体験は過去のものだ、というのは、どうして分かりますか?」。クライアントが、これらの「成功した感覚」に気づくのを助ける身体・内受容感覚的な目印を見つけることができるまでは、「成功」というものは単なる認知でしかない。「成功」は、発達性トラウマを持つ人にとっては、体験したことがないものなので、**「成功した感覚」を伝える神経のシナプスが接続状態になっていない**。彼らにとって、「成功」という言葉は、単に、大脳新皮質に「概念」としてとどまっているに過ぎないのである。

安定した愛着に向けて

愛着スタイルは、たとえそれが不安定なものであったとしても、子ども時代の理想的ではなかった養育に対処する、積極的な試みの結果である。なぜ理想的ではなかったのかを理解するのは、二の次だ。これらの愛着スタイルは、生みの親、育ての親、あるいは施設などの「原家族」の中では、防衛的適応としては、うまく機能した。しかし、成長後、大人同士の人間関係では、それはもはや有効ではないと理解することは重要である。

愛着スタイルや関係性のパターンは、一夜のうちに形成されるものではない。それは、子宮の中から始まり、養育者や家族システムとの数えきれない相互関係を経て、長い年月をかけて発達していく。これらの体験の繰り返しが、防衛的適応の形成を促し、愛着スタイルが作られていく。不安定型の愛着スタイルが、「後に獲得された安定型」の愛着に変容するには、時間、忍耐とともに、到達点の正しい設定が必要だ。

臨床の場には、クライアントが、早期の発達に必要だった体験ができるような環境が必要だ。それは、発達における基本的欲求を探求できるような安全な場であり、それはとりもなおさず、「育ち直しの場」となる。そして、第1章で述べたように、その場には、ボウルビィが提唱した「愛着の四つの要素」が必要である。つまり、「安全な場所の構築」、「分離不安への取り組み」、「近接性の維持の希求への取り組み」、そして「安全基地の形成」である。

「安全な場所」とは、クライアントが臨床家への信頼を育む場所だ。信頼関係ができると、クライアントは自分の脅威反応を表現することができ、臨床家からの感情移入や共感を受け入れることができるようになる。この環境を創り上げることで、臨床家とクライアントは、愛着を基盤としないセラピーよりも、さらに深いレベルの関係性へと誘われる。この関係性と信頼によって、クライアントは、ナラティブを話したり、自らの行動パターンや、行動パターンと防衛的適応のつながりを発見することができるだろう。

セッションの終わりに、臨床家と別れることは、早期の見捨てられ体験の再演の感覚をもたらし得る。臨床家は、専門的判断に基づき、安全な場所を保ちつつ、次の予約までの臨床家と会えない時間の苦痛を和らげることができるように、何らかの形で連絡できる等の配慮をする必要がある。そして、近接性の維持の一環として、クライアントが新しいことを試し、世界を探求することを支え、クライアントの体験については、批判なしに聴くよう心がけることが大切である。もし、最初の安全基地が、安全と安心の感覚を提供するのに十分でなかったのなら、早期の崩壊した協働調整を修復し、育ち直しをするための安全基地が必要である。この「**治療関係の中で提供された安全基地**」があることで、クライアントは、自分への理解を整理し、学び続けることができる。クライアントの愛着スタイルを、不安定型から安定型へと適切に変容させるために、これら全ての愛着の要素が動員されるべきである。

二〇〇九年にダニエル・ヒュージェスは、発達性トラウマを体験した子どもと家族に働きかける専門家を養成するために、ＤＤＰＩ（Dyadic Developmental Psychotherapy Institute：二者間発達心理療法研究所）を設立した。ＤＤＰＩでヒュージェスは、回復には、親と子の関係性が必要であることを伝えた。**親が「今・ここ」のプレゼンスを保ち、子どもに気づき、遊び心、愛、受容、好奇心、共感の態度を持つことの重要性**を「**ＰＬＡＣＥ**」という言葉で強調した（訳注：ＰＬＡＣＥとは、**P**layfulness, **L**ove, **A**cceptance, **C**uriosity, **E**mpathy の頭文字を取ったもの）。愛着を不安定なものから安定したものへと変化させるには、繰り返しの実践が必須である。「ＰＬＡＣＥ」は、臨床家がクライアントを安定型愛着へと導くために、臨床の場で何度も繰り返していく必要があるのだ。

愛着の観点から発達性トラウマに働きかける中で、最初に焦点を当てるのは、**安全と継続性**である。ひとたびクライアントが、安全、そして帰属の感覚を十分に感じられたら、自ずとより大きなレジリエンスが体現されるだろう。

ソマティックな転移とソマティックな逆転移

発達性トラウマに働きかけるソマティックなアプローチに関しては、どのような技法を使うにしても、**転移と逆転移**を考慮に入れなくてはならない。ソマティックな技法において、転移／逆転移が、ソマティックではない技法よりも、より深刻な問題を起こしうる、というわけではないが、ソマティックな力学が存在することを、臨床家はよく心得ておかなくてはならない。無論、どのような技法を使うにしろ、**発達性トラウマに働きかける際、転移と逆転移の問題は避けては通れない**。クライアントに身体レベルの深い働きかけを行い、愛着の要素を統合する際には、クライアントと臨床家の間に、より深いつながりの感覚が生まれる。そのような時には、転移の力学が複雑な様相で現れてくることがある。

伝統的なセラピーにおける、転移と逆転移の力学に関する情報は、すでに膨大な量があり、ここでは、その説明は割愛する。身体指向ではない臨床家は時に、タッチを使うにしろ使わないにしろ、ソマティックな働きかけは、複雑な転移／逆転移を生じさせるのではないか、という懸念を示すことがある。しかし、先行研究では、このようなエビデンスはない。前章で記したように、心理療法の中にタッチを含めることについての研究では、タッチを含むセッションを受けたクライアントは、臨床家に対して、介入が洗練されていて、自分のことを良く理解してもらったという印象を持つことが明らかにされている。ソマティックな技法は、本質的には、転移と逆転移の力学を複雑にするものではないが、臨床家がソマティックなアプローチの特徴を理解し、十分な注意をすることは必要である。

ここでは、発達性トラウマを体験したクライアントに働きかける際、臨床家が心に留めておくべき、転移の力学の大切な要素の一つに焦点を当てる。それは、ソマティックな転移とソマティックな逆転移である。これは**身体中心逆転移**とも言う（訳注：body-centered　身体を中心とした）。心理療法の古典的な転移の概念は、クライアントが感情・信念・行動を臨床家に向けるということである。単純な例としては、アルコール依存症の親から侮蔑された体験を持つクライアントが、その再演として、臨床家を屈辱的に扱うなどがある。逆転移とは、臨床家の感情・信念・行動が、クライアントとの関わりの中で起こることだ。たとえば、クライアントからの何気ない非難めいた言動に臨床家が強く反応し、それが引き金になって、「自分は力量が足りないのではないか」と感じる、というのは逆転移である。ソマティックな転移とソマティックな逆転移においては、**関係性の力学の中で起こりえる物理的、ソマティックな反応**も考慮に入れる必要がある。

最も単純な例は、クライアントがセッションの中で、今まで体験したことがなく不快でもある内受容感覚を体験している時、このような不快感はそれに気づきを向けるよう促した、臨床家のせいで起こっている、と決めつけるようなことが起こりうる場合である。この時クライアントは、早期の関係性で体験したことにより形成された外的ＬＯＣを表現しており、これはソマティックな転移の一般的な形であると言える。

転移がもっと複雑に現れる場合もある。たとえば、クライアントが、自分自身の身体で体験していることと、臨床家のソマティックな反応の区別がつかない場合である。協働調整に働きかける時、臨床家自らが呼吸パターンの変化や、顔の筋肉の弛緩といった身体表現をすることで、クライアントは不安な状態からリラックスした状態に移る。その際、クライアントによっては、臨床家は臨床家自身で独自の体験をしていることを、理解することができない者もいるだろう。**臨床家の反応が、まるでクライアント自身の中から起こっているように思ってしまうのだ**。クライアントが臨床家とつながることができて、双方に反応が出てくることに気づいたとき、「**それはあなた？　それとも私？**」という質問をすることがよくある。これは、実際のところ、協働調整が起きている時は、ごく自然なことである。しかし、協働調整の体験がほとんど、あるいは全くないクライアントにとっては、健全な相互関係がどのようなものかをすぐに理解するのは難しいだろう。もし子どもの頃の調整が、全て「全能の他者」に委ねられていたとしたら、クライアントが自分の調整能力に関する主体性を獲得するためには助けが必要だ。

一方、臨床家のほうに起きるソマティックな逆転移には、臨床家の物理的、ソマティックな反応も含まれる。二〇〇五年、アイルランド国立大学ダブリン校のエガンとカーは、「身体に中心を置いた(Body-Centered)逆転移尺度」を発表した(Booth, Trimble, Egan, 2010)。これは、女性のトラウマセラピストたちの逆転移体験を計測したものである。

この研究では、クライアントとの取り組みにおいて、**多くの女性臨床家が強い身体的反応を体験し**

たと回答した。こうした反応に困惑を感じた臨床家も多い。最も一般的な反応は、上から順に挙げると、あくび、落涙、臨床家の身体の予期しない変化、頭痛、であった。報告が最も少なかった症状は、しびれ、性的覚醒、性器の痛み、胃腸や喉の違和感であった。この研究では、男性臨床家の反応について情報を集めなかったことは残念な点だが、男性臨床家も似たような体験をしているだろうと推測できる。

ソマティックなアプローチを用いる臨床家の多くが、**自らのソマティックな反応を、クライアントとの関わりについての有用な情報源であると考えている**。そして、どんな方法にしろ、こうしたソマティックな指標の正確さと信頼性を高めていくには、実践と経験が必要である。臨床家が、自分のソマティックな反応を、セッション中に注意を向けるものの一つとして考えているとしたら、どの反応がクライアントとの関連で起きていのるか、そしてどの反応が自分の中で起こっている自分自身のものかを、見極める能力を洗練させる必要があるだろう。

臨床家がクライアントのアプガースコアを観察し、クライアントと臨床家の「共鳴の場」に、内臓からの感覚や反応があるのを捉えられるようになると、様々なソマティックな指標が理解でき、豊かな情報に満ちたソマティックな対話を行うことができるようになる。そして臨床家は、自分の内受容感覚を認識し、クライアントのシステムの変化を理解する技能を習得できるようになるだろう。

ソマティックな指標の多くは、繊細で、通常の意識的な気づきの中にはない。クライアントも、臨床家も、ソマティックな情報に注意を向ける能力を磨き、発達させるには、実践と忍耐が必要である。

レジリエンスを育む

トラウマに働きかける臨床家の多くがそうであるように、著者である私たちも、**早期の逆境的体験の傷つきからの回復に関しては、楽観的な見解を持っている。**クライアントたちは、時に想像を絶するような早期の逆境体験を持っているが、それでも、健全さを獲得し、ついには変容へと向かう「道筋」を一緒に進むことができる。我々は、数多くのこうした地道な体験を重ねてきた。発達性トラウマに働きかける者は、発達性トラウマは深刻で持続的な影響を及ぼし、無数の方法で現れるということを、皆知っている。しかし、発達性トラウマ自体が見せる様相にも、**判りやすいパターン**がある。そして、正しい知識をもとに、それらのパターンや手掛かりを発見する技能を洗練させることで、クライアントが早期の逆境の影響から回復するのを支援する能力を、さらに磨くことができる。

クライアントが、こうした困難から回復するのを支えるには、時間と、果てしない忍耐が要る。深刻な早期トラウマを持つ者にとって、レジリエンスを勝ち取るのは難しい場合が多い。そして、レジリエンスを育てることとは、あらゆる要素に関与することが必要な、長い戦いである。結局のところ、我々がクライアントのためにしようとしているのは、**彼らがサバイバルモードから、より大きな信頼、気楽さ、健康へと移行するのを助け、無力感に苛まれることが減り、自らの力や自信が感じられるようになり、よりレジリエンスに近づけるようになるよう支援することだ。**

トラウマをより深く理解することができれば、クライアントが自分の人生や、自分自身と再交渉するのを助けることができる。このための方法や戦略は多いが、クライアントの歴史、困難な体験、そして強さを尊重し、共感する手法を用いれば、個々の働きかけは緩やかではあっても、それらは確実な変化をもたらすだろう。

本書の冒頭で、レジリエンスの発達を支える最も一般的な要素を述べた。それは、特定の関わりについてのみでなく、全般的な枠組みにも適用できる。

1. 安定しており、支持的な大人と子どもの関係
2. 自己効力感と知覚された統制の感覚（特に、内的ＬＯＣ）
3. 適応力と自己調整能力
4. 信頼、希望、そして文化的伝統の源（Shonkoff et al., 2015）

この四点に加えて、**自分の力で対処できる範囲内のストレスに、対応する練習をすること**は、レジリエンスの発達にとって重要である（Shonkoff et al., 2015）。この場合、鍵となる言葉は「**対処できる**」である。適切な閾値の中に留まり、防衛的適応の引き金にならないレベルのストレスに取り組んで、成功できたという体験は、レジリエンスを高める効果がある。特に早期トラウマを扱う臨床家は、「**肯定的ストレス**」と言われるものがあることを知っておくことが大切だ。閾値を超えないストレスに対処できるようにサポートすることは、クライアントの役に立つ。そして、閾値を超えるストレスを与えてしまうと逆効果になる。クライアントの「耐性の窓」に注意を向け、防衛的適応を用いることなく、「耐性の窓」の中に留まったまま、適正なレベルのストレスに対処する練習をさせてあげると、レジリエンスは向上する。

上記の中でも、レジリエンスを提供するのに最も大きな影響を与える要素は、**大人が安定して子どもを支える関係性**である。既に論じたように、臨床家は、クライアントへの働きかけにおいて、少なくとも最初のうちは、クライアントが子ども時代、得られなかった安定性とつながりを提供する代理の養育者のような役割を果たす。クライアントが、すでに成人している場合であっても、思いやりに満ち、共感的で、同調がとれた関係性の体験は、レジリエンスにまつわる多くの要素に良い影響をもたらす。「レジリエンスは、どんな年齢でも強化できる……**レジリエンスを築くのに遅すぎることはない**……レジリエンスを強化した大人は、自分の子どもたちのためのより健全な手本となり、次の世代にレジリエンスを手渡すことができる」(Sonkoff et al., 2015,7)。

臨床家が、早期トラウマからの回復を支援するにあたり、一貫性を保ち、クライアントを継続して支えることが、非常に重要であることを理解することは大切である。この点を踏まえておけば、ここぞというときに、支持、協働調整、安定性などを適切に提供することができるようになるだろう。これは、臨床家が常に「積極的」に支持することとは異なる。「**私はあなたを見て、聴いて、信じています**」という基本を守り抜くことが、クライアントが、自分は十分に理解されている、と感じられる最も説得力がある方法なのだ。

自己調整の能力、内的LOCのより強固な感覚、柔軟で広い「耐性の窓」を発達させるのを助けること、これら全てが、より豊かなレジリエンスを育てる。こうした能力の獲得には時間がかかる。我々臨床家は、これらの要素がどれほど大切かを深く理解し、クライアントに効果的に働きかけるための、**貴重な一瞬のタイミングを捉える力**をつけていく必要がある。これは、独立した技法ではなく、むしろ、クライアントとのセッションの中で、この瞬間に何をするべきかを我々に教えてくれる、深い英知を身に着けることなのだ。

クライアントが、健全さや自己効力感、信頼の感覚を深めていくにつれて、ごく自然に、**社会的つながりや共同体の感覚を持つこと、そしてそうしたつながりを維持する能力に興味を持つ**ようになるだろう。クライアントが深刻な健康上の問題と闘っていたら、基本的な社会的つながりでさえ維持するのが難しいことが多い。生き延びるための努力にだけ費やされていたエネルギーが解放されたら、そのエネルギーを、創造性の探求、共同体での精神的・文化的つながり、そして自己表現などに使うことができるようになる。

発達性トラウマからの回復を助けることは、人生を変えることと言っても過言ではない。しかも、その世代だけではなく、**次の世代をも救うことになる。**我々、発達性トラウマに働きかける者たちは、自分のクライアントのためだけではなく、そのクライアントと関係を持つすべての人たちの健全な未来にも貢献している。本書が、こうした明るい未来の創造に貢献することを、著者たちは願ってやまない。

訳者あとがき

本書は、キャシー・ケイン氏とステファン・テレール博士が、米国やその他の地域で実施している講座の内容を、一部を除いて網羅したものである。四日間、3シリーズの「自己調整とレジリエンス」、および、今は開催されていないが愛着に特化した四日間、3シリーズの「レジリエンスのある子どもはレジリエンスのある成人になる」で教えられている基礎概念が、本書において文章化されている（Somatic Resilience and Regulation: Early Trauma, Elective Module A~C, および Resilient Child Becoming Resilient Adult）。

ケイン氏とテレール博士は、早期トラウマや発達性トラウマに取り組む際、非言語の潜在記憶や初期の愛着の手続き記憶に焦点を当てている。両氏が用いるソマティックなアプローチの根底には、ステファン・ポージェス博士の「ポリヴェーガル理論」がある。「ポリヴェーガル理論」では、神経系が系統発生的発達を遂げていることに着目しており、両氏は愛着形成の段階的発展と「ポリヴェーガル理論」を融合させ、愛着を新たな視点から論じている。そして、心身の症状や問題を愛着の形成不全という視点から理解し、それらを包括的に改善することを目指して、神経系の再構築の具体的な手掛かりを与えたことは、本書の大きな功績と言えるだろう。両氏の取り組みでは、「ポリヴェーガル理論」をもとに、自己調整とレジリエンスの基礎を形成している神経基盤を整え、神経系の柔軟さを高めることを目指している。

従来のトラウマ・セラピーは、リソース（資源）を導入し、耐性の窓を拡張させ、顕在記憶やエピソード記憶に取り組むといった、いわば、プロトコル化されているものが主流である。しかし、本書で述べられている両氏のソマティックなアプローチは、こうした従来型のトラウマ・セラピーとはまったく異なる。両氏による、「神経系に対する**『調整』インフォームド・アプローチ**」では、精妙で繊細なレベルで愛着の修復を試みていく。まずアセスメントの段階で、クライアントが示している「耐性の窓」が、「本物の耐性の窓」か、「偽りの耐性の窓」かを判断し、それによってその後の介入方法が選択される。そして、実際に愛着の修復にあたる際には、第1章から繰り返し言及されている、愛着形成に必要な四つの要素に着目する。

クライアントと協働調整を繰り返すなかで、四つの要素がいつどのような段階で阻害されたのかを詳しくアセスメントし、そこにソマティックなアプローチを展開していく。実際には、何気ないことに見えることでも、細心の注意を配るようにという具体的な教示もある。たとえば、「必ず次のセッションをするという約束をすること」「休暇は十分な時間の余裕をもって知らせること」「臨床の場のレイアウトをあまり頻繁に変えないこと」「重低音の騒音を避けること」などが、トラウマの出来事の記憶に取り組むよりも、時にはもっと重要な意味を持つことが理論的に説明されている。そして、クライアントの神経系が自己調整機能を獲得し、「レジリエンス」といわれる柔軟性や回復力を帯びてくると、刺激や誘発要因への脆弱性が解消されていく。するとクライアントは、かつては彼を支配していた「トラウマの地図」を脱却し、新たな「レジリエンスの地図」で生きることができるようになっていく。

本書は、「ポリヴェーガル理論」にその基礎を置くが、語彙は、一部平易なものに書き換えられている。両氏は、「休息、消化、恐れのない不動」を司る神経系の状態を、「低いトーンの背側迷走神経系」と呼び、「凍りつき、不動、シャットダウン」を司る神経系の状態を、「高いトーンの背側迷走神経系」と呼ぶ。これは、ポージェス博士が用いた呼び方ではないが、「レジリエンス」を育む臨床の場にあっては、両氏のこの独自の概念は非常にわかりやすい（https://www.resilienceandregulation.com/）。また、文中では、読みやすさを考慮し、ポージェス博士が用いた、腹側迷走神経系複合体、背側迷走神経複合体という正確な呼び方はされていないことも記しておく。

両氏は、今まで、「不定愁訴」「気のせい」「甘えている」「怠け病」などと言われてきた原因不明の身体症状、「発達障害」とみなされてきた様々な特徴、「反抗的」「反社会的」「挑戦的」などと言われてきた子どもや青少年の行動の問題、「うつ」や「ひきこもり」といった気分の問題、さらには様々な急性、慢性の身体症状を、「ポリヴェーガル理論」の視点から再度検討しなおし、そこに「発達性トラウマ」という新たな評価軸を導入し、愛着の形成不全と神経系のゆがんだ発達という共通の原因を探り当てていることは、人類の幸福追求における偉大な発見である。本書が全米で長い間アマゾン一位の座にあったこともうなずける。医療、心理、教育、社会福祉、司法など、様々な分野が個々に取り組んできた問題は、神経系の理解を基に、統合的に理解され、取り組まれるべきであることが、本書では明確に論じられている。

両氏の慧眼をもってすれば、昨今注目を集める「ひきこもり」についても、性格や意思の強さの問題ではなく、愛着の欠損や発達性トラウマによる神経系の調整不全の結果、いかなる刺激にも対応できなくなり、背側迷走神経系によるシャットダウンを起こしている状態と見て取れるのではないか。

また、社会の生産性を著しく損ねているパワハラやモラハラの問題も、発達性トラウマの視点から新たに検討できる。加害者に共通して見られる、得体のしれない不機嫌、他者への言いようのない憎しみなどは、加害者の内臓感覚から発せられていると考えられ、その原因は、言語的記憶が形成される以前から始まった養育者との調整不全である可能性がある。

さらに、社会を震撼させる大量殺傷事件においても、加害者は、自らの加害行為を、「すでに自身が被害を受けたことに対する報復である」と報告することが多い。これも、周産期からの養育者との調整不全と、その後の神経系の不健全な発達により、社会的適応に困難をきたし、不快な内臓感覚とゆがんだ認知がさらに不快を呼ぶという、悪循環の結果から凶行に及んだと考えることもできるのではないか?

後々、人類社会が困窮することが目に見えているにもかかわらず、目の前の利益を追求し、多くの人が塗炭の苦しみに苛まれても、それに何ら心を動かされない状態もまた、発達性トラウマを持ち、かつ未治療の人の神経系の特徴である。

一方、本書では、こうした状態を改善し、神経系を整え「レジリエンス」を育む具体的な方法が、懇切丁寧に概説されている。適切な治療を施し、「レジリエンス」を獲得していった人の人生は、より優しく、より慈愛と英知に満ちたものとなっていく。臨床家は、人生を変え、社会を変え、地球を変えていくのである。

訳者の花丘ちぐさ、浅井咲子は、米国や日本で行われた両氏の講座に参加し、直接指導を受けた。また、ケイン氏はソマティック・エクスペリエンシング®トラウマ療法の上級講師でもあり、訳者たちはケイン氏のSE™トレーニングの指導も受けている。そこでは、ケイン氏の飾らない人柄と豊かな臨床経験、テレール博士の愛着に関する知識と経験の深さに感銘を受けた。訳者たちは両氏の熱心な指導と、本書を翻訳することを許諾していただいたことに対し、心から感謝の意を表する。両氏が著書を執筆していると聞いた時から、訳者たちは、ぜひ日本語に翻訳して皆様に広く読んでいただきたいと願っていた。しかし、「ポリヴェーガル理論」「愛着障害」、「発達性トラウマ」「ソマティックなアプローチ」「治療的なタッチ」といった概念は、まだ日本では新しく、理解を得ることは難しかった。

そのような中で、訳者たちは、本書の翻訳出版を引き受けてくださった岩崎学術出版社に心から感謝する。また、精神医学、心理学に広汎な知識を持ち、的確に翻訳の質を高めてくださった編集者の塚本雄一氏に感謝する。また、下訳を引き受けてくれた翻訳家の松本くら氏に感謝する。氏のスムーズな下訳のおかげで、迅速に作業を進めることができた。さらに、岩崎学術出版社と縁を結んでくださった、公認心理師・臨床心理士の濱田純子氏に感謝する。

花丘ちぐさは、ソマティック心理学のご指導をいただいている桜美林大学教授山口創氏と、公私ともに支えてくれるライフパートナーの山田岳氏に感謝する。

最後に、本書の執筆、そして日本語翻訳の出版において、最大の貢献をしてくれた全世界のクライアントに感謝する。発達性トラウマのために、子ども時代を失い、青春を失い、幸せをつかみ損ね、健康を害し、痛みを抱えながら、懊悩と悲嘆にくれるクライアントたちが、科学のために、自らの神経系に対してセッションを行うことを快諾し、ケイン氏とテレール博士による療法開発の可能性を切り開く礎となってくださったことに心から感謝し、訳者たちはこれからも社会に資する翻訳書を提供していくことを約束したい。

二〇一九年八月

花丘ちぐさ・浅井咲子

索　引

欧文

ACE
　——研究　10, 67, 68, 70, 158, 163-170, 173-175, 178, 180, 198, 210, 216, 247, 277
　——質問紙　159, 162, 169, 173-175, 180, 307
　——スコア　162-168, 178, 277, 299
　——得点計算部　159
　——ピラミッド　168
　——S Too High　163-165, 277
ＡＤＨＤ（注意欠陥／多動性障害）
ＣＤＣ（米国疾病予防管理センターも参照）　158, 168
ＣＲＨ（副腎皮質刺激ホルモン放出ホルモン）　71, 77
ＤＤＰ（Dyadic Developmental Psychotherapy：二者間発達心理療法）　xviii, 24
ＨＰＡ軸　71, 72, 77, 322, 333
ＩＱ　67, 182, 183
ＬＯＣ（統制の所在、ローカス・オブ・コントロールも参照）　136-139, 143, 197-202, 204
ＰＬＡＣＥ　357
ＰＴＳＤ　70, 71, 99, 186
ＳＥ™（ソマティック・エクスペリエンシング®も参照）　327, 339, 352, 371

あ行

合図　35, 39, 40, 51-54, 57-60, 62, 84, 93, 97, 98, 108, 192, 299, 306, 338
愛着
　安定型——　27, 30, 83, 204, 263, 357
　——確立期　23
　健全な——　v, 13, 26, 43, 45, 80, 98, 104, 121, 126, 251
　——行動システム　262
　——障害　5, 371
　——スタイル　26-28, 30-32, 80-83, 101, 123, 139, 142, 202, 203, 221, 237, 261-263, 284, 355, 357
　——創生期　22
　——トラウマ　vii, 76
　——のダンス　35
　不安回避型——　28
　不安定型——　204
　不安抵抗型——　29
　不安定な——　141, 142
　不健全な——　26, 79
　無秩序型——（無秩序型・無方向型愛着スタイルも含む）　29, 30, 81-83, 97, 123, 139, 184, 187, 221
　——理論　vi, vii, xiv, 4, 11, 15-17, 19, 20, 24, 25
赤ちゃんの第六感　44
あそび　104
アドレナリン　77, 108, 166, 322, 323
アプガー，バージニア　335
アプガースコア　334, 337-339, 361
アルコール依存症　92, 131, 161, 164, 214, 359
アルコール乱用　149
アロスタシス　115-117
アロスタティック負荷　115-117, 129, 132, 151, 210, 292, 299
安心の基盤　21, 28, 223, 236, 280
安全感覚　56, 113, 134, 138, 168, 194, 285, 286, 295, 307, 319, 331, 353
安全監視システム　43
安全基地　20, 236, 280, 284, 356
安全である　19, 32, 37, 39, 49, 56, 61, 80, 88, 91, 95, 118, 121, 127, 134, 135, 194, 219, 221, 222, 280, 285, 299

安全でいられる場所　20, 31
安全理論　25
アンダ，ロバート　158, 159, 163
生き残りをかけた
　——生理学的状態　7, 8, 11, 115, 116, 118
　——生理学的反応　129, 132, 150, 193
　——モード　292-294
生き残るための対価　115
偽りの耐性の窓　189, 205-211, 214-218, 220, 224, 237, 248, 253, 268, 279, 282, 284, 288, 291, 295, 330-332, 334, 354, 368
遺伝子　9, 69, 70, 72, 73, 257
今・ここ　129, 190, 283, 344, 357
ヴァン・デア・コーク，ヴェッセル　10, 186
ヴェーガルブレーキ　108, 109
『ウガンダの子どもたち』（書名）　25
鬱　72, 76, 201
エインズワース，メアリー　10, 15-17, 24-26, 28, 29, 31, 81
エピジェネティクス　68-70, 73, 74, 82, 157, 168, 268
エピソード記憶（宣言的記憶も参照）　233, 368
エンパワー　4
オキシトシン　113, 304
オペラント条件づけ　58

か行

カーター，スー　113
ガービー，アンドレア　282
外受容感覚　47, 49, 50, 54, 61, 84, 177
外受容感覚システム　49, 50, 52, 84, 177
外的ＬＯＣ　137-139, 201, 202, 204, 245, 248, 263, 359
外的統制　199, 200
海馬　58, 91, 127
解離　105, 144, 148, 182, 186, 187, 194, 206, 220, 222, 223, 341, 342
解離性同一性障害　187
過覚醒　117, 118, 130, 132, 134, 144, 182, 190-192, 194, 204-207, 209, 210, 213, 215, 216, 218, 220, 221, 252, 258, 267, 291, 296, 334
過活性　176, 177, 180, 220, 234, 247, 267, 348
覚醒システム　52
過食　116, 184, 209
可塑性　72, 73, 181, 310
カプリング
　アン——　351
　アンダー・——　339, 341-344, 346-351
　オーバー・——　339, 340, 342-351
　——力学　339
感覚神経　92
カンガルーケア　304
感情的伝達錯誤　83
管理戦略　140, 150
完了
　生き延びるための努力を——　295, 354
　脅威反応の——　352-353
　自己防衛反応の——　352-354
　——に向かう作業　292
　——に向かうのを導く　348
　未——　340, 347, 348, 354
記憶マーカー　127
疑核　107
擬死（シャットダウンも参照）　112, 115, 117
疑似親　31
奇食　184
気分障害　70
虐待やネグレクト（ネグレクトや虐待等も含む）　68, 71, 82, 175, 307, 311, 169, 307
逆転移　317, 358-360
逆境的小児期体験（ＡＣＥも参照）　10, 67, 118, 155, 157, 158

ギャラン反射　255
嗅覚過敏症　94
吸啜反射　254
脅威と興奮の違い　40
境界性パーソナリティ障害　187
驚愕反射　254
共感
　――してはいるが､侵入的ではない　223
　――する手法　363
　他者とのより深い――　197
　通常の――　22
　――的な反応　283
　――と感情移入（感情移入や共感等も含む）　184, 262, 356
　――の態度　357
　――の発達　306
　――の喜び　195
　養育者の――　43
　理解と――　236
協働調整
　疑似的な――　295
　健全な――　138, 202, 209, 294
　静かな――　222
　タッチと――　306
　――と自己調整（自己調整と協働調整も含む）　35, 138, 259, 281, 283, 284, 296, 320
　――の過程　35, 294
　――の感覚　90, 333
　――の誘い　285
　――の体験　305, 307, 360
　――のダンス　283, 284
　――の提供（協働調整を提供するも含む）　223, 281, 283, 284, 285, 324, 332
　――の場　284, 326
　――のパターン　34
　――への気づき　324
強迫行動　142, 146
強迫性障害　66
拒食　184
近接性の維持　21, 32, 262, 356
緊張性迷路反射　256
崩れ落ち　98, 209, 216, 251, 252, 353
系統発生　105, 106, 111, 125, 367
顕在記憶　184, 232, 233, 235, 246, 368
原始反射　253, 254, 257, 259, 260
交感神経系　32, 52, 77, 102, 103, 105, 108, 114-118, 122-125, 130, 132, 134, 151, 192, 194, 206, 209-211, 214-216, 220, 221, 250, 252, 288, 291, 338
攻撃的行動　293
恒常性（ホメオスタシスも参照）　35, 113, 115, 116, 144, 211
口唇探索反射　254
肯定的ストレス　363
凍りつき
　機能的――　194, 219, 221
　――状態　115, 128, 151, 176, 180, 215
　――の生理学的機能（凍りつきの生理状態も含む）　220, 223
　――反応　105, 111, 112, 114, 122, 132, 133, 183, 192, 193, 219, 221, 250, 251
　慢性的な――　219
五感　50
孤児院　8, 146, 303, 304, 308-312
誤配線　221
孤立　145, 155, 168, 196, 238, 294, 296
コルチゾール　77, 166, 304, 310, 311, 322, 323
コルブ，ローレンス　186

さ行

最適な覚醒領域　190-192, 196, 205, 210, 211, 217
サヴァイヴァー　70, 196
サヴァイヴァル脳　74

サバラ，デイビット　283
詐病　179
三匹のクマ　299
シーゲル，ダニエル　189, 194, 195
シェマ　141
ジェンダークィア　93
自殺　162, 164, 173, 187, 327
死産　76
視床下部　71, 77, 282
自傷行為　146, 147
失神　51
シナプス　72, 75, 355
自閉症　95
嗜癖　49, 66
脂肪層　75
社会交流システム　36, 42, 54, 97, 98, 105-110, 113, 133
社会的
——関与　250, 334
——交流　97, 98, 104, 118, 122, 133, 190, 206, 295, 296
社交不安　96, 174
シャットダウン　112, 321, 369, 370
ショア，アラン　xviii, 34, 78, 79, 266, 282
消化器系　92
自律空間モデル　124
自律神経系　v, 33-35, 77, 92, 101-104, 106, 118, 121-126, 134, 153, 177, 182, 186, 209, 211, 214. 219-221, 250, 277, 287, 288, 298, 307, 334, 353
心気症　179
神経基盤　42, 55, 97, 101, 104, 109, 113, 118, 122, 135, 144, 250, 251, 287, 339, 367
神経枝　102, 104, 106-108, 110, 111
心疾患　68, 164
腎臓／副腎システム　333
身体中心逆転移　359
心的外傷後ストレス・スペクトラム障害　186
ステラー，エリオット　115
ストレスホルモン　77, 305, 333
ストレンジ・シチュエーション法　26, 80
スペクトラム障害　293
ゼアナ，チャールス　308
成人愛着面接法（ＡＡＩ）　29, 82
精神分析　18, 151
性的虐待　71, 146, 307
摂食障害　92, 146
前愛着期　22, 234
繊維筋痛症・174, 179
宣言的記憶（エピソード記憶も参照）　232, 259
潜在記憶　xiv, 185, 232, 234, 249, 367
センサリーモーター心理療法　250, 327
潜水反射　111
潜水哺乳類　111, 117
喘息　68, 77, 165
相互活性　125, 209, 219, 277
相互結合のサイクル　343
相互交流的あそび　42
相互的愛着の形成期　23
相互抑制　125, 211, 219, 277
早産　72, 76, 305
測定ミス　53
ソマティック・エクスペリエンシング®（ＳＥ™も参照）　iv, v, xiv, xvii, 327
ソマティック・エクスペリエンシング®トラウマ療法　103, 106, 126, 371
ソマティックな逆転移　315, 358, 359, 360
ソマティックな転移　315, 358, 359

た行

退行　148, 182, 184, 185, 337
対称性緊張性頚反射　256

代償戦略　109, 140
耐性の窓　189-198, 204-211, 214-221, 224-226, 237, 245, 252, 253, 258, 279, 282, 288, 290, 294, 295, 297, 298, 328, 330-332, 334, 339, 349, 352, 353, 364, 365, 368
タッチ
　愛ある——　212, 310
　——研究所　305
　滋養的な——　307
　身体的——　309, 312, 324
　——セラピー　321
　治療的——　312-320, 322-324, 326, 333, 334
　——の不足　307
　——の役割　303
　——への気づき　324
断絶のサイクル　343
知覚システム　43, 48, 50, 52-54
地図
　新しい——（新たな地図も含む）　243, 248, 277, 280, 297
　安全の——　55
　危険——　91, 298
　トラウマ——　231, 242, 245, 246, 249, 251, 261, 298
　——の再編成　243
　レジリエンスの——　369
中耳の筋肉　53, 176
調整
　偽りの——　214, 354
　内なる——　34
　健全な——　8, 110, 135, 188, 211, 242
　自己——　6, 7, 13, 34-36, 83, 95, 99, 103, 104, 118, 121, 126-128, 135, 138, 141, 190-195, 198, 202, 207, 210, 211, 218, 219, 245, 259, 263, 278, 280-283, 294-296, 305, 320, 329, 352, 363, 365, 367, 368
　自動——　78
　代替的自己——　295
　——とレジリエンス　12, 153, 198, 298, 301, 343
　——とつながり（つながりと調整も含む）　101, 118
　——不全　iii, viii, 88, 121-128, 130, 131, 139, 140, 177, 185-188, 190, 205, 215-217, 220, 246, 248, 277, 279, 284, 293, 310, 345, 370
　——ベースのアプローチ　277, 281, 329,
　本物の——　140, 207, 211
つながり
　安全と——（安全やつながりも含む）　13, 20, 44, 49, 109, 113, 146, 169, 234, 300, 306, 320, 354
　社会的——　8, 91, 101, 110, 113, 133, 135, 195, 215, 218, 239, 296, 334, 365
　——の感覚　20, 39, 113, 135, 146, 188, 215, 234, 263, 300, 320, 324, 326, , 333, 358
　人との——　218, 238, 250, 251
低覚醒　190-193, 206, 207, 211, 215, 216, 218, 296, 334
低周波数帯　53
低体重児　76, 163, 212, 304
滴定　222, 223, 229, 277, 349
手続き記憶　xiv, 232, 367
転移　317, 358-360
統合失調症　76
統制の所在（ＬＯＣも参照）　136, 139
闘争／逃走　33, 105, 185, 250, 254, 291, 352, 353
糖尿病　9, 68
トリガー（引き金も参照）　87, 90, 186, 344, 345
トラウマ
　愛着——　vii, 76
　アイデンティティ・——　265, 351

医療――　163, 320
――起因のストレス（トラウマ性ストレスも含む）　4, 11, 36, 103, 106, 107, 251
子宮内――　76
周産期――　74
ショック・――　67, 339, 352, 353
心理的――　67
――スペクトラム　92, 99, 185-187
先祖代々の――　74
早期の――（早期トラウマも含む）　vi, vii, xviii, 3, 5, 10, 48, 126, 128, 130, 138, 141-144, 155, 157, 158, 163, 168, 173, 174, 178, 180, 181, 184, 187, 188, 196, 205, 209, 210, 216, 219, 221, 224, 225, 233, 235, 237, 238, 239, 243, 246-248, 252, 254, 274, 285, 287, 295, 315, 328
胎児期――　76
――の世代間伝搬　70
発達性――　v-vii, xv, xvi, 3-5, 7-13, 24, 31, 32, 37, 39, 43, 53, 55, 63, 66-70, 82, 92, 93, 97, 101-107, 109, 117-119, 121, 128, 139, 140, 142, 143-145, 147-149, 151, 153, 155-157, 162, 165, 167, 168, 173-175, 177-181, 184-188, 194, 196, 201, 205, 207, 216, 217, 223, 225, 226, 231, 235-241, 243, 245, 246, 248, 249, 254, 257-260, 265, 274, 277-281, 283, 285-287, 296, 297, 300, 307, 311-315, 319, 320, 323, 324, 326, 327-330, 333, 338, 340, 343, 345, 349, 352-354, 357-359, 362, 365, 367, 369-372

な行

内受容過敏　93, 96
内受容感覚　44-52, 54, 56, 61, 84, 92, 93, 95, 96, 177, 224-228, 239, 240, 242, 245, 257, 285, 298, 306, 320, 323, 324, 331, 354, 359, 361
内受容感覚システム　46, 48, 52, 54, 93, 95, 97
内的ＬＯＣ　136, 138, 139, 202, 287, 363, 365
内的統制　199, 200
ナラティブ
新しい――　82, 83, 236, 290
言語的――（言語的なナラティブも含む）232, 233, 235, 236, 240, 242, 246, 248, 260
身体的――（身体的なナラティブも含む）56, 61, 62, 228, 232, 233, 239-242, 246, 248, 299, 300
トラウマの――（トラウマに基づくナラティブも含む）231, 238, 240, 246, 270, 275, 298, 349
認知的――　62
――の形成（ナラティブを形成する等も含む）　61, 62, 62, 231, 233, 238, 239, 243, 259, 260
病気の――　242, 246-248, 299, 301
ニューロセプション　37, 54-57, 59-62, 84, 88, 90, 91, 97, 99, 128
ニューロン　75, 76, 78, 119, 309
ネルソン，チャールス　308
脳回　75
脳下垂体　71, 77, 282
脳幹　37, 75, 78, 104, 107, 110, 182, 256, 279
脳溝　75
ノルアドレナリン　77

は行

バーク・ハリス，ナディン　165-167
把握反射　255
バーントソン，ギャリー　124, 125
肺気腫　164
胚子　74
背側迷走神経系　97, 104, 105, 107, 111-115, 117, 118, 128, 132-135, 142, 150, 151, 190, 192-194, 205, 207, 209-211, 215, 216, 219-221, 223, 224, 247, 250, 269, 338, 369, 370

ハザン，シンディ　35, 283
「恥」
健全な――　264, 266-268
ソマティックな――（身体的な「恥」も含む）　259, 264, 265, 269, 270, 272, 320, 351, 352,
――の感覚　157, 180, 238, 273, 274
――のサイクル　264
――の体験　260, 264-267, 272, 274
不健全な――　266, 268
慢性的な――　265
有害な――　264
バソプレシン　304
爬虫類脳　33, 74, 259
パッケージング　345
発達心理学　26, 325
発達の窓　76
パニック
――障害　93, 96, 174, 186, 265, 341
――発作　95, 94, 244, 344
反抗挑戦性障害　86, 88, 293
ハンズオン　222, 236
ピアジェ，ジャン　141
光過敏　94
引き金（トリガーも参照）　87, 94, 176, 265, 359, 363
ビゲロー，アン　312
非言語的コミュニケーション　98
非対称性緊張性頚反射　255
否認　148, 149, 214, 247, 286
ヒュージェス，ダニエル　xviii, 24, 357
病的適応　140-142
疲労　94
不安症　92-94, 96, 124, 293
フィードバックシステム　52
フィールド，ティファニー　305
フィッシャー，フィリップ　310, 311
フェリッティ，ビンセント　158, 163
フェルトセンス　240
フォーゲル，アラン　282
フォックス，ナザン　308
ブカレスト・プロジェクト　308, 310
副交感神経系　102-104, 110, 111, 122-125, 132, 207, 209, 211, 214, 266
腹側迷走神経系　97, 104, 105, 107-114, 124, 134, 135, 190, 205, 206, 209-211, 215, 221, 222, 224, 234, 250, 287, 332, 334, 369
複雑性ＰＴＳＤ　vii
副腎　71, 77, 282, 322, 333
腹痛　94, 95, 130
不適切養育　124, 184, 198, 307
不動化
恐れを伴う――　113
恐れを伴わない――（恐れを伴わない不動等も含む）　112-114, 118, 190, 209, 219, 222, 369
穏やかな――　113
緊張を伴う――　114
筋肉が――　111
身体に――　105
――反応　112
ブラッツ，ウィリアム　25
ブランドシャフト，ベルナルド　140-142
ベック，ジェームス　186
ペリー，ブルース　xviii, 10, 75, 76, 78, 79, 143, 181, 185
分離の苦しみ　21, 32
分離不安　188, 356
並行あそび　223
米国疾病管理予防センター（ＣＤＣ）（ＣＤＣも参照）　158
ペッカム，ハリー　71, 73
偏頭痛　51, 94, 129-131, 156, 301, 344, 345
扁桃体　58, 59, 91, 97, 127

防衛的適応　140, 142-151, 204-211, 214-219, 222, 237, 245, 248, 249, 253, 261, 263, 264, 267, 269, 277-279, 288, 289, 294, 295, 330-332, 345, 348, 354-356, 363, 364
ボウルビィ，ジョン　10, 15-27, 31, 32, 43, 81, 236, 261, 262, 264, 356
ポージェス，ステファン　xiv, xviii, 4, 10, 44, 52, 54, 55, 77, 96, 97, 102-106, 108, 109, 111, 112, 115, 118, 119, 122, 133, 138, 221, 250, 306, 367
ボトムアップ　36, 37, 92, 278
哺乳反射　254
ホメオスタシス（恒常性も参照）　35, 113, 338
ポリヴェーガル理論　vii, xiv, xviii, 4, 10, 102-107, 119, 122, 125, 250, 287, 367, 369, 371
ホロコースト　70

ま行

マインドサイト　195
マインドフルネス　94
マクエワン，ブルース　115
マクリーン，ケイト　170
慢性気管支炎　164
慢性疲労　179
未統合
　原始反射の——　260
　——の状態　257
　——の兆候　254-256
　——の反射　257
ミラーニューロン　325
無感覚　209, 215, 216, 220, 227, 296
矛盾した生理反応　209
無鞘　111
無力感　3, 29, 137, 142, 156, 187, 201, 251, 267, 271, 272, 347, 351, 363
迷走神経系　92, 97, 104, 110, 124
めまい　94
免疫システム　9, 307
モロー反射　254
モンタギュー，アシュレー　303, 304

や行 ら行 わ行

有鞘化　109, 114, 119, 234
養育のし直し　227
腰痛　94
抑うつ　186
ラヴィーン，ピーター　xiv, xvii, 10, 103, 124, 126, 339, 352, 353
ランドー反射　256
リソース　v, 35, 155, 283, 318, 319, 368
流産　76
レイン，マーク　170
レビンソン，レイラ　236
レジリエンス
　——の基礎　66, 110, 279, 367
　——の地図　369
　——の発達　6, 34, 42, 81, 351, 363
　——要因
　——を獲得　6, 121, 210, 280, 297, 343
レジリエンス質問紙　169
狼瘡（エリテマトーデス）　179
ローカス・オブ・コントロール（ＬＯＣ）（ＬＯＣも参照）　136, 197
デ・ローゼンロール，デビッド　265
ロッター，ジュリアン　136, 137, 197, 198, 201
私・たち（MWe）　195, 196

参考文献

ACES Too High. 2017. "ACEs Science FAQs." *ACEs Science 101*. ACES Too High news. Accessed October 21. https://acestoohigh.com/aces-101.

Adolphs, R. 2008. "Fear, Faces, and Human Amygdala." *Current Opinion in Neurobiology* 18 (2): 166–72.

Ainsworth, M. D. S. 1967. *Infancy in Uganda: Infant Care and the Growth of Love*. Baltimore: Johns Hopkins Press.

Ainsworth, M. D. S. 1973. "The Development of Infant-Mother Attachment." In *Review of Child Development Research,* edited by B. Cardwell and H. Ricciuti, 1–94. Chicago: University of Chicago Press.

Ainsworth, M. D., M. Blehar, E. Waters, and S. Wall. 1978. *Patterns of Attachment:A Psychological Study of the Strange Situation*. Hillsdale, NJ: Lawrence Erlbaum.

Ainsworth, M. D. S., and B. A. Wittig. 1969. "Attachment and Exploratory Behavior of 1-Year-Oldsin a Strange Situation." In *Determinants of Infant Behaviour IV,* edited by B. M. Foss, 111–36. London: Methuen.

Andreassen, C., P. Fletcher, and J. Park. 2007. "Toddler's Security of Attachment Status." *Early Childhood Longitudinal Study, Birth Cohort (ECLS-B):Psychometric Report for the 2-Year Data Collection: Metholology Report*. Washington, DC: National Center for Education Statistics. https://nces.ed.gov/pubs2007/2007084_C8.pdf.

Bazhenova, O. V., O. Plonskaia, and S. W. Porges. 2001. "Vagal Reactivity and Affective Adjustment in Infants during Interaction Challenges." *Child Development Journal* 72 (5) (September/October): 1314–26.

Bazhenova, O. V., T. A. Stroganova, J. A. Doussard-Roosevelt,I. A. Posikera,and S. W. Porges. 2007. "Physiological Responses of 5-Month-Old Infants to Smiling and Blank Faces." *International Journal of Psychophysiology* 63 (1) (January): 64–76.

Bechara, A., H. Damasio, and A. R. Damasio. 2000. "Emotion, Decision Making and the Orbitofrontal Cortex." *Cerebral Cortex* 10 (3): 295–307. doi:10.1093/cercor/10.3.295.

Beck, J. C., and B. van der Kolk. 1987. "Reports of Childhood Incest and Current Behavior of Chronically Hospitalized Psychotic Women." *American Journal of Psychiatry* 144 (11): 1474–6.

Beck-Weidman,A., and D. Hughes. 2008. "Dyadic Developmental Psychotherapy:An Evidence-Based Treatment for Children with Complex Trauma and Disorders of Attachment." *Journal of Child and Family Social Work* 13 (3) (August): 329–37.

Benassi, V. A., P. D. Sweeney, and C. L. Dufour. 1988. "Is There a Relation between Locus of

Control Orientation and Depression?" *Journal of Abnormal Psychology* 97 (3): 357–67.

Bermudez, J. L., A. J. Marcel, and N. Eilan, eds. 1995. *The Body and the Self.* Cambridge, MA: MIT Press.

Berntson, G. G., J. T. Cacioppo, K. S. Quigley, and V. T. Fabro. 1994. "Autonomic Space and Psychophysiological Response." *Psychophysiology* 31: 44–61. doi: 10.1111/j.1469-8986.1994.tb01024.x.

Bigelow, A. E., M. Power, D. E. Gillis, J. MacLellan-Peters, M. Alex, and C. McDonald. 2014. "Breastfeeding, Skin-to-Skin Contact, and Mother-InfantInteractions over Infants' First Three Months." *Infant Mental Health Journal*35: 51–62.

Bigelow, A. E., and L. M. Walden. 2009. "Infants' Response to Maternal Mirroring in the Still Face and Replay Tasks." *Infancy* 14 (5): 526–49. doi:10.1080/15250000903144181.

Booth, A., T. Trimble, and J. Egan. 2010. "Body-Centred Counter-Transference in a Sample of Irish Clinical Psychologists." *Irish Psychologist* 36 (12): 284–89.

Bos, K. J., N. Fox, C. H. Zeanah, and C. A. Nelson. 2009. "Effects of Early Psychosocial Deprivation on the Development of Memory and Executive Function." *Frontiers in Behavioral Neuroscience* 3: 1–7. PMID: 19750200;PMCID: PMC2741295.

Bos, K., C. H. Zeanah, N. A. Fox, S. S. Drury, K. A. McLaughlin, and C. A.Nelson. 2011. "Psychiatric Outcomes in Young Children with a History of Institutionalization." *Harvard Review of Psychiatry* 19 (1): 15–24. doi:10.3109/10673229.2011.549773.

Bowlby, J. 1944. "Forty-Four Juvenile Thieves: Their Characters and Home-Life."*International Journal of Psycho-Analysis* XXV: 19–52.

Bowlby, J. 1947. *Forty-Four Juvenile Thieves: Their Characters and Home-Life.*London: Bailliere, Tindall & Cox.

Bowlby, J. 1949. "The Study and Reduction of Group Tensions in the Family."*Human Relations* 2: 123–28.

Bowlby, J. 1969. *Attachment.* Vol. 1 of *Attachment and Loss.* New York: Basic Books. [ジョン・ボウルビィ『母子関係の理論【新版】 I 愛着行動』黒田実郎他訳、岩崎学術出版社、1991]

Bowlby, J. 1973. *Separation: Anxiety and Anger.* Vol. 2 of *Attachment and Loss.*New York: Basic Books. [ジョン・ボウルビィ『母子関係の理論【新版】 II 分離不安』黒田実郎他訳、岩崎学術出版社、1991]

Bowlby, J. (1988) 1998. *A Secure Base: Clinical Applications of Attachment Theory.* London: Routledge.

Brandchaft, B. 2007. "Systems of Pathological Accommodation and Change in Analysis." *Psychoanalytic Psychology* 24 (4) (October): 667–87. http://dx.doi.org/10.1037/0736-9735.24.4.667.

Broussard, E. 1995. "Infant Attachment in a Sample of Adolescent Mothers."*Child Psychiatry and Human Development* 25 (4): 211–19.

Browning, K. N., and R. A. Travagli. 2014. "Central Nervous System Control of Gastrointestinal Motility and Secretion and Modulation of Gastrointestinal Functions. " *Comprehensive Physiology* 4 (4) (October): 1339-68.doi:10.1002/cphy.c130055.

Bucharest Early Intervention Project. 2017. Multiple publications. Accessed July.www.bucharestearlyinterventionproject.org/BEIP-Publications.html.

Burgo, J. 2012. "The Origins of Shame: Its Roots in Early Trauma and Failures of Attachment during Infancy." *Psychology Today*. November 8. www.psychologytoday.com/blog/shame/201211/the-origins-shame.

Cameron, O. G. 2001. "Interoception: The Inside Story—A Model for Psychosomatic Processes." *Psychosomatic Medicine* 63 (5): 697-710.

Carlson, V., D. Cicchetti, D. Barnett, and K. Braunwald. 1989. " Disorganized/Disoriented Attachment Relationships in Maltreated Infants." *Developmental Psychology* 25 (4): 525-31.

Carter, A., and H. Sanderson. 1995. "The Use of Touch in Nursing Practice." *Nursing Standard* 9 (16). http://journals.rcni.com/doi/abs/10.7748/ns.9.16.31.s37.

Carter, L. E., D. W. McNeil, K. E. Vowles, J. T. Sorrell, C. L. Turk, B. J. Ries, and D. R. Hopko. 2002. "Effects of Emotion on Pain Reports, Tolerance and Physiology."*Pain Research & Management* 7: 21-30. doi:10.1155/2002/426193.

Carter, S. 2014. "Oxytocin Pathways and the Evolution of Human Behavior."*Annual Review of Psychology* 65: 17-39. doi:10.1146/annurev-psych-010213-115110.

Center on the Developing Child. 2017. "Resilience." Center on the Developing Child, Harvard University. http://developingchild.harvard.edu/science/key-concepts/resilience/.

Ceunen, E., J. W. S. Vlaeyen, and I. Van Diest. 2016. "On the Origin of Interoception." *Frontiers in Psychology*. May 23. https://doi.org/10.3389/fpsyg.2016.00743.

Charon, R. 2001. "Narrative Medicine: A Model for Empathy, Reflection, Profession,and Trust." *JAMA* 286 (15): 1897-1902. doi:10.1001/jama.286.15.1897.

Cornier, M. A., S. S. Von Kaenel, D. H. Bessesen, and J. R. Tregellas. 2007. "Effects of Overfeeding on the Neuronal Response to Visual Food Cues." *American Journal of Clinical Nutrition* 86 (4) (October): 965-71.

Craig, A. D. 2015. *How Do You Feel? An Interoceptive Moment with Your Neurobiological Self.* Princeton, NJ: Princeton University Press.

Critchley, H. D., and N. A. Harrison. 2013. "Visceral Influences on Brain and Behavior." *Neuron* 77 (4) (February): 624-38.

D'Andrea, W., J. Ford, B. Stolbach, J. Spinazzola, and B. A. van der Kolk. 2012."Understanding Interpersonal Trauma in Children: Why We Need a Developmentally Appropriate Trauma Diagnosis." *American Journal of Orthopsychiatry* 82 (2): 187-200.

de Rosenroll, D. 2017. Personal correspondence.

DiPietro, J. 2004. "The Role of Prenatal Maternal Stress in Child Development."*Current Directions*

in Psychological Science 13 (2): 71–74.

Dollard, J., and N. E. Miller. 1950. *Personality and Psychotherapy*. New York:McGraw-Hill.

Duncan, B., H. Mansour, and D. I. Rees. 2015. “Prenatal Stress and Low Birth Weight: Evidence from the Super Bowl.” *IZA Discussion Paper No. 9053.Bonn, Germany: Institute for the Study of Labor*. http://ftp.iza.org/dp9053.pdf.

Ehlers, A., and P. Breuer. 1992. “Increased Cardiac Awareness in Panic Disorder.”*Journal of Abnormal Psychology* 101 (3): 371–82.

Eley, T., T. McAdams, F. Rijsdijk, P. Lichtenstein, J. Narusyte, D. Reiss, E. L.Spotts, J. M. Ganiban, and J. M. Neiderhiser. 2015. “*The Intergenerational Transmission of Anxiety: A Children-of-Twins Study.*” *American Journal of Psychiatry 172 (7): 630–37.*

Ellason, J. W., C. A. Ross, and D. L. Fuchs. 1996. “Lifetime Axis I and II Comorbidity and Childhood Trauma History in Dissociative Identity Disorder.” *Psychiatry* 59 (3): 255–66.

Elsevier. 2016. “Trauma's Epigenetic Fingerprint Observed in Children of Holocaust Survivors.” *ScienceDaily*. September 1. www.sciencedaily.com/releases/2016/09/160901102207.htm.

El-Sheikh,M., and S. A. Erath. 2011. “Family Conflict, Autonomic Nervous System Functioning, and Child Adaptation: State of the Science and Future Directions.” *Development and Psychopathology* 23 (2): 703–21. http://doi.org/10.1017/S0954579411000034.

Erath, S. A., M. El-Sheikh,and E. M. Cummings. 2009. “Harsh Parenting andChild Externalizing Behavior: Skin Conductance Level as a Moderator.”*Child Development* 80 (2): 578–92. doi:10. 1111/j.1467-8624.2009.01280.x.

Felitti, V. J., R. F. Anda, D. Nordenberg, D. F. Williamson, A. M. Spitz, V. Edwards,M. P. Koss, and J. S. Marks. 1998. “Relationship of Childhood Abuse andHousehold Dysfunction to Many of the Leading Causes of Death in Adults:The Adverse Childhood Experiences (ACE) Study.” *American Journal of PreventiveMedicine 14 (4) (May): 245–58.*

Field, T. 1998. “Massage Therapy Effects.” *American Psychologist* 53 (12) (December): 1270–81.

Field, T. 2014. Touch, 2nd ed. Cambridge, MA: MIT Press.

Field, T. 2017. Touch Research Institute website. Accessed July. www.miami.edu/touch- researc h/.

Fisher, P. A., M. Stoolmiller, M. R. Gunnar, and B. O. Burraston. 2007. “Effects of a Therapeutic Intervention for Foster Preschoolers on Diurnal Cortisol Activity. ”Psychoneuroendocrinology 32 (8-10): 892–905.

Fogel, A., and A. Garvey. 2007. “Alive Communication. ” Infant Behavioral Development 30 (2): 251–57.

Garfinkel, S. N., and H. D. Critchley. 2013. “Interoception, Emotion and Brain:New Insights Link Internal Physiology to Social Behaviour. *Commentary on:*‘Anterior Insular Cortex Mediates Bodily Sensibility and Social Anxiety’ by Terasawa et al. 2012.” *Social Cognitive and Affective Neuroscience* 8 (3):231–34. http://doi.org/10.1093/scan/nss140.

Gellhorn, E. 1967. *Principles of Autonomic-Somatic Integrations: Physiological Basis and Psychological and Clinical Implications.* Minneapolis: University of Minnesota Press.

Gold, E. 2007. " From Narrative Wreckage to Islands of Clarity: Stories of Recovery from Psychosis." *Canadian Family Physician* 53 (8): 1271-75.

Greenberg, M. T., D. Cicchetti, and E. M. Cummings, eds. 1990. *Attachment in the Preschool Years: Theory, Research, and Intervention.* Chicago: University of Chicago Press.

Gruber, H. E., and J. J. Voneche, eds. 1977. *The Essential Piaget.* New York:Basic Books.

Harmon, K. 2010. "How Important Is Physical Contact with Your Infant?" *Scientific American.* May 6.

Hinnant, J. B., S. Erath, and M. El-Sheikh.2015. "Harsh Parenting, ParasympatheticActivity, and Development of Delinquency and Substance Use." *Journal of Abnormal Psychology* 124 (1): 137-51. doi:10.1037/abn0000026.

Hirsh, J. B., and J. B. Peterson. 2009. "Personality and Language Use in Self-Narratives."*Journal of Research in Personality* 43 (3): 524-27.

Horton, J. A., P. R. Clance, C. Sterk-Elifson,and J. Emshoff. 1995. "Touch in Psychotherapy:A Survey of Patients' Experiences." *Psychotherapy* 32 (3) (September): 443-57. doi: 10. 1037/0033-3204.32.3.443.

Huttenlocher, P. R. 1979. "Synaptic Density in Human Frontal Cortex—Developmental Changes of Aging." *Brain Research* 163 (2): 195-205.

Huttenlocher, P. R., and A. S. Dabholkar. 1997. "Regional Differences in Synaptogenesisin Human Cerebral Cortex." *Journal of Comparative Neurology* 387 (2): 167-78.

Huttenlocher, P. R., and C. de Courten. 1987. "The Development of Synapses in Striate Cortex of Man." *Human Neurobiology* 6 (1): 1-9.

Huttenlocher, P. R., C. de Courten, L. J. Garey, and H. Van der Loos. 1982."Synaptogenesis in Human Visual Cortex—Evidence for Synapse Elimination during Normal Development." *Neuro-science Letters* 33 (3):247-52.

Janak, P. H., and K. M. Tye. 2015. "From Circuits to Behaviour in the Amygdala."*Nature* 517 (7534): 284-92. doi:10.1038/nature14188.

Kellermann, N. P. F. 2013. "Epigenetic Transmission of Holocaust Trauma: Can Nightmares Be Inherited?" *Israel Journal of Psychiatry and Related Sciences* 50 (1): 33-39.

Kolb, L. C. 1989. "Chronic Post-Traumatic Stress Disorder: Implications of Recent Epidemiological and Neuropsychological Studies." *Psychological Medicine* 19 (4): 821-24.

Kozlowska, K., P. Walker, L. McLean, and P. Carrive. 2015. "Fear and the Defense Cascade: Clinical Implications and Management." *Harvard Review of Psychiatry* 23 (4) (July/August): 263-87.

Krishnakumar, A., and C. Buehler. 2000. "Interparental Conflict and Parenting Behaviors: A Meta-Analytic Review." *Family Relations* 49 (1): 25-44.

LeDoux, J. E. 2015. "The Amygdala Is NOT the Brain's Fear Center: Separating Findings from

Conclusions." *Psychology Today*. August 10. www.psychologytoday.com/blog/i-got-mind-tellyou/201508/the-amygdala-is-not-the-brains-fear-center.

Levine, P. 2010. *In an Unspoken Voice: How the Body Releases Trauma and Restores Goodness.* Berkeley, CA: North Atlantic Books.［ピーター・A・ラヴィーン『身体に閉じ込められたトラウマ：ソマティック・エクスペリエンシングによる最新のトラウマ・ケア』池島良子他訳、星和書店、2016］

Levine, P. 2015. *Trauma and Memory: Brain and Body in a Search for the Living Past.* Berkeley, CA: North Atlantic Books.［ピーター・A・ラヴィーン『トラウマと記憶：脳・身体に刻まれた過去からの回復』花丘ちぐさ訳、春秋社、2017］

Levine, P., with A. Frederick. 1997. *Waking the Tiger: Healing Trauma.* Berkeley,CA: North Atlantic Books.［ピーター・A・ラヴィーン『心と体をつなぐトラウマセラピー』藤原千枝子訳、雲母書房、2008］

Levinson, L. 2011. "Can the Simple Act of Storytelling Help Them Heal?" *Huff Post.* November 9. www.huffingtonpost.com/leila-levinson/ptsd-veterans-writing_b_1078971.html.

Ludy-Dobson,C. R., and B. Perry. 2010. "The Role of Healthy Relational Interactions in Buffering the Impact of Childhood Trauma." In *Working with Children to Heal Interpersonal Trauma: The Power of Play,* edited by E. Gil,26–43. New York: Guilford Press.

Lyons-Ruth,K., and E. Spielman. 2004. "Disorganized Infant Attachment Strategiesand Helpless-Fearful Profiles of Parenting: Integrating Attachment Research with Clinical Intervention." *Infant Mental Health Journal* 25（4）: 318–35.

Main, M., and E. Hesse. 1990. "Parents' Unresolved Traumatic Experiences Are Related to Infant Disorganized Attachment Status." In *Attachment in the Preschool Years: Theory,Research, and Intervention,* edited by M. T. Greenberg, D.Cicchetti, and E. M.Cummings, 161–81. Chicago: University of Chicago Press.

Main, M., and J. Solomon. 1986. " Discovery of a New, Insecure-Disorganized/Disoriented Attachment Pattern." In *Affective Development in Infancy,* edited by M. Yogman and T. B. Brazelton, 95–124. Norwood, NJ: Ablex.

Main, M., and J. Solomon. 1990. "Procedures for Identifying Infants as Disorganized/Disoriented during the Ainsworth Strange Situation." In *Attachment in the Preschool Years: Theory, Research, and Intervention,* edited by M. T.Greenberg, D. Cicchetti, and E. M. Cummings, 121–60. Chicago: University of Chicago Press.

McEwen, B., T. Seeman, and Allostatic Load Working Group. 2009. "Research:Allostatic Load Notebook." Research Network on SES & Health, UCSF.www.macses.ucsf.edu/research/allostatic/allostatic.php.

McEwen, B., and E. Stellar. 1993. "Stress and the Individual: Mechanisms Leading to Disease." *Archives of Internal Medicine* 153（18）（September）: 2093–101.

Mearns, J. 2017. "The Social Learning Theory of Julian B. Rotter." California State University,

Fullerton, Psychology Department. http://psych.fullerton.edu/jmearns/rotter.htm.

Meltzoff, A. N., and M. K. Moore. 1983. "Newborn Infants Imitate Adult Facial Gestures." *Child Development* 54 (3): 702–9.

Montagu, A. 1971. *Touching: The Human Significance of the Skin.* New York: Columbia University Press. ［モンタギュー『タッチング：親と子のふれあい』佐藤信行他訳、平凡社、1977］

Nelson, C. A., K. Bos, M. R. Gunnar, and E. J. S. Sonuga-Barke.2011. "The Neurobiological Toll of Early Human Deprivation." *Monographs of the Society for Research in Child Development* 76 (4): 127–46. doi:10.1111/j.1540–5834.2011.00630.x.

Ong, A. D., C. S. Bergeman, and S. M. Boker. 2009. "Resilience Comes of Age:Defining Features in Later Adulthood." *Journal of Personality* 77 (6): 1777–1804. doi:10.1111/j.1467–6494.2009.00600.x.

Paulus, M. P., and M. B. Stein. 2010. "Interoception in Anxiety and Depression."*Brain Structure and Function* 214 (5–6): 451–63. doi:10.1007/s00429–010–0258–9.

Payne, P., and M. A. Crane-Godreau.2015. "The Preparatory Set: A Novel Approach to Understanding Stress, Trauma, and the Bodymind Therapies."*Frontiers in Human Neuroscience* 9: 178. http://doi.org/10.3389/fnhum.2015.00178.

Peckham, H. 2013. " Epigenetics: The Dogma-Defying Discovery That Genes Learn from Experience." *International Journal of Neuropsychotherapy* 1: 9–20.

Perry, B. D. 2002. "Lesson 2: The Psychology and Physiology of Trauma: How We Respond to Threat." *Surviving Childhood: An Introduction to the Impact of Trauma. ChildTrauma Academy.* www.childtraumaacademy.com/surviving_childhood/lesson02/printing.html.

Perry, B. D. 2004a. *Maltreated Children: Experience, Brain Development, and the Next Generation.* New York: W. W. Norton.

Perry, B. D. 2004b. "Maltreatment and the Developing Child: How Early Childhood Experience Shapes Child and Culture." Margaret McCain Lecture Series.London, Ontario: Centre for Children and Families in the Justice System. https://childtrauma.org/wp-content/uploads/2013/11/McCainLecture_Perry.pdf.

Perry, B. D. 2006. " *The Neurosequential Model of Therapeutics: Applying Principles of Neuroscience to Clinical Work with Traumatized and Maltreated Children.* " In *Working with Traumatized Youth in Child Welfare,* edited by Nancy Boyd Webb, 27–52. New York: Guilford Press.

Perry, B. D. 2009. "Examining Child Maltreatment through a Neurodevelopmental Lens: Clinical Application of the Neurosequential Model of Therapeutics."*Journal of Loss and Trauma* 14: 240–55.

Perry, B. D., and R. Pollard. 1998. " Homeostasis, Stress, Trauma, and Adaptation: A Neurodevelopmental View of Childhood Trauma." *Child and Adolescent Psychiatric Clinics of*

North America 7 (1) (January): 33–51, viii.

Perry, B., R. Pollard, T. Blakley, W. Baker, and D. Vigilante. 1995. "Childhood Trauma, the Neurobiology of Adaptation, and 'Use-Dependent' Development of the Brain: How 'States' Become 'Traits.'" *Infant Mental Health Journal* 16 (4): 271–91. doi: 10.1002/1097–0355 (199524) 16:4 < 271::AID-IMHJ2280160404 > 3.0.CO;2–B.

Pollatos, O., E. Matthias, and J. Keller. 2015. "When Interoception Helps to Overcome Negative Feelings Caused by Social Exclusion." *Frontiers in Psychology* 6: 786.doi:10.3389/fpsyg.2015.00786.

Porges, S. W. 1993. "The Infant's Sixth Sense: Awareness and Regulation of Bodily Processes." *Zero to Three: Bulletin of the National Center for Clinical Infant Programs* 14 (2) (October/November): 12–16.

Porges, S. W. 1995. "Orienting in a Defensive World: Mammalian Modifications of Our Evolutionary Heritage: A Polyvagal Theory." *Psychophysiology* 32 (4): 301–18.

Porges, S. W. 2004. "Neuroception: A Subconscious System for Detecting Threat and Safety." *Zero to Three: Bulletin of the National Center for Clinical Infant Programs* 24 (5): 19–24.

Porges, S. W. 2007. "The Polyvagal Perspective." *Biological Psychology* 74 (2) (February): 116–43.

Porges, S. W. 2009. "The Polyvagal Theory: New Insights into Adaptive Reactions of the Autonomic Nervous System." *Cleveland Clinic Journal of Medicine* 76 (Suppl. 2): S86–S90.

Porges, S. W. 2011a. *The Polyvagal Theory: Neurophysiological Foundations of Emotions, Attachment, Communication, and Self-Regulation.* New York: W.W. Norton.

Porges, S. W. 2011b. "Somatic Perspectives on Psychotherapy." November. Transcribed audio interview with Serge Prengel.

Rains, M., and K. McClinn. 2006. "The Resilience Questionnaire." Developed at Southern Kennebec Healthy Start, Augusta, Maine. Updated 2013.

Roazzi, A., G. Attili, L. Di Pentima, and A. Toni. 2016. "Locus of Control in Maltreated Children: The Impact of Attachment and Cumulative Trauma." *Psicologia: Reflexao e Critica* 29 (1) (April 14): 1–11.

Rotter, J. B. 1975. "Some Problems and Misconceptions Related to the Construct of Internal versus External Control of Reinforcement." *Journal of Consulting and Clinical Psychology* 43 (1) (February): 56–67.

Salter, M. 1940. *An Evaluation of Adjustment Based upon the Concept of Security.* University of Toronto Studies, Child Development Series, No. 18.Toronto: University of Toronto Press.

Sbarra, D. A., and C. Hazan. 2008. "Coregulation, Dysregulation, Self-Regulation: An Integrative Analysis and Empirical Agenda for Understanding Adult Attachment, Separation, Loss, and Recovery." *Personality and Social Psychology Review* 12: 141–67.

Schore, A. N. 1991. "Early Superego Development: The Emergence of Shame and Narcissistic

Affect Regulation in the Practicing Period." *Psychoanalysis & Contemporary Thought* 14 (2): 187–250.

Schore, A. N. 1994. *Affect Regulation and the Origin of the Self: The Neurobiology of Emotional Development.* Hillsdale, NJ: Lawrence Erlbaum.

Schore, A. N. 2001. "The Effects of Early Relational Trauma on Right Brain Development, Affect Regulation, and Infant Mental Health." *Infant Mental Health Journal* 22 (1–2): 201–69.

Schore, A. 2013. "Allan Schore Neurobiology of Secure Attachment.f4v." You-Tube. January 12. www.youtube.com/watch?v=WVuJ5KhpL34 www.youtube.com/watch?v=LpHpm_b0vRY.

Shapiro, J. 2011. "Illness Narratives: Reliability, Authenticity and the Empathic Witness." *Medical Humanities, BMJ Journals* 37 (2) (December): 68–72.

Shonkoff, J. P., W. T. Boyce, J. Cameron, et al. 2004. "Young Children Develop in an Environment of Relationships." Working Paper 1. National Scientific Council on the Developing Child, Harvard University.

Shonkoff, J. P., and S. J. Eisels. 2000. *Handbook of Early Childhood Intervention.* Cambridge: Cambridge University Press.

Shonkoff, J. P., P. Levitt, W. T. Boyce, et al. 2004. "Children's Emotional Development Is Built into the Architecture of Their Brains." Working Paper 2. National Scientific Council on the Developing Child, Harvard University.

Shonkoff, J. P., P. Levitt, W. T. Boyce, et al. 2012. "The Science of Neglect: The Persistent Absence of Responsive Care Disrupts the Developing Brain."Working Paper 12. National Scientific Council on the Developing Child,Harvard University. http://developingchild.harvard.edu/index.php/resources/reports_and_working_papers/working_papers/wp12/.

Shonkoff, J. P., P. Levitt, S. Bunge, et al. 2015. "Supportive Relationships and Active Skill-Building Strengthen the Foundations of Resilience." Working Paper 13.National Scientific Council on the Developing Child, Harvard University.www.developingchild.harvard.edu/resources/supportive-relationships-and-active-skill-building-strengthen-the-foundations-of-resilience/.

Shonkoff, J. P., and D. A. Phillips. 2000. *From Neurons to Neighborhoods: The Science of Early Childhood Development.* Washington, DC: National Academy Press.

Siegel, D. J. 1999. *The Developing Mind: Toward a Neurobiology of Interpersonal Experience.* New York: Guilford Press.

Siegel, D. J. 2014. "The Self Is Not Defined by the Boundaries of Our Skin." *Psychology Today.* February 28. www.psychologytoday.com/blog/inspire-rewire/201402/the-self-is-not-defined-the-boundaries-our-skin.

Stakenborg, N., M. Di Giovangiulio, G. E. Boeckxstaens, and G. Matteoli. 2013."The Versatile Role of the Vagus Nerve in the Gastrointestinal Tract." *European Medical Journal* 1 (December): 106–14.

Stroufe, L. A. 1995. *Emotional Development.* New York: Cambridge University Press.

van der Kolk, B. A. 1998. "Trauma and Memory." *Psychiatry and Clinical Neurosciences* 52 (Suppl. 1): S52-S64. doi:10.1046/j.1440-1819.1998.0520s5S97.x.

van IJzendoorn, M. H., and P. M. Kroonenberg. 1988. "Cross-Cultural Patterns of Attachment: A Meta-Analysis of the Strange Situation." *Child Development* 59 (1): 147-56. www.jstor.org/stable/1130396.

Wadhwa, P. D., S. Entringer, C. Buss, and M. C. Lu. 2011. "The Contribution of Maternal Stress to Preterm Birth: Issues and Considerations." *Clinics in Perinatology* 38 (3) (September): 351-84.

Walsh, B. 2015. "The Science of Resilience: Why Some Children Can Thrive despite Adversity." Harvard Graduate School of Education. March 23.www.gse.harvard.edu/news/uk/15/03/science-resilience.

Weaver, I. C. G., N. Cervoni, F. A. Champagne, A. C. D'Alessio, S. Sharma, J. R.Seckl, S. Dymov, M. Szyf, and M. J. Meaney. 2004. "Epigenetic Programming by Maternal Behavior." *Nature Neuroscience* 7 (8) (August): 847-54.

Weir, K. 2014. "The Lasting Impact of Neglect." *American Psychological Association* 45 (6): 36.

Wright, R. J., and M. Bosquet Enlow. 2008. "Maternal Stress and Perinatal Programming in the Expression of Atopy." *Expert Review of Clinical Immunology* 4 (5): 535-38.

Yehuda, R., and L. M. Bierer. 2007. "Transgenerational Transmission of Cortisol and PTSD Risk." *Progress in Brain Research* 167: 121-35.

Yehuda, R., N. P. Daskalakis, L. M. Bierer, H. N. Bader, T. Klengel, F. Holsboer, and E. B. Binder. 2016. "Holocaust Exposure Induced Intergenerational Effects on FKBP5 Methylation." *Biological Psychiatry* 80 (5) (September 1):372-80.

Yehuda, R., J. Schmeidler, M. Wainberg, K. Binder-Brynes,and T. Duvdevani.1998. "Vulnerability to Posttraumatic Stress Disorder in Adult Offspring of Holocaust Survivors." *American Journal of Psychiatry* 155 (9) (September):1163-71.

Zerach, G. 2016. "The Role of Fathers' Psychopathology in the Intergenerational Transmission of Captivity Trauma: A Twenty Three-Year Longitudinal Study." *Journal of Affective Disorders* 190: 84-92.

Zweyer, K., B. Velker, and W. Ruch. 2004. "Do Cheerfulness, Exhilaration, and Humor Production Moderate Pain Tolerance? A FACS Study." *Humor: International Journal of Humor Research* 17: 85-120.

著者紹介

キャシー・ケイン（ソマティック心理学修士）

ソマティック・エクスペリエンシング®の上級トレーナー。「ソマティック・プラクティスートラウマセラピストのためのタッチスキル・トレーニング」を主催している。

ステファン・テレール（心理学博士）

オースチン・愛着カウンセリングセンター代表。SE™、EMDR も手掛ける。養子縁組と愛着トラウマの専門家で、日本でもたびたびタッチトレーニングを行っている。（「国際メンタルフィットネス研究所」花丘ちぐさが招聘）

訳者紹介

花丘　ちぐさ（はなおか・ちぐさ）

公認心理師、専門健康心理士、博士（学術）、ソマティック・エクスペリエンシング®・プラクティショナー。早稲田大学教育学部国語国文学科卒業、米国ミシガン州立大学大学院人類学専攻修士課程修了。桜美林大学大学院心理学研究科健康心理学専攻博士課程修了。A 級英語同時通訳者。キャシー・ケインの「トラウマセラピストのためのタッチスキル・トレーニング」修了。ステファン・テレール博士の「愛着の傷を癒すタッチスキル・トレーニング」修了。「国際メンタルフィットネス研究所」代表。ソマティック心理学関連の海外講師を招へいして様々なトレーニングを主催している。翻訳書に P・ラヴィーン著『トラウマと記憶』（春秋社　2017 年）、S・ポージェス著『ポリヴェーガル理論入門』（春秋社　2018 年）、著書に『その生きづらさ、発達性トラウマ？』（春秋社　2020 年）などがある。

浅井　咲子（あさい・さきこ）

公認心理師、ソマティック・エクスペリエンシング®・プラクティショナー立教大学文学部卒。外務省在外公館派遣員としてロンドンにある日本国大使館に勤務する。その後渡米し、カリフォルニア州のジョン・F・ケネディ大学院で、カウンセリング心理学の修士号取得（身体心理学専攻）。著者の K・ケイン氏に師事し、ほとんどの講座を修了。2008 年から現在まで、都内でセラピールームを主宰し、ソマティック・エクスペリエンシング®療法（SE）、内的家族システム療法（IFS）、総括的リソースモデル（CRM）なども臨床に用いている。翻訳書に P・ラヴィーン、M・クライン著『子どものトラウマセラピー』（雲母書房　2010 年）、『トラウマによる解離からの回復』（国書刊行会 2020 年）、著書に『「今ここ」神経系エクササイズ』（梨の木舎　2017 年）、『不安・イライラがスッと消え去る「安心のタネ」の育て方』（大和出版　2021 年）などがある。

レジリエンスを育む

ポリヴェーガル理論による発達性トラウマの治癒

ISBN978-4-7533-1160-6

訳者
花丘ちぐさ・浅井咲子

2019 年 11 月 27 日　第 1 刷発行
2022 年 10 月 22 日　第 4 刷発行

印刷・製本　(株)新協
発行所　㈱岩崎学術出版社　〒 101-0062 東京都千代田区神田駿河台 3-6-1
発行者　杉田　啓三
電話 03（5577）6817　FAX03（5577）6837
©2021　岩崎学術出版社
乱丁・落丁本はお取替えいたします　検印省略

基礎講義アタッチメント
繁多進 著／木部則雄 企画・監修
子どもとかかわるすべての人のために　本体 2500 円

【新版】母子関係の理論・全 3 巻
J・ボウルビィ 著／黒田実郎 訳
Ⅰ愛着行動　Ⅱ分離不安　Ⅲ対象喪失　本体各 10000 円

レジリエンス
S.M.サウスウィック／D.S.チャーニー著
西大輔・森下博文 監訳　森下愛 訳
人生の危機を乗り越えるための科学と 10 の処方箋　本体 3000 円

実践 子どもと思春期のトラウマ治療
M.E.ブラウシュタイン／ C.M.キニバーグ 著
伊東ゆたか 監訳
レジリエンスを育てるアタッチメント・調整・能力（ARC）
本体 6500 円

成人アタッチメントのアセスメント
P.M.クリテンデン／ A.ランディーニ 著　三上謙一 監訳
動的 - 成熟モデルによる談話分析　本体 5500 円

恥と「自己愛トラウマ」
岡野憲一郎 著
あいまいな加害者が生む病理　本体 2000 円

ライブ講義 高山恵子Ⅰ
特性とともに幸せに生きる
高山恵子 著
発達障がいの診断名にこだわらない支援の方法とは　本体 1800 円

この本体価格に消費税が加算されます。定価は変わることがあります。